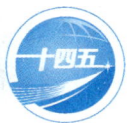

国家卫生健康委员会"十四五"规划教材

全国中医药高职高专教育教材

U0658712

供护理专业用

康复护理

第3版

主　编　汪　洋

副主编　陈　林　陈香娟　杨蓓蓓　何海艳

编　委（按姓氏笔画排序）

于　梅（山东医学高等专科学校）

杨蓓蓓（山东中医药高等专科学校）

何海艳（四川中医药高等专科学校）

余雪琴（山西卫生健康职业学院）

冷成香（济南护理职业学院）

汪　洋（湖北中医药高等专科学校）

宋　锐（黑龙江护理高等专科学校）

张　政（江西中医药大学）

陈天昊（湖北中医药高等专科学校）

陈　林（安徽中医药高等专科学校附属医院）

陈香娟（南阳医学高等专科学校）

周凤竹（赣南卫生健康职业学院）

蒋　玮（重庆医科大学）

学术秘书　陈天昊（兼）

人民卫生出版社

·北　京·

图书在版编目（CIP）数据

康复护理／汪洋主编. —3 版. —北京：人民卫
生出版社，2023. 8 （2025.1重印）
　ISBN 978-7-117-34938-3

Ⅰ.①康…　Ⅱ.①汪…　Ⅲ.①康复医学－护理学－医
学院校－教材　Ⅳ.①R47

中国国家版本馆 CIP 数据核字（2023）第 147513 号

| 人卫智网 | www.ipmph.com | 医学教育、学术、考试、健康，购书智慧智能综合服务平台 |
| 人卫官网 | www.pmph.com | 人卫官方资讯发布平台 |

康 复 护 理
Kangfu Huli
第 3 版

主　　编：汪　洋
出版发行：人民卫生出版社（中继线 010-59780011）
地　　址：北京市朝阳区潘家园南里 19 号
邮　　编：100021
E - mail：pmph @ pmph.com
购书热线：010-59787592　010-59787584　010-65264830
印　　刷：三河市宏达印刷有限公司
经　　销：新华书店
开　　本：850×1168　1/16　印张：20
字　　数：564 千字
版　　次：2014 年 8 月第 1 版　2023 年 8 月第 3 版
印　　次：2025 年 1 月第 3 次印刷
标准书号：ISBN 978-7-117-34938-3
定　　价：69.00 元

打击盗版举报电话：**010-59787491**　E-mail：**WQ @ pmph.com**
质量问题联系电话：**010-59787234**　E-mail：**zhiliang @ pmph.com**
数字融合服务电话：**4001118166**　E-mail：**zengzhi @ pmph.com**

《康复护理》
数字增值服务编委会

主　编　汪　洋

副主编　陈　林　陈香娟　杨蓓蓓　何海艳

编　委（按姓氏笔画排序）

于　梅（山东医学高等专科学校）

杨蓓蓓（山东中医药高等专科学校）

何海艳（四川中医药高等专科学校）

余雪琴（山西卫生健康职业学院）

冷成香（济南护理职业学院）

汪　洋（湖北中医药高等专科学校）

宋　锐（黑龙江护理高等专科学校）

张　政（江西中医药大学）

陈天昊（湖北中医药高等专科学校）

陈　林（安徽中医药高等专科学校附属医院）

陈香娟（南阳医学高等专科学校）

周凤竹（赣南卫生健康职业学院）

蒋　玮（重庆医科大学）

学术秘书　陈天昊（兼）

修订说明

为了做好新一轮中医药职业教育教材建设工作，贯彻落实党的二十大精神和《中医药发展战略规划纲要（2016—2030 年）》《教育部 国家卫生健康委 国家中医药管理局关于深化医教协同进一步推动中医药教育改革与高质量发展的实施意见》《教育部等八部门关于加快构建高校思想政治工作体系的意见》《职业教育提质培优行动计划（2020—2023 年）》《职业院校教材管理办法》的要求，适应当前我国中医药职业教育教学改革发展的形势与中医药健康服务技术技能人才培养的需要，人民卫生出版社在教育部、国家卫生健康委员会、国家中医药管理局的领导下，组织和规划了第五轮全国中医药高职高专教育教材、国家卫生健康委员会"十四五"规划教材的编写和修订工作。

为做好第五轮教材的出版工作，我们成立了第五届全国中医药高职高专教育教材建设指导委员会和各专业教材评审委员会，以指导和组织教材的编写与评审工作；按照公开、公平、公正的原则，在全国 1 800 余位专家和学者申报的基础上，经中医药高职高专教育教材建设指导委员会审定批准，聘任了教材主编、副主编和编委；确立了本轮教材的指导思想和编写要求，全面修订全国中医药高职高专教育第四轮规划教材，即中医学、中药学、针灸推拿、护理、医疗美容技术、康复治疗技术 6 个专业共 89 种教材。

党的二十大报告指出，统筹职业教育、高等教育、继续教育协同创新，推进职普融通、产教融合、科教融汇，优化职业教育类型定位，再次明确了职业教育的发展方向。在二十大精神指引下，我们明确了教材修订编写的指导思想和基本原则，并及时推出了本轮教材。

第五轮全国中医药高职高专教育教材具有以下特色：

1. **立德树人，课程思政** 教材以习近平新时代中国特色社会主义思想为引领，坚守"为党育人、为国育才"的初心和使命，培根铸魂、启智增慧，深化"三全育人"综合改革，落实"五育并举"的要求，充分发挥思想政治理论课立德树人的关键作用。根据不同专业人才培养特点和专业能力素质要求，科学合理地设计思政教育内容。教材中有机融入中医药文化元素和思想政治教育元素，形成专业课教学与思政理论教育、课程思政与专业思政紧密结合的教材建设格局。

2. **传承创新，突出特色** 教材建设遵循中医药发展规律，传承精华，守正创新。本套教材是在中西医结合、中西药并用抗击新型冠状病毒感染疫情取得决定性胜利的时候，党的二十大报告指出促进中医药传承创新发展要求的背景下启动编写的，所以本套教材充分体现了中医药特色，将中医药领域成熟的新理论、新知识、新技术、新成果根据需要吸收到教材中来，在传承的基础上发展，在守正的基础上创新。

3. **目标明确，注重三基** 教材的深度和广度符合各专业培养目标的要求和特定学制、特定对象、特定层次的培养目标，力求体现"专科特色、技能特点、时代特征"，强调各教材编写大纲一定要符合高职高专相关专业的培养目标与要求,注重基本理论、基本知识和基本技能的培养和全面素质的提高。

4. 能力为先,需求为本 教材编写以学生为中心,一方面提高学生的岗位适应能力,培养发展型、复合型、创新型技术技能人才;另一方面,培养支撑学生发展、适应时代需求的认知能力、合作能力、创新能力和职业能力,使学生得到全面、可持续发展。同时,以职业技能的培养为根本,满足岗位需要、学教需要、社会需要。

5. 规划科学,详略得当 全套教材严格界定职业教育教材与本科教育教材、毕业后教育教材的知识范畴,严格把握教材内容的深度、广度和侧重点,既体现职业性,又体现其高等教育性,突出应用型、技能型教育内容。基础课教材内容服务于专业课教材,以"必需、够用"为原则,强调基本技能的培养;专业课教材紧密围绕专业培养目标的需要进行选材。

6. 强调实用,避免脱节 教材贯彻现代职业教育理念,体现"以就业为导向,以能力为本位,以职业素养为核心"的职业教育理念。突出技能培养,提倡"做中学、学中做"的"理实一体化"思想,突出应用型、技能型教育内容。避免理论与实际脱节、教育与实践脱节、人才培养与社会需求脱节的倾向。

7. 针对岗位,学考结合 本套教材编写按照职业教育培养目标,将国家职业技能的相关标准和要求融入教材中,充分考虑学生考取相关职业资格证书、岗位证书的需要。与职业岗位证书相关的教材,其内容和实训项目的选取涵盖相关的考试内容,做到学考结合、教考融合,体现了职业教育的特点。

8. 纸数融合,坚持创新 新版教材进一步丰富了纸质教材和数字增值服务融合的教材服务体系。书中设有自主学习二维码,通过扫码,学生可对本套教材的数字增值服务内容进行自主学习,实现与教学要求匹配、与岗位需求对接、与执业考试接轨,打造优质、生动、立体的学习内容。教材编写充分体现与时代融合、与现代科技融合、与西医学融合的特色和理念,适度增加新进展、新技术、新方法,充分培养学生的探索精神、创新精神、人文素养;同时,将移动互联、网络增值、慕课、翻转课堂等新的教学理念、教学技术和学习方式融入教材建设之中,开发多媒体教材、数字教材等新媒体形式教材。

人民卫生出版社成立 70 年来,构建了中国特色的教材建设机制和模式,其规范的出版流程,成熟的出版经验和优良传统在本轮修订中得到了很好的传承。我们在中医药高职高专教育教材建设指导委员会和各专业教材评审委员会指导下,通过召开调研会议、论证会议、主编人会议、编写会议、审定稿会议等,确保了教材的科学性、先进性和适用性。参编本套教材的 1 000 余位专家来自全国 50 余所院校,希望在大家的共同努力下,本套教材能够担当全面推进中医药高职高专教育教材建设,切实服务于提升中医药教育质量、服务于中医药卫生人才培养的使命。谨此,向有关单位和个人表示衷心的感谢!为了保持教材内容的先进性,在本版教材使用过程中,我们力争做到教材纸质版内容不断勘误,数字内容与时俱进,实时更新。希望各院校在教材使用中及时提出宝贵意见或建议,以便不断修订和完善,为下一轮教材的修订工作奠定坚实的基础。

人民卫生出版社有限公司

2023 年 4 月

前　言

为了更好地贯彻落实《国家中长期教育改革和发展规划纲要》和《"十四五"卫生健康人才发展规划》，推动中医药高职高专教育的发展，培养中医药类高素质技术技能型人才，在总结汲取前一版教材成功经验的基础上，按照全国中医药高职高专院校护理专业的培养目标，确立本课程的教学内容并修订编写了本教材。

随着社会经济的发展，人口老龄化、意外伤害等各种伤病后功能障碍患者的增多，康复护理在临床各科、社区、养老机构和家庭中的应用日益广泛，成为现代护理工作的重要组成部分。康复护理已列为各个医学院校护理专业的必修课程。

为了充分体现职业教育对高职高专护理专业人才的知识、能力和培养目标要求，强调基础理论与临床实践相结合，注重岗位技能培养和岗位知识学习，我们在总结上版教材以及临床康复护理实践经验的基础上，借鉴大量康复护理理论知识，内容涵盖康复护理的相关知识点，包括绪论、康复护理基础理论、康复护理评定、康复治疗技术及护理、康复护理技术，以及脑卒中、颅脑损伤、脊髓损伤等常见疾病的康复护理。使学生通过系统学习后能够熟悉康复护理的基本概念和基本理论，掌握康复护理基本操作技能，在今后临床工作中能够熟练地应用康复知识和技能，为病伤残者提供适宜的康复护理服务。

本教材围绕护理专业人才培养目标，注重内容的科学性、系统性和实用性，形式上力求图文并茂，通俗易懂。在本教材的常见伤病编写中，从概述、主要康复问题、康复护理评定、康复治疗、康复护理措施以及康复护理教育等方面加以叙述，内容融合了康复护理的新理论、新知识、新技术，增强了实用性和职业性，体现与临床接轨、与岗位对接的特点。在教材每章节内容之首设置学习目标，正文中添加了思政元素、知识链接、案例分析，每章末设有综合性的复习思考题，使学生能够在学习过程中融会贯通。

在本教材编写过程中，得到了有关专家的悉心指导，参考并引用了国内外大量相关文献，同时，也得到了各编者所在单位的大力支持，在此一并表示感谢！

《康复护理》编委会

2023 年 4 月

目　录

第一章 绪 论

ER-1-1

PPT 课件

学习目标

掌握康复护理概念、领域及服务对象;熟悉康复护理的工作内容、工作原则、工作模式;了解康复护理环境及社区康复护理。

ER-1-2

知识导览

第一节 康复护理

康复护理源于一般护理,随着康复医学向临床各科的不断渗透,临床上已将康复护理作为对患者进行整体护理的重要组成部分,对促进患者全面康复发挥了重要的作用。

一、定 义

康复护理(rehabilitation nursing)是护理学的一个重要分支,是研究病、伤、残者身体、精神康复的护理理论知识和实施康复技能的一门学科。在康复计划实施过程中,由护士配合其他康复专业人员(康复医师、物理治疗师、作业治疗师、言语治疗师等),对因伤、病、残造成各种功能障碍者进行全面的康复护理,最大限度恢复其生活能力,提高生活质量,早日回归社会。

二、服 务 对 象

康复护理的服务对象主要是指由先天或后天因素导致的能力丧失或功能障碍者。主要涵盖以下五类人群。

1. 残疾者 包括视力残疾、听力残疾、言语残疾、智力残疾、肢体残疾、精神残疾和多重残疾者等。根据全国第二次残疾人抽样调查结果,我国各类残疾人的总数超过 8 500 万人,占全国总人口的 6.34%,呈现逐年上升趋势,涉及至少 2.6 亿家庭。

2. 老年病患者 据国家统计局第七次全国人口普查公报,截止到 2020 年 11 月,我国 60 岁以上老年人数量已超过 2.64 亿,占总人口数的 18.70%。这一比例明显高于 10% 的联合国老龄社会标准。一方面,进入老年期后,由于自身生理功能退化,新陈代谢水平降低,老年人便出现耳目失聪、行动不便等功能衰退特征;另一方面,由于疾病,特别是冠心病、高血压、慢性骨关节炎、老年痴呆等引起的功能障碍,很大程度上提高了老年人致残的风险。在生活自理、经济收入、参与家庭和社会生活等方面存在着不同程度的康复需求。

3. 慢性病患者 随着我国老龄化进程加快,慢性病的患病率呈现持续、快速增长趋势。由于慢性病患者病程缓慢、病情不断变化、反复发作、运动受限的特点,致使相应脏器与器官出现功能障碍,而功能障碍又进一步加重原有疾病程度,形成恶性循环。如影响我国人群身体健康的慢性病主要有高血压、心脑血管疾病、恶性肿瘤、糖尿病、慢性呼吸系统疾病、运动系统疾病以及抑郁症、阿尔茨海默病等精神疾病。

4. 急性伤病及恢复早期患者 康复的早期介入可促进患者功能恢复，预防和减少并发症、后遗症的发生。例如，心肌梗死后患者采取积极的早期运动治疗，对于维护心脏功能、减少患者住院治疗时间起关键作用。临床手术的患者由于长期制动会造成失用综合征，如果患者意识清楚，生命体征平稳，早期进行有效的康复训练，能够预防并发症等继发性功能障碍的发生。

5. 亚健康状态者 一些不明原因的体力疲劳、情感障碍、性功能下降和月经周期紊乱的亚健康人群，表现出对工作、生活、学习等环境难以适应、人际关系难以协调等。这类人群应采取积极的康复锻炼，有利于改善情绪，提高体质，减少心血管疾病的发生，使亚健康状态向健康状态转化。反之，则容易患上各种各样的身心疾病。因此，积极的康复锻炼具有预防和治疗的双重作用。

三、工作内容和原则

（一）工作内容

1. 提供康复病房环境，满足患者康复需求 对于入院的患者，护理人员要认真评估患者基本情况、功能障碍程度，及时发现患者残疾状况和功能缺失状态，认真做好记录，为入院患者准备其功能训练所需要的病房与辅助设施。康复病房的各种设施应以满足残疾者的日常生活和康复需要为准。如走廊两侧安装扶手，有利于患者行走训练，以防跌倒；卫生间与病床之间的距离应能满足轮椅进出的需要；病床床头、走廊、卫生间的呼叫器高度，应适应乘坐轮椅患者的需要，以备患者急需等。为患者提供安静舒适的病房环境和安全的康复训练场所。

2. 指导患者功能训练，促进日常生活活动能力恢复 护理人员要学习和掌握与日常生活活动有密切关系的各种功能训练技术，配合康复医师及其他康复技术人员对患者进行功能评定和功能训练。如指导患者用餐、穿衣、使用家庭用具等；对于无法用口语表达的患者，教会患者利用言语交流板等方式表达自己的思想和需求，将功能训练内容与日常生活活动相结合。

3. 指导患者自我管理，预防畸形和并发症 对于长期卧床患者，指导其体位正确摆放、正确床上翻身、进行床—轮椅之间转移等自我生活护理技巧；指导需要使用辅助器具的患者，学习掌握假肢、矫形器具等各种支具、助具的正确使用和维护保养方法等。

预防并发症也是康复护理的重要内容之一。存在功能障碍的患者由于活动能力下降，可因长期制动或卧床而出现各种并发症，因此，护理时要注意矫正和指导患者姿势，以预防压疮、肢体水肿、痉挛、挛缩畸形的发生。

4. 康复教育与指导，促进患者的独立性 在康复护理的工作内容中，很重要的一项任务就是需要对患者及其家属提供必要的康复教育，使患者及家属充分知晓各种治疗目的，要根据患者遇到的实际问题，进行相应的指导和帮助，教会患者及家属自我观察病情变化；在患者出院前采用组织集体听课、观看录像、个案指导等方式，为患者提供自我护理和自我管理的有关知识、日常生活技巧和社交等方面的知识与技能，最大限度地实现患者的独立性。

🌐 知识链接

患者不同病程阶段的工作内容

1. 急性期主要护理内容 ①根据医嘱实施救治方案，积极实施护理措施。②观察生命体征变化。③观察患者残疾情况，发现潜在问题，预防和处理并发症。

2. 恢复期主要护理内容 ①日常生活活动能力的训练。②潜在能力激发的训练。③残余功能保持和强化的训练。④心理调节和支持。⑤安全和营养保障。⑥康复辅助用具的使用与指导。

3. **住院患者的康复护理内容** ①良好沟通，了解患者受伤或发病情况、入院目的与要求，进行自我介绍、环境设施介绍等，积极做好适应医院环境和康复训练的心理护理。②做好康复护理评定，包括患者功能状态、患者康复情况等，以便及时调整护理计划。③配合康复专业人员强化患者日常生活活动能力等功能的训练。④积极预防压疮、泌尿系统感染、肺部感染、关节挛缩等并发症发生。

4. **出院患者的康复护理内容** ①系统的出院康复指导，使患者学会自我健康的管理，包括指导营养饮食、皮肤管理、大小便管理、安全管理、假肢的维护保养等。②出院后康复护理计划制订，为患者制订在家庭及社区的自理能力康复训练计划与实施方法等，为出院做好充分准备。

（二）原则

1. **预防在先、早期介入** 康复护理与临床护理应同步进行。注意把康复护理的重点放在急性期和恢复早期，这是功能恢复的黄金期。即早期预防、早期介入，全程参与，并与临床护理同步进行，贯穿康复护理的始终。

2. **主动参与、注重功能** 康复护理强调"自我护理"，应鼓励患者独立完成日常活动，即在病情允许的情况下，通过护理人员指导性训练，充分发挥患者的潜能，使他们实现部分或全部地照顾自己。对于不能自我护理的患者，可采取"协同护理"，即在发挥患者最大主动性的前提下，给予完成活动最小的帮助，为适应新生活、重返社会创造条件。

3. **整体全面、结合实际** 要求护理人员运用各种康复护理的方法，从身体、心理、社会等各方面实施康复，将功能训练与日常生活活动相结合，与患者的家庭、社区环境相结合，以促进患者提高生活自理能力和适应生活环境的能力。

4. **团队协作、重视心理** 康复护士密切配合康复治疗小组成员的各项康复治疗工作，共同实施对患者的康复指导，并且要有足够的耐心做好心理护理，鼓励患者建立信心，摆脱悲观情绪，促使患者全面康复。

四、康复护理与临床护理的关系

（一）两者共同点

两者都是护理学的分支学科，呈并列关系。

1. **基础护理** 两者都需要完成基础护理的各项操作。包括病情观察、药物治疗、生活照顾、压疮处理、心理护理、饮食护理、排泄护理、健康教育等。

2. **执行医嘱** 两者都必须准确执行医嘱，这是完成临床治疗和康复计划实施的基本保证。

3. **观察病情** 两者都需要严密观察患者病情动态变化以及康复医疗的治疗效果，发现问题及时向医生反映。

（二）两者区别

康复护理主要服务对象是残疾者、慢性病患者、老年病患者、急性伤病及恢复早期患者以及亚健康状态者。由于他们存在着各种功能障碍，给护理工作提出了特殊的要求，所以，康复护理除了要完成与临床一般护理相同的任务，即通过给药、清洁处置等基础护理方法来减轻患者病痛和促进健康外，还要采取专门的康复技术如训练患者主动与被动的床上肢体活动、床—轮椅转移技术、吞咽训练技术、假肢与矫形器佩戴与维护技术等，以预防残疾发生，减轻残疾影响，最大限度地恢复患者生活和活动能力，使其早日回归社会。两者的区别如下（表1-1）。

表1-1　康复护理与临床护理的区别

	康复护理	临床护理
护理对象	各种功能障碍者	各类疾病患者
护理目的	改善与提高功能	挽救生命、治疗疾病
主要手段	一般护理+康复功能训练	一般护理
患者的作用	主动参与功能训练	被动接受治疗护理
工作模式	治疗小组合作	专业化分工
病房设施	无障碍设施	普通病房

五、领　　域

由于功能障碍广泛涉及身体、心理、语言、精神、教育等诸多方面,因此,必须采取综合的康复措施,使患者获得最大限度的恢复。康复护理的领域包括以下五种措施。

(一)医学康复

医学康复(medical rehabilitation)或称医疗康复,即利用各种医疗和康复手段促进病、伤、残者身心康复。如利用药物治疗、手术治疗、护理措施、物理疗法、作业疗法、言语疗法等为临床具有功能障碍者提供医疗康复。这是康复的起点,是实现康复目标的根本措施和保证。除此之外,还通过利用假肢、矫形器、生活辅助用具等康复工程的手段,为患者功能的缺损提供补偿和替代。

(二)教育康复

教育康复(educational rehabilitation)即通过各种教育和培训手段在教育上达到康复的目标。教育康复的对象主要是残疾儿童和青少年,如听力/听觉障碍儿童、言语障碍儿童、智力障碍儿童、肢体伤残儿童等,通过组织教育教学,实施个体化训练,使残疾者享受普通文化教育、特殊教育、劳动职业技术教育等权利,提高其文化素质和社会适应能力。

(三)职业康复

职业康复(vocational rehabilitation)主要使中、青年残疾者在重新就业上能达到康复目标,包括对残疾者就业能力的重新评定、重新培训,使其重新选择能够充分发挥其潜能的、最合适的职业,并做好就业后随访等工作,帮助其取得就业机会,获得独立的经济能力,实现自我价值。

(四)社会康复

社会康复(social rehabilitation)使残疾者在享受公民的社会权益和参加社会生活上能够达到康复目标。即从社会角度推进和保证残疾人再就业,主要研究和协助解决残疾人经过医学康复、教育康复和职业康复重返社会后遇到的各种社会问题。如住宅、道路、交通等无障碍设施的建立;为残疾人走向就业市场、改善经济状况创造各种有利的条件;制定和宣传法律法规,从法律角度维护和保证残疾人的基本权益,为残疾人创造一种能够平等参与生活、最大限度发挥个人潜能、适应生存环境的有利条件。

(五)康复工程

康复工程(rehabilitation engineering)是指利用和借助工程学的原理和手段,将现代化的技术和产品转化为有助于改善病、伤、残者功能的具体服务。康复工程及其产品的主要内容包括假肢、矫形器、轮椅、助行器、自助器、环境控制系统、微电子技术等。如截瘫患者的下肢行走训练器、喉癌切除后的人工喉等。

六、工作模式与服务方式

（一）工作模式

康复医学的工作涉及多个专业，需要不同专业与学科之间的相互交流融合，因此，康复护理的工作模式强调采用"多专业协作组"工作模式。

1. 成员组成 康复治疗小组成员是由多个学科和专业人员组合而成，参与康复治疗的人员不限于参与康复医疗的医护人员，还包括其他对治疗有影响的相关人员，如残疾者本人、患者家属、朋友以及所在社区成员。医务人员包括康复医师、康复护士、康复治疗师三类。

由康复医师担任治疗组组长或负责人，负责患者在整个康复治疗过程中的功能评定和治疗方案的制订，统筹安排和协调康复治疗组各部门之间的关系；康复护士负责患者在住院治疗或门诊治疗期间与康复护理有关的工作；康复治疗师由物理治疗师、作业治疗师、言语治疗师、心理治疗师、假肢与矫形器师、文体治疗师、职业咨询师、社会工作者、营养师等组成，在康复医师指导下负责具体康复治疗方案的制订与实施。康复治疗小组可根据患者康复治疗的实际需要增减成员，团队属于动态组合，但工作目标是一致的。

2. 工作模式 采取"多专业协作组"工作模式。康复医师接诊康复患者后，首先要进行全面、系统的评估，了解功能障碍的原因、范围、程度等，然后根据评定结果将康复患者转介给相关治疗师；治疗师根据康复医师的检查和评估意见，完成具体的评定并制订具体治疗方案。康复医师在治疗前、治疗中、治疗后三期，都要分别召集康复治疗组成员举行康复治疗协调会，由康复治疗师、康复护士分别汇报对康复患者的评定结果和康复治疗与护理情况，并提出下一阶段的康复治疗与护理目标。康复治疗的运作从康复评定开始，又以康复评定结束。康复评定贯穿于康复治疗的全过程。

（二）服务方式

康复治疗从伤病早期开始，直至患者回归家庭，需要在不同场所进行康复训练。根据康复服务场所的不同，可以分为医疗机构康复服务、上门康复服务和社区康复服务三类。

1. 医疗机构康复服务 医疗机构康复服务是指集中专门的康复专业人才和利用先进的设备在康复机构内进行康复，如康复中心、康复医院和综合医院的康复医学科、康复门诊等，是目前康复医疗服务的主要形式。它有较完善的康复设备，工种齐全，医疗、教学、科研三者相结合，有经过正规训练的各类专业人员，有较高的专业技术水平，能解决病、伤、残者急性期、恢复早期和后期各种疑难的康复医疗问题，并为所在社区的康复人员提供康复医学培训和技术指导。但专业康复机构治疗费用高，需要患者来医院接受康复，对于距离远、行动不便、经济条件差的多数康复患者来说存在困难。

2. 上门康复服务 上门康复服务是介于机构康复和社区康复服务之间的一种服务形式，是指康复医疗机构内的康复专业人员走出康复机构，到病、伤、残者家中为其定期进行服务。但服务期限短，康复内容有所限制，成本高。

3. 社区康复服务 社区康复服务是在当地基层条件下，依靠所在社区的人力、财力、物力、信息和技术力量，为本社区病、伤、残者提供必要的康复服务。如许多城市社区目前所建立的社区康复服务站。这种服务方式具有服务面广、医疗费用低、简便易行的特点，有利于病、伤、残者从康复机构回到社区内继续得到康复服务，是解决大部分残疾人功能障碍的方便快捷的方式，是三级康复医疗网络的基层终端。应建有固定的转诊（送）系统，解决当地无法解决的各类功能障碍，但康复服务内容有所限制。

七、护士在康复治疗中的作用与基本要求

在现代医学模式和健康理论基础的指导下，人们的健康观念发生了巨大的变化，从以往"无病就是健康"的观念，改变为追求躯体健康、心理健康、社会适应能力良好的完整健康状态。人们不仅病后进行治疗，更重视"未病防病、有病早治、已病防残、病后防复发"的理念。随着人们健康观的改变，对护士的角色和基本素质也提出了新的要求。

（一）护士在康复治疗中的作用

1. 实施者的作用　伤残者经历了身体和精神的损害后，生活发生了很大变化，护理人员与患者接触最多，了解他们的伤残情况、心理状态、恢复情况等。按照康复治疗计划要求，协助康复医师和康复治疗师督促和指导患者完成日常生活活动训练、简单的运动疗法训练、简单的言语训练内容，缓解患者疼痛，进行个人清洁，以预防并发症，最大限度地减轻残疾发生。

2. 协调者的作用　康复工作是以康复治疗组的形式共同协作完成各自项目。在对患者的康复护理过程中，护理人员需要协调患者与康复小组成员，患者与家属成员、单位、社区之间等各方面关系，以协助解决患者遇到的家庭、社会、经济、职业等问题，使各项康复治疗得以有序进行。

3. 教育者的作用　随着人们健康观念的改变，维持和促进健康已成为护理工作的重点，如对患者进行安全管理、皮肤管理、大小便管理、矫形器的保管等有关方面的宣教；在实施康复计划过程中，要根据患者遇到的实际问题，进行相应的指导和帮助，教会患者及家属自我观察病情变化；出院前做好患者和家属的健康教育与指导，通过组织集体听课、观看录像、个案指导等方式，为患者提供自我管理的有关知识，学会自我护理技术。

4. 管理者的作用　护理人员负责病区的管理、康复对象的个案管理，因此，要协调好医患、护患及患者们之间的关系，为患者提供安静舒适的病房环境和安全的康复训练场所。

5. 研究者的作用　康复护理研究的主要任务是促进和恢复个体、家庭和社区群体健康的调查研究，通过护理人员积极收集相关资料，进行整理和分析比较，研究如何更好地促进健康、恢复功能，为推动康复护理提供科学依据。

（二）康复护士的基本要求

1. 基本专业知识　在康复护理过程中，康复护士应熟练掌握康复护理基本知识和护理技术，如皮肤护理、饮食护理、体位排痰技术、膀胱肠道护理、关节被动训练指导等。同时需要学习相关学科的知识和技术，如家庭吸氧机、家用物理治疗仪的购置、使用和保养等，以便更好地解答和指导患者的日常康复问题。

2. 现代康复理念　护理过程中应以现代健康观为指导，把预防康复、康复医疗、心理康复、职业康复和社会康复紧密结合起来，发挥患者自我护理、主动康复训练的积极性，以尽快达到恢复功能、重返社会的目的。

3. 人际沟通能力　在临床护理工作中，人文关怀集中体现在对患者的生命与健康、权利与要求、人格与尊严的维护。在康复护理过程中，良好的人际沟通是做好护理工作不可缺少的最基本素质。护理人员需要直接与患者及其家属接触，要正确运用语言技巧，用患者能够理解的方式和通俗易懂的语言进行交流，主动加强与患者的接触，态度和蔼亲切。

4. 敬业精神　护理人员在护理工作中的服务对象是残疾人、慢性病患者和老年人，工作中要有良好的职业道德和敬业精神，尊重、关心、理解患者，才能更好地完成康复护理工作。

> **思政元素**
>
> 　　康复医学的兴起反映了现代人对医疗保健与康复的更高要求,人们除了应用医疗措施外,还通过康复、教育、社会、职业和心理等多方面措施改善患者功能,提高其生活质量,全面回归社会。康复护理作为整体护理的重要部分,临床上在提高患者的功能水平、减少和防止残疾对患者的影响、促进患者全面康复等方面发挥了不可替代的作用。

第二节　康复护理环境

一、外界环境设施的基本要求

　　1. 人行道,必须满足三轮车、轮椅、挂拐者通行,方便视力残疾者通行。

　　2. 公园、广场、游览地、道路设施,均应满足手摇三轮车和乘轮椅者通过。

　　3. 主要商业区和道路交叉口,应设置音响交通信号,方便视力残疾者通过。

　　4. 一些楼梯、阶梯,应以电梯或坡道替代,应方便轮椅使用者或使用拐杖、助行器等行动困难者。

二、居室内外设施的基本要求

　　1. 居室门要求　门的有效宽度应为 85cm。门应设计为轨道推拉式,门把手应安装为向外延伸的横向把手,便于开关。

　　2. 居室要求

　　(1) 室内地板不应打蜡,尽量去除地毯。

　　(2) 卧室内桌前、柜前和床的一侧应有 1.6m 的活动空间,方便轮椅可 360°旋转以应付各种需要。

　　(3) 床头一侧有柜子,与床应有 1m 空间,以便轮椅进入。

　　(4) 坐在轮椅上手能触及的最大高度为 1.22m 左右,因此衣柜内挂衣架的横木高度不应高于 1.22m,衣柜深度不应大于 60cm。

　　(5) 墙上电灯开关高度应低于 92cm,墙上的电源座离地面应超过 30cm。

　　(6) 对于高位截瘫患者,还可以安装"电子声控系统",通过用口吹气的气控方法来解决开电灯和电视等操作。

　　(7) 写字台的设计要考虑到坐轮椅的残疾人双腿伸入,以 45cm 为宜,台面的高度应离地面 70~75cm。

　　(8) 房间的窗户应低于一般窗户的高度,不影响乘轮椅者观望到户外的视线。

　　3. 洗浴室和厕所要求

　　(1) 洗手池的底部应大于 68cm,便于乘轮椅者双腿进入池底,接近水池洗手和洗脸;水龙头开关最好用长柄式或感应式,便于开关或使用。

　　(2) 浴盆的高度应与轮椅的高度一致,一般为 40~45cm,浴盆一端应设 30cm 的洗浴坐台,在浴盆附近应安装安全扶手,淋浴应采用冷热水混合器。

　　(3) 厕所门宽不得小于 80cm,厕所内应留出 1.5m×1.5m 的空间,以便轮椅回转,厕所内应安装坐便器,坐便器旁边应安装安全扶手。

4. 居室外的环境要求

（1）出入口的内外应留有 1.5m×1.5m 的空间，出入口应设计为斜坡形，倾斜角度为 5° 左右或每长 30cm 升高 2.5cm，宽为 1～1.4m。坡的表面要防滑。

（2）电梯门宽不小于 80cm，电梯内的面积不小于 1.5m×1.5m。

（3）一个人和一个轮椅通过的过道宽度为 1.2m，迎面或同时通过两个轮椅的过道应为 1.8m，单拐步行时所需过道的宽度为 70～90cm，双拐步行时需 90～120cm。

三、心理康复环境的基本要求

人的心理状态直接影响人的情绪，情绪好坏也将影响患者的康复治疗效果。因此，为康复患者创建一种积极向上的良好心理康复环境，使患者得到一种积极的情绪感染，对患者不同阶段的康复效果会产生至关重要的影响。

1. 建立个体心理调节机制　心理康复的过程是让患者建立个体心理调节机制的过程，让患者通过接受系统的心理干预，逐渐适应生活、学习、家庭或工作等方面发生的变化，能够积极面对出现的各种困难，并在此基础上形成一种积极的心理调节机制，以应付可能出现的各种心理问题，保持心理的健康。

2. 建立有关人员协助支持系统　残疾者生活在一定的群体之中，相关人员的态度对其心理状态有着重要的影响。特别是家属、同事、病友等这样一些联系比较密切的人员的态度对其心理状态的调节是十分重要的。因此，心理康复不仅要重视患者本身的心理及其变化，也要注意有关人员的心理辅导工作，让他们理解残疾造成的心理问题，解除家庭成员因素造成的心理压力，为残疾人的心理康复创造一种良好的心理氛围。

3. 建立专家协助支持机制　心理医生是经过专门训练的人员，他们必须掌握心理咨询与治疗的理论与方法，拥有从事心理治疗的技能与临床经验，并且要有极为敏感的观察力与分析、解决问题的能力。心理康复是一个长期的调节过程，残疾者在这个过程中要接受专家的指导与帮助，逐渐摆脱消极心理的影响，建立起积极的人生目标。心理治疗不同于其他临床医疗，有其特殊性的一面，只有经过专门训练的人员才能从事此项工作。

4. 建立社区辅助支持系统　残疾的康复过程常常是伴随残疾者一生的过程，当残疾者回到家庭与社会后，社区辅助系统的支持就显得非常重要了。要发挥社区中有关专家与相关人员的作用，在残疾人出现心理问题的时候，随时给予必要的支持与帮助，从而能够更好地为残疾者的心理康复提供保障。

第三节　社区康复护理

社区康复服务在国际上已开展了近 30 年，它是以三级卫生网络为依托，以家庭为单位，以个人为主要服务对象，在社区进行的残疾普查、预防和康复工作的全程康复服务。

一、概　念

社区康复护理（community-based rehabilitation nursing）是指在社区康复过程中，根据总的康复医疗计划，围绕全面康复目标，针对病、伤、残者的整体进行生理、心理、社会各方面的康复护理指导，使其自觉地坚持康复锻炼，减少疾病的影响，预防继发性残疾，以达到最大限度的康复。

二、工 作 内 容

（一）残疾的预防和普查

开展社区人群康复状况的调查及社区病、伤、残者普查，了解伤残的类别、人数、程度及因素，制订全面康复护理计划。

（二）康复技术服务

要想使大多数康复对象享有康复服务，必须使大多数康复人员、康复对象本人及其亲友掌握康复技术，这就要求康复技术必须易懂、易学、易会，因此康复技术应注意在以下几个方面进行转化：①现代复杂康复技术向简单、实用化方向转化。②机构康复技术向基层社区、家庭转化。③城市康复技术向农村转化。

（三）康复教育

建立和完善社区不同人群的教育系统，对提供康复服务的人员进行培训，将社区内的病、伤、残者组成互助小组，对小组内成员开展康复知识的宣传教育活动，提高其康复保健知识。

（四）转介服务

康复诊断的特异性、康复护理对象需求的多样性及康复对象参与社会生活的全面性，决定了康复目标的实现需要社区内外多部门和多专业的横向及纵向转介。为做好转介服务，应注意如下几个重要环节的工作。

1. 确定社区康复的转介服务中心　世界卫生组织（World Health Organization，WHO）提出了多种可作为转介中心的组织或机构，如医疗卫生机构、康复机构、特殊教育机构及残疾人机构等。在我国，县（区）、乡（镇）两级残联负责协调实施和管理残疾人社区康复工作，因此也承担着提供咨询和转介服务的任务。

2. 掌握康复对象需求，提供有针对性的转介服务　残疾患者的康复需求大致包括医疗措施、功能训练、辅助用品用具的配置、心理支持、环境改造、文化教育、技能培训、就业、家庭与社会生活保障等。因此在转介服务中既要充分了解康复对象的需求，又要从实际出发因地、因人而异地开展转介服务。

3. 掌握转介服务的资源与信息　为使康复对象及时、正确和顺利地实现转介，应掌握社区内的康复资源情况，包括有关专业机构的数量、分布、专业内容和业务水平；专业人员的构成、特长和所在单位；社区有关职能部门在承担康复对象医疗、康复、就业、社会保障和法律援助等方面所承担的职能。此外，对社区外的康复资源情况也应了解，以解决本社区难以解决的问题。

4. 转介人员应具备有关知识　为能正确地把握转介方向和转介内容，使康复对象的康复需求得到解决，转介人员应该掌握我国社会保障、医疗卫生、劳动就业、教育、法律法规及残疾人事业等方面的方针政策，具备残疾与康复的基本知识，具有运用社会化工作方法和协调运转工作的能力。

5. 进行转介登记，随访转介效果　承担转介服务的部门和人员，应对需要转介服务的康复对象进行登记，内容包括姓名、性别、年龄、住址、单位，疾病和残疾类型、程度、康复需求、转介方向、转介日期和转介人等。对已转介的康复对象要了解并掌握转介后的情况，做好转介情况记录和评估，针对出现的问题，采取措施提供追踪服务，以确保转介服务的最终效果。

三、服 务 模 式

不同国家的社区康复服务方式有所差异，主要的模式有如下几种：

（一）社区服务保障模式

社区服务保障模式是指由民政部门负责、综合本社区的各种服务资源而对社区内功能障碍者实施收容和康复的服务保障模式。如社区内的敬老院、儿童福利院等可以对老人、儿童实行简单的护理及康复治疗；福利工厂是社区内用于指导、训练伤残者进行职业康复的场所。

（二）社区卫生服务模式

社区卫生服务模式是指将乡（街道）的卫生院或地段医院改造为社区卫生服务中心，达到既为本社区的人们防病治病，又为本社区功能障碍者进行康复的目的。可利用初级卫生保健网，从普查残疾开始，以家庭为基地，开展康复预防、康复治疗等服务。如对社区内儿童的营养不良，碘、维生素缺乏等进行预防讲座和康复治疗。

（三）家庭病床模式

家庭病床模式是指把病床建在家庭中，为社区功能障碍者提供医疗、预防、保健、护理和康复服务。如老年人脑血管意外所致偏瘫的运动功能训练、慢性阻塞性肺疾病的呼吸功能训练等常采用这种康复方法。

（四）社会化综合康复服务模式

社会化综合康复服务模式是一种由政府起主导作用，强调各部门、各级人员参与的综合康复服务模式。该模式将医疗任务与康复工作紧密结合，适合我国国情，更有利于社区康复工作的开展。

四、程　　序

（一）收集资料

了解患者的一般情况（如性别、年龄、家庭、婚姻、个人嗜好、生活习惯、文化水平、宗教信仰等）、家庭环境、家庭条件、经济状况等内容，建立社区康复对象档案。

（二）初次评估

康复人员在训练前对康复对象进行一般体格检查、各项功能检查以及必要的专项检查，确定康复对象的运动功能水平和生活自理、学习、劳动、社会生活等能力，了解康复对象的功能状况、障碍程度、康复潜能及影响因素，为确立康复目标和制订康复护理计划提供依据。

（三）制订计划

对康复对象的身心障碍特点和日常生活活动能力进行综合分析，确立护理目标，选择适宜的康复训练项目，制订康复护理计划。

（四）实施计划

指导和帮助康复对象进行康复训练并做好记录。训练项目应注意从易到难，从简到繁，从少到多，循序渐进，充分调动康复对象积极性。

（五）效果评估

康复护理计划实施之后，分阶段对康复效果进行评估；了解训练项目是否适合、有效，康复对象对训练的态度等；并根据评定的情况，不断调整康复内容，制订新的护理计划，实施再评定，如此循环。

案例分析

丁某，女，63岁，既往有原发性高血压病史8年。以突发左侧肢体活动不利3h为主诉入院就诊，行头颅CT检查诊断为左侧基底节区脑出血，予以脱水、降颅压等对症治疗后病情稳定，目前患者意识无异常，无大小便障碍。

请问护士应配合康复医师做好哪些康复护理工作？

（汪　洋）

?　**复习思考题**

1. 简述康复护理的定义。
2. 简述护士在康复治疗中的作用。
3. 比较康复护理与临床护理的区别。
4. 康复的措施有哪些？

ER-1-3

扫一扫，测一测

第二章 康复护理基础理论

第一节 骨与关节的运动学基础

骨骼借关节以不动、微动或可动形式相连在一起,构成人体支架的轮廓,并为肌肉提供附着点。关节是骨骼之间的连接,负责肢体的承重,维持形态以及进行不同范围的活动。肌肉是运动系统的动力装置,在神经支配下,肌肉收缩牵拉其所附着的骨。骨起杠杆作用,以可动的骨连接为枢纽,产生杠杆运动。

一、人体骨杠杆的分类

在肌肉拉力作用下,骨骼能够围绕关节轴转动,并克服阻力做功,其功能与杠杆原理相符合,故称为骨杠杆。骨杠杆包括支点(O)、作用力点(F)和阻力点(W)。人体的骨骼发挥着杠杆臂的作用,力点是肌肉在骨上的附着点;支点相当于关节运动的中心;阻力点是骨杠杆上的阻力,与运动方向相反。支点与力点之间的距离为力臂(FO),支点与阻力点之间的距离为阻力臂(WO)。根据杠杆上的支点、力点和阻力点的不同位置关系,将人体骨杠杆分为以下三类,见其示意图(图2-1)。

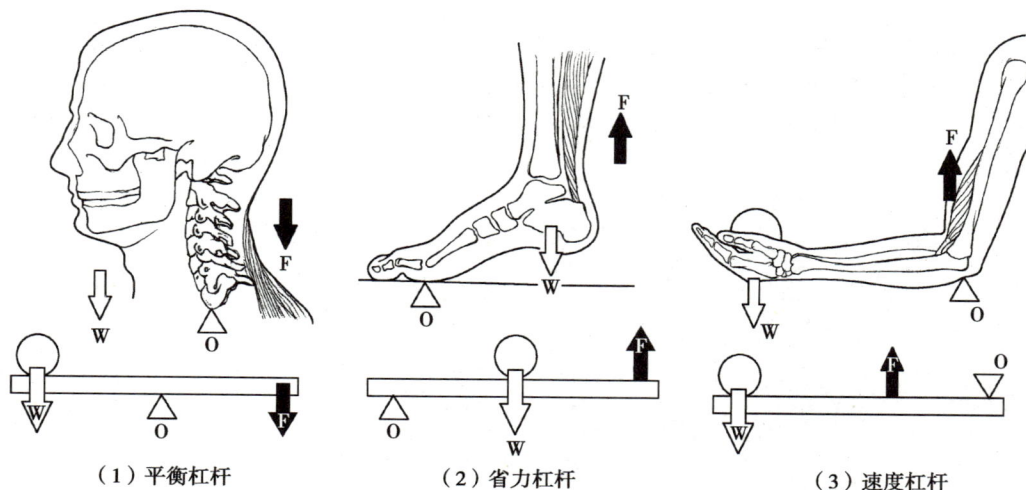

(1)平衡杠杆　　　　(2)省力杠杆　　　　(3)速度杠杆

图2-1　人体骨杠杆示意图

（一）平衡杠杆

其支点位于力点和阻力点中间，故称为平衡杠杆。这类杠杆主要作用是传递动力与保持平衡。如天平秤、跷跷板等。在人体的寰枕关节即为此类杠杆，寰枕关节为支点，斜方肌及肩胛提肌等颈后肌的牵拉力为作用力点，头的重量为阻力点，借平衡杠杆维持头的前仰与后伸平衡。

（二）省力杠杆

其阻力点位于支点和力点之间。这类杠杆由于力臂始终长于阻力臂，可用较小的作用力克服较大的阻力，故称为省力杠杆。如使用钢钎撬石头。在人体中这类杠杆较少见。人体站立位上提足跟动作属于此类杠杆，其支点位于跖趾关节，小腿三头肌收缩产生的拉力为力点，人体的重力通过踝关节向下形成阻力点。

（三）速度杠杆

其力点位于支点和阻力点之间。这类杠杆由于阻力臂始终长于力臂，有利于使较轻的物体移动，主要产生速度，故又称为速度杠杆，如镊子的使用。此类杠杆在人体上最为普遍，如肘关节屈曲动作，其支点在肘关节中心，屈肘时肱二头肌收缩力为作用力点，阻力点位于手部或手所持物体时的重心点。

通过了解人体骨杠杆的类型，可以帮助我们在日常工作和运动中，了解如何省力、如何获得速度和防止肌肉损伤。如提重物时，重物越靠近身体越省力；举杠铃的技术关键也是让杠铃尽可能贴近身体，都是通过缩短阻力臂的省力动作。如挥拍击球运动，为使阻力点移动距离和速度增大，就要通过球拍长度来延长阻力臂；如投掷物体时，为获得速度，就要先伸展手臂，后完成投掷。

二、人体运动的面与轴

人体的面与轴是描述人体器官形态，叙述关节运动时常用的术语。关节面的形态及结构决定了关节可能活动的轴，按照人体运动的基本姿势位（图 2-2），将人体运动分为三个相互垂直的运动平面和运动轴（图 2-3）。

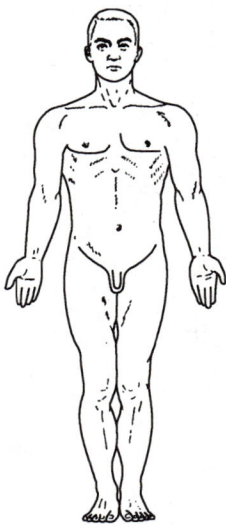

图 2-2　人体运动基本姿势　　　　图 2-3　人体运动的面与轴

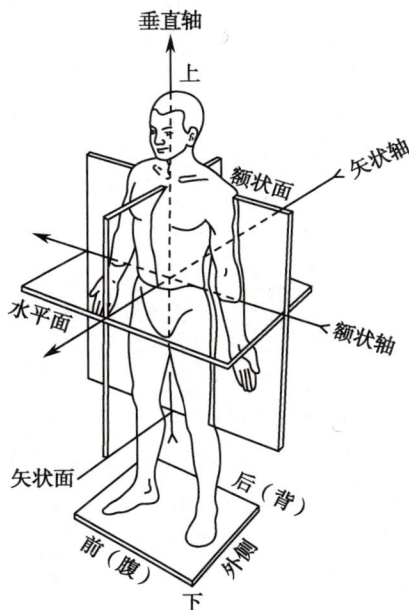

人体运动的基本姿势为：身体直立，面向前，双目向前平视，两足并立，足尖向前，双上肢下垂于躯干两侧，手掌心向前，而中立位时手掌则贴于身体两侧。

（一）人体运动的平面

人体的三个基本运动平面为矢状面、额状面（或称冠状面）和水平面（又称横切面），三个平面相互垂直。

1. 矢状面　沿身体前后径把人体分为左右两部分，与身体侧面平行的面。

2. 额状面　沿身体左右径把人体分为前后（腹侧与背侧）两部分，与身体前面（腹侧）或后面（背侧）平行的面。

3. 水平面　沿直立的身体把人体分为上下两部分，与地面平行的面。

（二）人体运动的轴

与运动平面相对应，每两个面相交叉形成的线即为轴。人体的三个相互垂直的运动轴分别为矢状轴、额状轴和垂直轴。

1. 矢状轴　沿身体前后方向垂直通过额状面的轴。是矢状面与水平面交叉所形成的前后方向的线（轴）。

2. 额状轴　沿身体左右方向垂直通过矢状面的轴。是额状面与水平面交叉所形成的左右方向的线（轴）。

3. 垂直轴　沿身体上下方向垂直通过水平面的轴。是矢状面与额状面交叉所形成的上下方向的线（轴）。

三、肢体关节运动的方向

关节运动的方向包括屈曲与伸展、内收与外展、内旋与外旋、旋前与旋后、内翻与外翻。

1. 屈曲与伸展运动　关节在矢状面，绕额状轴的运动。相关关节的两骨彼此接近，关节间的夹角变小为屈曲；反之，相关关节的两骨彼此离开，关节之间的夹角变大为伸展（图2-4）。

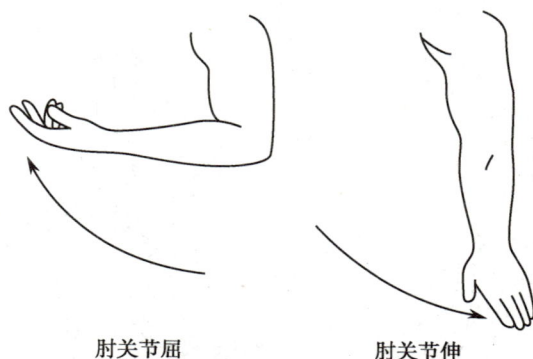

肘关节屈　　　　　　肘关节伸

图2-4　屈曲与伸展运动

2. 内收与外展运动　关节在额状面，绕矢状轴的运动。以中立位为基准线，肢体离开基准线（如身体中线、手正中线）向内侧移动为内收，肢体离开基准线向外侧移动则为外展（图2-5）。

3. 旋转运动　是指骨以关节垂直轴为中心，在水平面上进行的运动。

（1）内旋与外旋运动：如肩关节、髋关节的运动。肢体向身体前、内方旋转的动作为内旋，向身体后、外方旋的动作为外旋（图2-6）。

（2）旋前与旋后运动：如尺桡关节（前臂）的运动。将上肢置于体侧、屈肘90°，中立位时，当前臂旋转向尺侧、使手掌心朝向地面时为旋前，反之，前臂旋转向桡侧、使手背朝向地面时为旋后（图2-7）。

肩关节外展 肩关节内收

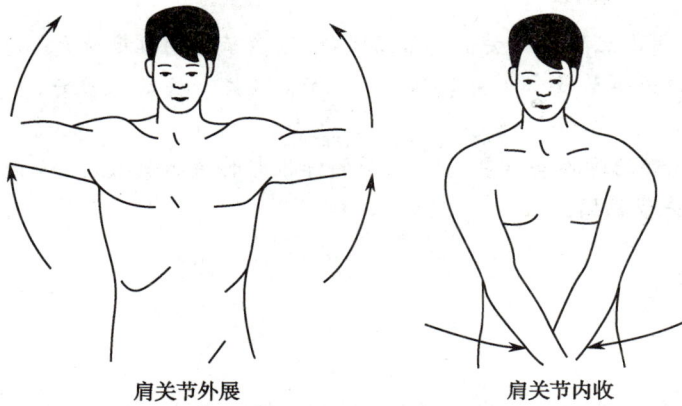

图2-5 内收与外展运动

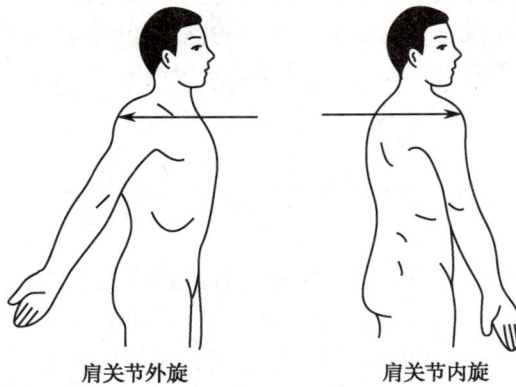

肩关节外旋 肩关节内旋

图2-6 内旋与外旋运动

4. 内翻与外翻运动 是踝和足的联合运动。足底转向内侧、足的内侧缘抬起朝向内的动作为内翻；足底转向外侧、足的外侧缘抬起朝向外的动作为外翻（图2-8）。

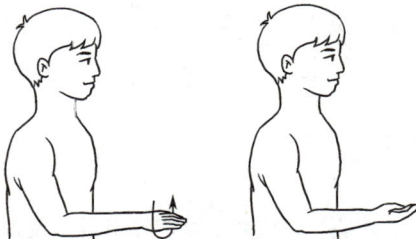

图2-7 前臂旋前与旋后运动

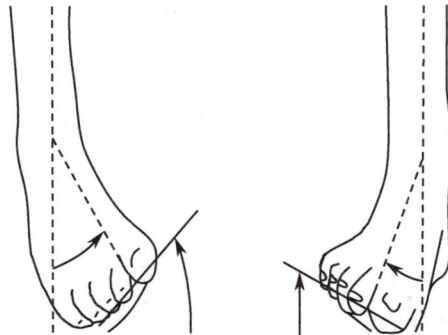

图2-8 足内翻与外翻运动

知识链接

影响关节活动度和稳定性的因素

1. 构成关节两个关节面的弧度之差 差别大时活动度大，稳定性低，如肩关节弧度差大，活动度大，稳定性较低；反之，差别小时则相反。

2. 关节囊的厚薄与松紧度　关节囊薄而松弛,则关节运动幅度就大;反之,运动幅度就小。

3. 关节韧带的强弱与多少　关节韧带多而强,则关节稳定性就好,但运动幅度也小;反之,关节运动幅度就大。

4. 关节周围肌群的弹性与伸展性　肌群的弹性与伸展性越大,关节运动幅度就越大,肌肉收缩力越强,则关节稳固。

四、运　动　链

运动链是指几个部位通过关节连接而组成的复合链。在人体中,上肢运动链由肩带、上臂、肘关节、前臂、桡腕关节和手组成;下肢运动链由髋关节、大腿、膝关节、小腿、踝关节和足组成。人们通常将一侧肢体视为一条长链,每个关节均为链扣。如肢体远端游离即为开链,此时可任意活动某一单独关节或同时活动若干关节,如步行时的摆动相、上肢日常生活和劳动等多为开链运动。反之,远端闭合,则为闭链运动,如步行时双足支撑地面,双上肢接触墙面或桌面,或两手相握等。

五、关节生理运动与附属运动

1. 关节生理运动　是指关节在其自身生理允许范围内发生的运动,通常为主动运动,如屈曲与伸展、内收与外展、内旋与外旋、内翻与外翻等自主运动。

2. 关节附属运动　是指关节在生理范围之外,解剖范围之内完成的一种被动运动,通常不能自己主动完成,由他人或健侧肢体帮助完成。关节松动技术就是利用对某一关节的分离、牵拉、滑动等附属运动,如牵拉肩关节、腕骨或跗骨间关节滑动、髌骨的移动等,均为减轻疼痛、松解粘连的常用手法。关节附属运动在康复治疗过程中,对于治疗关节疾患是一种不可缺少的运动。

第二节　肌肉的运动学基础

人体运动取决于关节运动,而关节的任何一个活动都取决于肌肉收缩,需要多组肌肉的协作才能完成。

一、肌肉收缩的类型

根据骨骼肌在完成运动中的不同作用,将其分类为原动肌、拮抗肌、固定肌和中和肌。

(一)原动肌

直接完成动作的肌群称原动肌。在运动的发动和维持中一直起主要作用者称主动肌。例如在屈肘动作中起主要作用的是肱二头肌和肱肌。协助或帮助完成动作或仅在动作的某一阶段起作用的称为副动肌。如屈肘动作中的肱桡肌和旋前圆肌。

(二)拮抗肌

与原动肌作用相反的肌群,称拮抗肌。如在屈肘动作中,肱三头肌是肱二头肌的拮抗肌。在伸肘动作中,肱二头肌又是肱三头肌的拮抗肌。原动肌收缩时,拮抗肌协调地放松,以保持关节活动的稳定性,增加动作的精确性,并能防止关节损伤。

（三）固定肌

为了发挥原动肌对肢体运动的动力作用，需有其他肌群将肌肉近端所附着的骨骼充分固定，这类肌群即为固定肌。例如，在进行肘关节的屈伸运动时，必须固定肩关节，此时固定肩关节的肌群即为固定肌。

（四）中和肌

中和肌的作用为抵消原动肌收缩时所产生的一部分不需要的动作。例如，做扩胸运动时，斜方肌和菱形肌都为原动肌，而斜方肌收缩使肩胛骨下角外旋，菱形肌收缩则使肩胛骨下角内旋，两者互相抵消，使肩胛骨既不向内旋转，也不向外旋转。

（五）协同肌

副动肌、固定肌和中和肌通常称为协同肌。

肌肉的作用随着动作的变化而变化，即同一块肌肉在不同的运动中可发挥原动肌、拮抗肌、固定肌和协同肌等不同的作用。

二、肌肉收缩的形式

骨骼肌的两端附着于骨骼上，随肌纤维的缩短、延长变化，产生复杂的功能活动。肌肉收缩是指肌肉纤维在受到刺激后所发生的机械反应，表现为等长收缩和等张收缩两种收缩形式。

（一）等长收缩

肌肉收缩时，肌肉张力增加达到最大值，而肌肉长度基本不变，不引起关节运动，称等长收缩（isometric contraction）或静力收缩。如半蹲位时股四头肌收缩。利用等长抗阻训练可在短期内迅速增加肌肉的力量。

（二）等张收缩

肌肉收缩时，肌肉张力基本不变，肌肉长度改变，引起关节运动，称等张收缩（isotonic contraction）或动力收缩。如太极拳运动。根据运动方向不同，等张收缩又分为向心性收缩和离心性收缩。

1. 向心性收缩（又称等张缩短）　肌肉收缩时起止点相互接近，长度缩短。如上楼梯时支撑下肢股四头肌的缩短收缩。

2. 离心性收缩（又称等张延伸）　肌肉收缩时起止点相互远离，肌肉恢复到静止时长度。如下楼梯时支撑下肢股四头肌的延长收缩。

三、参与上下肢运动的主要肌肉

（一）上肢

1. 肩关节　肩关节的主要运动方向有屈曲与伸展、内收与外展、内旋与外旋。

参与运动的主要肌肉如下：

（1）屈曲：三角肌前部、喙肱肌。

（2）伸展：三角肌后部、大圆肌、背阔肌。

（3）内收：胸大肌、背阔肌。

（4）外展：三角肌中部、冈上肌。

（5）内旋：肩胛下肌、胸大肌、大圆肌、背阔肌。

（6）外旋：冈下肌、小圆肌。

2. 肘关节　肘关节的主要运动方向有屈曲与伸展。

参与运动的主要肌肉如下：

（1）屈曲：肱二头肌、肱肌、肱桡肌。

（2）伸展：肱三头肌。

3. 尺桡关节（前臂） 尺桡关节的主要运动方向有旋前与旋后。

参与运动的主要肌肉如下：

（1）前臂旋前：旋前圆肌、旋前方肌。

（2）前臂旋后：旋后肌、肱二头肌。

4. 腕关节 腕关节的主要运动方向有屈腕与伸腕、尺侧偏与桡侧偏。

参与运动的主要肌肉如下：

（1）屈腕：尺侧腕屈肌、桡侧腕屈肌。

（2）伸腕：尺侧腕伸肌、桡侧腕长伸肌、桡侧腕短伸肌。

（3）尺偏（屈）：尺侧腕伸肌、尺侧腕屈肌。

（4）桡偏（屈）：桡侧腕屈肌、桡侧腕长伸肌、桡侧腕短伸肌。

（二）下肢

1. 髋关节 髋关节的主要运动方向有屈曲与伸展、内收与外展、内旋与外旋。

参与运动的主要肌肉如下：

（1）屈曲：髂腰肌。

（2）伸展：臀大肌、股二头长肌。

（3）内收：内收肌群（内收大肌、内收长肌、内收短肌）。

（4）外展：臀中肌、臀小肌、阔筋膜张肌。

（5）内旋：臀小肌、阔筋膜张肌。

（6）外旋：外旋肌群（股方肌、梨状肌、臀大肌、上孖肌、下孖肌、闭孔内肌、闭孔外肌）。

2. 膝关节 膝关节的主要运动方向有屈曲与伸展。

参与运动的主要肌肉如下：

（1）屈曲：股二头肌、半腱肌、半膜肌，合称为腘绳肌。

（2）伸展：股四头肌。

3. 踝足关节 踝足关节的主要运动方向有屈曲与伸展、内翻与外翻。

参与运动的主要肌肉如下：

（1）踝关节跖屈：小腿三头肌（腓肠肌、比目鱼肌）。

（2）踝关节背伸：胫骨前肌。

（3）足内翻：胫骨前肌、胫骨后肌。

（4）足外翻：腓骨长、短肌。

第三节　运动对机体产生的生理效应

运动对机体各系统均有较大的影响。运动可反射性引起大脑皮质和丘脑、下丘脑部位兴奋性的增高，而下丘脑是调节内脏、内分泌活动的较高级中枢，也参与躯干活动的调节作用。同时运动可提高机体的反应能力，可以更好地适应各种因素对机体所造成的应激状态。

一、对运动系统的生理效应

（一）维持骨骼肌的形态和功能

肌肉的运动是保持其功能的主要因素，经常进行肌肉的运动训练，可增强骨骼肌的肌力和耐力,改善主动运动能力,产生最大的张力和代谢率。

(二)延缓骨质疏松发生

在正常情况下,骨的代谢有赖于日常的加压和牵伸。运动时的应力负荷是维持骨骼正常代谢的重要因素,不仅可维持骨代谢的正平衡,还能够促进骨皮质增厚,减少骨的丢失,保持骨小梁的网状立体结构,可使骨胶原排列更加紧密、更有规则。因此,经常运动能够促进骨量增加,预防和延缓骨质疏松发生。

(三)改善软骨营养

软骨无直接血管供应,软骨的营养主要来自软骨下骨组织的血液和关节液。任何关节的活动可对软骨起到挤压效应,从而保持关节液的营养成分,使软骨获得足够的营养。

二、对心血管系统的生理效应

经常进行锻炼,可促使人体心血管系统的形态、功能和调节能力产生良好的适应,从而提高人体工作能力。运动对心血管系统的生理效应概括为以下几方面。

(一)窦性心动过缓

长期运动训练可使安静时心率减慢。某些优秀的耐力项目运动员安静时心率可低至40～60次/min,这种现象称为窦性心动过缓。运动员的窦性心动过缓是经过长期训练后心功能改善的良好反应。

(二)运动性心脏增大

运动训练可使心脏增大。运动性心脏增大是对长时间运动负荷的良好适应。运动性心脏增大与病理性心脏增大不同。运动性增大的心脏,外形丰实,收缩力强,心力储备高;而病理性心脏肥大,心脏扩张松弛,收缩力弱,心力储备低。

(三)心血管功能改善

静息时,一般人和运动员的心输出量无多大区别。由于运动员的心率较低,故每搏输出量较大。从事最大运动时,两者可达到同样的心率,但运动员的每搏输出量及心输出量比静息时的增加要明显高于一般人。

一般人和运动员每搏输出量和输出量变化:①安静时,一般人为5 000ml/min(约相当于71ml/次×70次/min);运动员为5 000ml/min(约相当于100ml/次×50次/min);②最大运动时,一般人为22 000ml/min(约相当于113ml/次×195次/min);运动员为35 000ml/min(约相当于179ml/次×195次/min)。

从上列数据可以看出,安静状态下两者每分输出量相等,但运动员的心率较低,每搏输出量较大。从事最大运动时,两者的心率都能达到同样的高度,但运动员的每搏输出量可以从安静时的100ml增加到179ml,每分输出量高达35 000ml。一般人的每搏输出量只能从安静时的71ml增加到113ml,每分输出量只能提高到22 000ml。运动员的每搏输出量的增加是心脏对运动训练的适应。

(四)心血管动员改善

经常训练者在进行定量工作时,心血管功能动员快、潜力大、恢复快。运动开始后,能迅速动员心血管系统功能,以适应运动活动的需要。在进行最大强度运动时,由于神经和体液的调节,可发挥心血管系统的最大功能潜力,充分动员心力储备。运动后恢复期短,也就是说运动时功能变化很大,但运动一旦停止,就能很快恢复到安静时水平。

三、对中枢神经系统的生理效应

运动是一系列生理性条件反射的综合,是对中枢神经最有效的刺激形式,所有的运动都向中枢神经提供感觉、运动和反射性传入信息。随运动复杂性的增加，大脑皮质将建立暂时性的联系和条件反射。运动可反射性地引起大脑皮质和丘脑、下丘脑部位兴奋性提高，下丘脑是调节内脏、内分泌活动的次高级中枢，对躯干活动有调节作用。运动可提高机体的反应能力，可较好地适应各种因素对机体造成的应激状态，适应能力使人更为积极乐观地投入运动中去并能从中获益。健身运动大多为群体性项目，互帮互学，集体练习，也可促进良好氛围的形成，使参与者保持愉快的心境，调节人的精神，改善抑郁、悲观等不良心理和情绪反应。

<h2 style="text-align:center">四、对呼吸系统的生理效应</h2>

肺的功能主要是进行气体交换、调节血容量及分泌某些激素。健康人在大量运动后对呼吸频率、潮气量、通气量、每分吸氧量和每分二氧化碳排出量等都有一定的影响。因此，经常运动锻炼，胸廓和膈肌活动幅度明显增大，有利于保持肺组织的弹性和顺应性，增大肺活量。对于膈肌的训练，有利于增强呼吸肌力量，增大呼吸容量，改善氧的摄入量和二氧化碳的排出量。

（一）运动时通气功能的变化

运动时随着强度的增大，需要消耗更多 O_2 和排出更多 CO_2。所以，通气功能将发生相应的变化。具体表现为呼吸加深加快，肺通气量增加。剧烈运动时潮气量可以从安静时的 500ml 上升到 2 000ml 以上，呼吸频率也随运动强度的增加而增加，可以由每分钟 12～18 次增加到 40～60 次。

（二）运动时换气功能的变化

运动时换气功能的变化，主要是通过 O_2 的扩散和交换来体现的。肺换气的具体变化为：①人体各器官组织代谢加强，使流向肺部的静脉血中氧分压（PO_2）比安静时低，从而使呼吸膜两侧的 PO_2 差增大，O_2 在肺部的扩散速率增大；②血液中儿茶酚胺含量增多，导致呼吸细支气管扩张，使通气肺泡的数量增多；③肺泡毛细血管前括约肌扩张，开放的肺毛细血管增多，则使呼吸膜的表面积增大；④右心室泵血量的增加，使肺血量增多，通气血流比值仍维持在 0.84 左右。但剧烈运动也会造成过度通气，使通气血流比值大于 0.84。

<h2 style="text-align:center">五、对消化系统的生理效应</h2>

运动对胃酸的分泌或胃排空有轻度影响，可促使胃肠蠕动，增加消化液分泌，提高食欲，改善肝脏和胰腺功能，促进胆汁的合成与分泌，有利于脂肪的代谢，减少胆石症发生。

<h2 style="text-align:center">六、对泌尿系统的生理效应</h2>

（一）运动对水分的影响

运动时，水分因蒸发和水分子跨膜运动的影响而丢失，尤其剧烈运动开始时，水分从血液中外移至活动的肌细胞中，之后，再从细胞间隙或肌细胞内丧失水分。当脱水相当于体重的 6% 时，血浆渗透压升高约 20mmol/L。较重的脱水主要是细胞内水分的丢失。

运动时，肾血流减少，剧烈运动时，肾血流量可下降至安静时的 50%，所以高强度的运动可使尿量减少。

（二）运动对电解质的影响

剧烈运动后尿 Na^+ 排出量减少，血浆中 Na^+ 浓度升高。在低强度运动中，尿中排 K^+ 量稍增加;短暂大强度的运动,尿 K^+ 排出量减少。马拉松运动后血 K^+ 的浓度升高,甚至有发生高钾血症的危险。

第四节　长期制动对机体产生的不利影响

制动(immobilization)是指人体局部或全身保持固定或限制活动。由于疾病、损伤或临床保护性治疗措施的需要,迫使患者长期卧床或长期固定于某种姿势。长期制动可累及机体多系统功能,不仅影响疾病的康复过程,而且会增加废用综合征等新的功能障碍。

一、对运动系统的影响

(一)失用性肌萎缩

人体的骨骼肌约占体重的 40%。研究显示,在完全卧床的情况下,肌力每周下降 10%～15%。如果卧床或制动 3～5 周,肌力可下降 50%。由于肌肉不活动或活动减少而引起肌容积缩小、松弛,肌力和耐力降低,即出现失用性肌萎缩。

各种制动均可造成肌萎缩和肌力减退。制动方式不同,肌萎缩的程度有所差异,石膏固定后肌萎缩比卧床休息要明显。承担体重和步行的肌制动后萎缩最明显。下肢肌力减退比上肢显著。

(二)骨质疏松

骨质疏松是指骨中矿物质不断减少而使骨脆性增加及骨折危险性增加的代谢性骨病。骨质疏松患者骨强度下降、脆性增加,易出现骨折。

骨骼的密度和形态取决于施加在骨上的力。长期制动时骨骼的压力和牵拉力降低,沿长骨纵轴的压力减小是骨质疏松的主要原因。正常骨质的维持需要骨代谢的动态平衡。长期制动使得这种平衡被打破,骨吸收加快,特别是骨小梁的吸收增加,骨皮质吸收也很显著,稍后则吸收减慢,但持续时间很长。这样就使骨密度降低,表现为骨质疏松。骨钙丢失最明显的为抗重力的下肢和躯干姿势肌及相关的骨骼。承担体重最大的跟骨骨钙丢失最明显。骨钙负平衡在卧床早期即可发生,如卧床 1～2 天尿钙即开始增高,5～10 天内显著增高,在 7 周时达到高峰。卧床休息 30～36 周,体钙丢失总量约 4.2%。骨钙降低与制动程度有关。完全性脊髓损伤 6 个月的患者跟骨的骨钙丢失约 67%,而健康人卧床 6 个月休息跟骨骨钙减少仅为 1.5%,年老者的骨质丢失更为明显。

(三)关节挛缩

关节挛缩是指包括关节囊、韧带及皮肤、肌、肌腱、神经等关节结构外的软组织长期处于痉挛状态(spasticity)或某种特定位置,失去弹性,致使肌萎缩、关节变形和固定,导致关节活动范围受限。可分为关节性挛缩、软组织性挛缩、肌源性挛缩等。

当患者长期卧床或制动,关节不活动或活动不充分,其肌肉、韧带、关节囊等软组织维持在短缩状态下 5～7 天时,肌腹变短。3 周后,肌肉和关节周围疏松结缔组织被致密结缔组织取代而致关节囊收缩,导致关节挛缩。

(四)异位骨化

异位骨化是长期制动的常见并发症,是指在解剖上,身体不应出现骨的部位出现骨组织化生,多见于髋部、膝部、肩部、肘部。异位骨化形成时局部多有炎症反应,早期可伴全身低热,局部先肿胀后变硬,早期不易检出,后期发展到一定程度时,由于骨组织形成,出现明显的关节活动障碍,并在影像检查中显现出来。

二、对心血管系统的影响

（一）体位性低血压

体位性低血压指由卧位转换为坐位或立位时血压显著下降，出现头晕、恶心、出汗、心动过速甚至晕厥的表现，老年人更为明显。卧床休息数天即可产生体位性低血压。正常情况下，从卧位到站立时，由于血管内产生的静压，有 500～700ml 血液从上身转移到下肢，使血液大量流向下肢，足踝静脉压增加，谓之外周转移；但卧位后此静压解除，有 500～700ml 血容量从下肢回到胸腔，谓之中心体液转移。血液静压作用是通过神经血管系统反射调节的。长期卧床的患者，此种适应性调节能力减退或丧失，由卧位到坐位或站立时易发生直立性低血压，严重者产生晕厥。

（二）基础心率增加

长期卧床患者由于躯体情况变化，基础心率增加。卧床休息后安静心率每天增加 0.5 次 /min，20 天后可从 69 次 /min 增加到 79 次 /min，一般 3～4 周后约增加 4～15 次 /min。基础心率对保持一定水平的冠状动脉血流灌注量极其重要，因为冠状动脉血流灌注在心搏的舒张期。基础心率加快，舒张期缩短，将减少冠状动脉血流灌注量，使心脏储备减少，心功能减退。所以，长期卧床者，即使从事轻微的体力活动，也可能导致心动过速。

（三）静脉血栓形成

长期卧床可引起血容量进行性减少，静脉回流减少，血黏稠度增高，易导致下肢血流淤滞，静脉血栓形成。卧床者血栓形成的概率明显增加，以深部静脉血栓、血栓性脉管炎和肺栓塞为主。不能步行的脑血管病患者发生深静脉血栓的危险性是可步行者的 5 倍。受累肢体发生血栓的危险是非受累肢体的 10 倍。血栓形成若累及冠状动脉，容易诱发心绞痛和 / 或心肌梗死。

三、对中枢神经系统的影响

长期制动后，由于感觉输入减少，可引起感觉异常，痛阈下降，严重者可出现异常的触觉、运动觉，甚至对事物的认知能力、判断力及记忆力下降，幻视，幻听。由于长时间的疾病痛苦及与社会的长期隔离，患者往往产生焦虑、抑郁、易怒等心理精神改变。

四、对呼吸系统的影响

（一）肺通气效率降低

卧位时，腹腔内容物的挤压使膈肌上移，胸腔容积减小，膈肌运动受限，肺呼吸幅度减小。另外，长期卧床，可出现失用性肌力减退，肺活量减少，使肺通气效率降低，气体交换受到影响。

（二）坠积性肺炎发生率增加

长期卧床或制动数周后，由于全身肌肉的力量和耐力下降，肋间肌和膈肌活动受到不同程度的限制，使最大通气量和肺活量明显下降，呼吸表浅，咳嗽无力，呼吸道分泌物排出困难，大量支气管分泌物沉积在背部肺叶（仰卧位）及下侧肺叶（侧卧位），大大增加了坠积性肺炎等呼吸系统感染的发生率。

五、对消化系统的影响

长期卧床及病痛对精神和情绪的影响，可减少胃液的分泌，胃内食物排空速度减慢，食欲下降，胃肠消化吸收功能不良，造成蛋白质和碳水化合物吸收减少，产生一定程度的蛋白质缺乏型营养不良。胃肠蠕动减弱，食物残渣在肠道内停留时间过长，水分吸收过多而使粪便变得干结，造成便秘。

六、对泌尿系统的影响

长期制动时，骨钙代谢障碍，钙自骨组织释放入血，导致血钙增高，多余的钙自尿液排出，导致高钙尿症；制动时抗利尿激素分泌减少，尿量增加，随尿液排出的钙、磷、钾、钠等电解质也增加。高钙尿症和高磷尿症促进了尿路结石的形成，易继发尿路感染。而卧位时膈肌活动受限、腹肌收缩无力、盆底肌松弛及神经损伤患者神经支配异常等因素，使膀胱括约肌与逼尿肌不能协调运动，不利于膀胱排空，容易导致尿潴留的发生。

第五节　残疾学基础

随着我国社会经济的发展，人口老龄化不断加快，人口伤残问题增多。通过对残疾人功能状况进行全面、综合地分析，了解残疾的类别、严重程度、残存功能，为制订和调整全面的康复治疗方案、评估治疗效果、判断预后提供依据。

一、定　　义

（一）残疾

残疾（disability）是指因疾病、外伤、精神因素和发育缺陷等造成明显的身心功能障碍，以致不同程度地丧失正常生活、工作和学习能力的一种状态。

（二）残疾者

残疾者（disabled person）是指精神、生理、人体结构上，某种组织、功能丧失或障碍，使得全部或部分丧失以正常方式从事某种活动能力的人。

（三）残疾学

残疾学（disability studies）是一门研究残疾的各种原因、流行规律、表现特点、发展规律、结局及评定、康复与预防的学科，是自然科学与社会科学相结合的产物。

二、致残的原因

（一）原发性残疾

原发性残疾是指由于各类疾病、损伤、先天性异常等直接导致的功能障碍。导致原发性残疾的常见原因如下：

1. 疾病　包括致残性传染性疾病（如脊髓灰质炎、流行性乙型脑炎等）、出生缺陷、慢性病和老年病（脑血管意外、白内障等）。

2. 营养失调　人体某些必需营养成分缺陷或失调，如蛋白质缺乏等。

3. 意外伤害　如交通事故、工伤事故、暴力伤害、运动损伤、自然灾害等。

4. 理化因素　如烧伤、药物中毒、有害毒物（铅、汞、砷等）伤害等。

5. 其他因素　与残疾发生有关的精神、心理、社会因素，如重大社会事件等。

（二）继发性残疾

继发性残疾指原发性疾病的并发症所导致的功能障碍。即器官、系统功能进一步减退甚至丧失。如脊髓损伤后并发的压疮、肢体活动障碍、肌肉萎缩、关节挛缩、心肺功能失用性改变、性功能障碍等问题即为继发性功能障碍。

三、残疾的分类

(一)国际残疾分类

1. 国际残疾分类 1980年，WHO制定并颁布第1版《国际残损、残疾和残障分类》(ICIDH)。它根据伤病对个体生存主要能力的丧失情况，将残疾分为残损、残疾和残障三个独立类别。

(1)残损(impairment)：由于各种原因造成身体结构、外形、器官或系统生理功能以及心理功能的损害，导致身体或精神与智力活动受到不同程度的限制，但个体仍能完成日常生活自理，是生物器官水平上的功能障碍，又称结构功能缺损。

(2)残疾(disability)：由于残损使个人活动能力受限，个体不能按正常的方式和范围进行活动，但可借助辅助设施解除活动受限，是个体水平上的功能障碍，又称个体能力障碍。

(3)残障(handicap)：由于残损或残疾限制或阻碍个体完成正常情况下(按年龄、性别、社会、文化等因素)的社会作用，是社会水平上的功能障碍，又称社会能力障碍。

2. 国际功能分类 2001年5月，在第54届世界卫生大会上，通过了新的《国际功能、残疾和健康分类》(ICF)标准。它是从身体功能和结构、活动、参与三个层面来获取有关资料后进行分类的。ICF的特点是把疾病和健康问题放在平等地位，以功能为基础，强调环境与个人内因的联系，即在患病的情况下，人们应如何生活，怎样改善其功能，以享有活力，充分地发挥潜能。

在ICF标准中，"残疾"不再分为残损、残疾、残障三个层次，而是被定义为："是对损伤、活动受限和参与限制的一个概括性术语。"ICF对残损、活动受限、参与限制定义如下：

(1)残损(impairment)：身体功能或结构问题，有显著差异或丧失。身体功能是身体各系统的生理功能(包括心理)。身体结构是身体的解剖部位如器官、肢体及其组成。

(2)活动受限(activity limitation)：个体在进行活动时可能遇到的困难。活动指个体执行一项任务或行动。

(3)参与限制(participation restriction)：个体投入到生活情境中可能经历到的问题。参与是个体投入到生活情境中。

(二)我国残疾分类标准

1. 五类残疾分类标准 1987年全国残疾人抽样调查将残疾分为五类。

(1)视力残疾。

(2)听力语言残疾。

(3)智力残疾。

(4)肢体残疾。

(5)精神病残疾。

本分类主要根据残疾部位，暂未包括内脏残疾。

2. 六类残疾分类标准 1995年9月中国残疾人联合会发布《中国残疾人实用评定标准(试用)》，将残疾分为六类。

(1)视力残疾。

(2)听力残疾。

(3)言语残疾。

(4)智力残疾。

(5)肢体残疾。

(6)精神残疾。

此分类将原"听力语言残疾"分为"听力残疾"和"言语残疾"两类,将"精神病残疾"改称为"精神残疾"。每类残疾都有其定义及分级。

3. 残疾人残疾分类和分级 2011年5月1日正式实施的《残疾人残疾分类和分级》标准,是由全国残疾人康复和专用设备标准化技术委员会组织编写而成。该标准将残疾分为七类,即视力残疾、听力残疾、言语残疾、肢体残疾、智力残疾、精神残疾、多重残疾。

(1)视力残疾:各种原因导致双眼视力低下并且不能矫正或双眼视野缩小,以致影响日常生活和社会参与。视力残疾包括盲及低视力两类。

(2)听力残疾:各种原因导致双耳不同程度的永久性听力障碍,听不到或听不清周围环境声及言语声,以致影响日常生活和社会参与。按平均听力损失及听觉系统的结构、功能、活动和参与,环境和支持因素等分级。

(3)言语残疾:是指由于各种原因导致的不同程度的言语障碍(经治疗一年以上不愈或病程超过两年者),不能或难以进行正常的言语交往活动(3岁以下不定残)。包括失语、运动性构音障碍、器官结构异常所致的构音障碍、发声障碍、儿童言语发育迟滞、听力障碍所致的言语障碍、口吃等。

(4)智力残疾:智力显著低于一般人水平,并伴有适应行为的障碍。此类残疾是由于神经系统结构、功能障碍,使个体活动和参与受到限制,需要环境提供全面、广泛、有限和间歇的支持。智力残疾包括在智力发育期间(18岁之前),由于各种有害因素导致的精神发育不全或智力迟滞;或者智力发育成熟以后,由于各种有害因素导致智力损害或智力明显衰退。

(5)肢体残疾:人体运动系统的结构、功能损伤造成的四肢残缺或四肢躯干麻痹(瘫痪)、畸形等导致人体运动功能不同程度丧失,以及活动受限或参与的限制。

(6)精神残疾:各类精神障碍持续一年以上未痊愈,由于存在认知、情感和行为障碍,以致影响其日常生活和社会参与。

(7)多重残疾:同时存在视力残疾、听力残疾、言语残疾、肢体残疾、智力残疾、精神残疾中的两种或两种以上残疾。

四、残疾的三级预防措施

(一)一级预防

一级预防是指预防致残性疾病发生。通过开展健康教育、预防接种、合理营养与调整心态等帮助人们建立健康的生活方式,消除致残原因。

1. 预防性保健及咨询指导 针对重点人群,如新婚育龄妇女与0～6岁儿童家长等,开展婚前医学和优生优育咨询或教育,使遗传因素的致残得到控制。

2. 预防接种 强化计划免疫,预防某些致残性疾病的发生。减少和消除急性脊髓灰质炎、麻疹、乙脑等致残传染病。

3. 加强安全知识宣传 遵守交通规则,维护社会安全环境,预防意外伤害,避免引发伤病的危险因素和危险源。

4. 实行健康的生活方式 如合理营养,适当运动,预防心脑血管病。

5. 注意精神卫生 减轻压力,保持心理平衡,预防抑郁、焦虑及精神疾患。

(二)二级预防

二级预防是指防止残疾(失能)的发生。通过康复治疗,使用康复辅助用器,加强残存功能,保持患者的个体能力维持在最佳水平。

1. 早期发现和医疗干预 定期健康检查,早期发现高血压、糖尿病、精神障碍等疾病并给予积极治疗。

2. 早期康复治疗   如对伤病患者进行心理辅导、功能训练、体位处理，以促进身心健康，预防并发症，防止功能受限。

（三）三级预防

三级预防指预防残疾发展成为残障，在残疾（失能）出现后采取的措施。

1. 康复治疗   如运动治疗、作业治疗、语言治疗、心理治疗等，改善功能，预防和减轻残疾。

2. 假肢、矫形器、轮椅等应用   改善功能，预防畸形，提高日常生活活动能力。

3. 支持性医疗和护理   如预防泌尿道感染、压疮等，减轻残疾。

4. 康复咨询   提高自我康复能力。

（陈香娟）

？ 复习思考题

1. 人体有哪三类骨杠杆？
2. 肢体关节运动的方向有哪些？
3. 简述肌肉收缩的类型。
4. 简述残疾的一级预防措施。

ER-2-3
扫一扫，测一测

第三章 康复护理评定

> **学习目标**
>
> 掌握康复护理评定的基本概念和评定标准；熟悉康复护理评定的内容、分类、基本方法和注意事项；了解康复护理评定的目的和影响因素。

第一节 概 述

康复护理的开展必须以对患者进行全面细致而恰当的评定作为基础。各种护理措施的介入也必须建立在对患者功能全面而正确的评定基础上。康复护理评定可以明确患者功能障碍的性质、范围、程度，不仅是制订康复治疗的目标和计划的依据，而且能帮助判断康复治疗的效果和预后，贯穿康复治疗的始终，也是康复护理必不可少的重要环节。

一、相 关 概 念

（一）康复评定

康复评定（rehabilitation evaluation）是对被检者的功能障碍和潜在能力的判断，也是对被检者各方面情况的资料收集、量化、分析并与正常标准进行比较的综合判断过程。

康复医学的评定过程与一般临床医学的诊断过程是相对应的。一般临床诊断所针对的问题是做出与疾病或外伤相应的病名诊断，而康复评定寻求的目标则是疾病或外伤所造成的功能和能力障碍。

（二）康复护理评定

康复护理评定（rehabilitation nursing evaluation）又称康复护理评估，是对被检者的功能状态及潜在能力的判断，是采集被检者功能障碍的有关资料与正常标准进行比较、分析、解释检查结果并做出判断的过程。它是康复医学评定的重要组成部分，也是康复整体护理的基础。

二、康复护理评定的意义和目的

（一）意义

康复护理评定对于患者来说，能了解其日常生活活动能力，提高患者参与康复治疗的积极性，了解和理解康复治疗的目标，增强患者的康复信心；对于康复工作者来说，可以尽早发现治疗方面的问题，从而制订全面的康复治疗和护理计划；从社会角度来看，可以为社会提供发病率的资料，便于帮助残疾人解决问题。

（二）目的

康复护理评定可以帮助康复工作者掌握患者的障碍情况，以制定康复治疗目标，制订和修订治疗计划,对预后进行判断,并通过反复多次康复护理评定了解各种治疗方法的疗效,比较各种康复护理方案的优劣,开展护理科研并推动康复护理学的发展等。

三、康复护理评定的内容

1. 形态评定　如身高、体重、肢体长度、围度的测量等。

2. 运动功能评定　如关节活动度的测量、肌力测定、平衡与协调功能评定等。

3. 日常生活活动能力评定　如床上活动、穿衣、起坐、个人卫生、餐饮、步行、如厕、排便、排尿控制,转移和轮椅使用评定等。

4. 言语功能评定　如声音、语言理解、表达能力、文字理解能力评定等。

5. 心理评定　包括对性格、智力、意欲、认知和心理适应能力评定等。

6. 心肺功能评定　包括通气功能、换气功能、呼吸力学检查和小气道功能检查等。运动负荷试验是评定心功能常用的方法。

7. 神经肌肉电生理检查　如肌电图、神经传导速度测定等。

8. 发育评定　通过运动能力、自理和社会交往能力综合判断患者发育水平。

四、康复护理评定的方法

1. 交谈　通过与患者及家属进行交谈,了解患者功能障碍的出现时间、持续时间、发展过程以及对日常生活、工作和学习的影响等。通过这种直接接触获得患者及其家属的信任,为康复治疗训练打下良好的基础。

2. 观察　观察可以了解患者全身状况和功能障碍部位的情况,既要观察静止状态下的情况(如体位),也要观察运动时的状态(如步态)。此外,还应从患者的言谈举止中了解其性格、智力和社会生活能力。

3. 量表　康复护理评定可以借助量表进行。量表法评定可以迅速收集资料,省时省力;不足是表内项目难以用文字全面而准确地表达。

4. 检查测定　检测可以量化评定患者身体状况及残存功能,其结果便于比较。

五、康复护理评定的分期

康复护理评定应在康复治疗前、中、后至少各进行一次,分别称为初期评定、中期评定、末期评定。初期评定原则要求在患者入院后2周内完成,末期评定在出院前进行,中期评定可根据病情变化进行1次或多次。

1. 初期评定　在制订康复护理计划和开始康复治疗前进行的第一次评定,目的是了解致残原因、障碍程度、心理状态、康复潜力等,并估计康复的预后,以作为拟定康复护理目标和制订康复护理计划的依据。

2. 中期评定　在康复治疗的中期进行,目的是了解经过一段时间的康复治疗和康复护理后功能的改善情况,并分析存在的问题和原因,判断康复护理效果,以及作为调整康复治疗计划的依据。中期评定可根据患者情况多次进行。

3. 末期评定　在治疗结束时或即将出院前进行。目的是评估患者目前功能情况,是否达到预期目标,分析评价效果,提出今后重返社会或进一步康复护理的建议和方案。

六、康复护理评定注意事项

1. 熟悉康复护理评定技术　应熟悉神经科与骨科等康复基础知识,先了解患者的基本情况,之后快速确定进一步要检查的内容,针对相应的功能障碍进行科学评定。

2. 选择正确评定方法　应采用国际通用的、标准的、具备高信度和效度的评价量表和技术进行定量或定性评定。

3. 充分发挥患者主观能动性　评定前向患者说明评定的目的和方法,以缓解或消除不安,降低对评定的不利影响。

4. 尽量缩短评定时间　应熟练掌握评定方法,动作准确快速,评定过程中以不引起患者疲劳为度。如果患者出现疲劳应立即休息或改日再进行。

5. 避免操作中的误差　康复护理评定的时间、地点、环境、方法、测量者及所用测量工具应保持一致,尽量由一人从始至终地进行,并注意健侧与患侧对照,避免出现误差。

?　复习思考题

1. 简述康复护理评定的定义。
2. 简述康复护理评定的分期。
3. 简述康复护理评定的方法。

第二节　关节活动度评定

关节是骨骼间的连结,是保持人体运动的必要条件。诸多病理因素可导致关节活动范围异常。关节活动度测定是评定运动功能的重要手段之一。

一、概　　述

(一)定义

关节活动度(range of motion,ROM)又称关节活动范围,是指关节运动时所通过的运动弧或转动的角度,常以"度数"表示。关节活动有主动与被动之分。主动的关节活动度是指作用于关节的肌肉随意收缩使关节运动所通过的运动弧;被动的关节活动度是指由外力使关节运动时所通过的运动弧。

(二)评定目的

1. 发现关节活动范围障碍的程度,客观评价关节的活动功能。
2. 结合整体的临床表现,判断可能引起关节活动障碍的原因及预后。
3. 为确定治疗目标和选择合适的康复方法提供参考。
4. 评价康复治疗与康复效果。

(三)影响关节活动度的因素

人体的主动运动是在神经调节下由肌肉、肌腱带动关节的活动来完成的。当上述的某个环节受到损害,就会导致关节活动度的异常。关节活动度的大小受以下因素的影响。

1. 生理性因素　限制关节活动度的生理因素主要包括骨性限制、软组织限制、韧带限制和拮抗肌限制等。

（1）关节的解剖结构：构成关节的两个关节面的面积比例以及关节面之间的吻合程度影响着关节活动度的大小。两个关节面的面积差越大，活动度也越大，稳定性越低，例如肩关节。面积差越小，也就是两关节面越吻合，其活动度也就越小，例如椎间关节。

（2）关节周围软组织的性质：关节周围的关节囊薄而松弛，关节活动度就大，关节稳定性越低；关节韧带强度越高，关节处韧带数量越多，关节稳定性越高；关节周围的肌肉弹性越好，关节活动度也就越大。

2. 病理性因素　主要由于组织的挛缩、粘连和某些疾病等因素导致。

（1）挛缩：由于长期制动以及中枢神经系统损伤、创伤、烫伤等导致肌肉挛缩，而影响关节的主动和被动运动范围。

（2）粘连：关节本身疾病如骨性关节炎、类风湿关节炎、关节内骨折、积液等大量的炎性液体渗出，导致组织广泛粘连，造成关节活动受限。

（3）水肿：关节周围水肿也可导致关节活动度受限。

二、测量工具与方法

（一）测量工具

1. 通用量角器　是临床应用最普遍的一种测量四肢各大关节活动度的工具。由一个带有半圆形或全圆形角度计的固定臂和一个移动臂组成，两臂的交点由一轴心连接（图3-1）。测量时，在标准测量体位下，将量角器轴心放在运动关节的运动轴中心（即骨性标志点）加以固定，固定臂与构成关节的近端骨的长轴平行，移动臂与构成关节的远端骨的长轴平行。使关节绕一个轴心向另一个方向运动达到最大限度，按照移动臂的指针在量角器刻度盘上读出关节活动度数。

2. 手部关节活动测量　可用小型半圆形量角器测量（图3-2），也可以用直尺测量手指外展或屈曲的距离，或用两脚分规测量拇指外展即虎口开大程度。在手指活动受限时，还可以用纸笔描绘出手指关节屈伸曲线，并可作为评定疗效的依据。

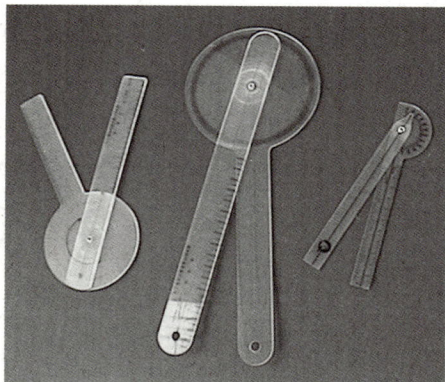

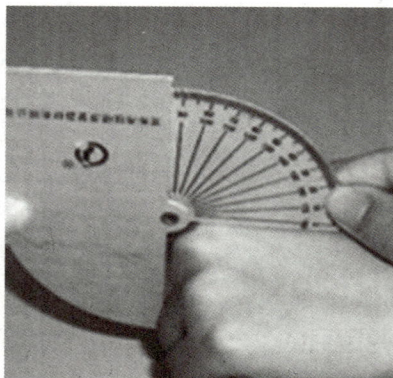

图3-1　通用量角器　　　　图3-2　手部关节测量器

3. 电子关节活动度测量系统　其固定臂和移动臂由2个电子压力传感器构成，能够快速、准确地进行数据采集，重复性好，使用方便，精确度优于其他量角器。该系统具有完善的临床报告，电脑化文件管理，便于进行比较，显示改善状况。

（二）测量方法

1. 通用量角器测量法　通用量角器测量时，暴露需要测定的关节，确定骨性标志，准确地把量角器的中心点放置在代表关节旋转中心的骨性标志点处并加以固定，使量角器的固定臂与关节的近端骨长轴平行,移动臂与关节远端骨长轴平行。关节活动度测量的起始位置通常以解剖位作为零起始点,使关节沿一个轴心向另一个方向运动,达到最大活动范围,移动臂所移动的弧度即为该关节活动的范围,然后在圆角器上读出关节所处的角度,记录测量结果。

2. 测量方法 测量时,多数关节都以解剖学的肢位为0°肢位。暴露待测关节,确定骨性标志,将测角器的中心对准关节运动的轴心,测角器的两臂与关节的固定轴、移动轴分别对准。记录起始位置的读数,让被测者进行最大范围的主动运动和被动运动,记录终末位置的读数。

(1)上肢主要关节活动度测量及正常范围:见表3-1。

表3-1 上肢主要关节活动度测量及正常范围

关节	运动	受检者体位	量角器放置方法			活动度参考值
			轴心	固定臂	移动臂	
肩	前屈、后伸	坐或立位,臂置于体侧,肘伸直	肩峰	与腋中线平行	与肱骨纵轴平行	屈 0°～170° 伸 0°～60°
	外展	坐或立位,臂置于体侧,肘伸直	肩峰	与身体中线平行	与肱骨纵轴平行	0°～180°
	内旋、外旋	仰卧位,肩外展90°,肘屈90°	鹰嘴	与地面垂直	与前臂纵轴平行	内旋 0°～70° 外旋 0°～90°
肘	屈曲、伸展	仰卧、坐或立位,前臂旋后	肱骨外上髁	与肱骨纵轴平行	与桡骨纵轴平行	屈 0°～135°/150° 伸 0°～5°
前臂	旋前、旋后	坐位,肩内收,肘屈90°,前臂中立位	尺骨茎突	与地面垂直	与腕关节背面(测旋前)或掌面(测旋后)平行	旋前 0°～80°/90° 旋后 0°～80°/90°
腕	掌屈、背伸	坐或立位,前臂中立位,前臂和手的尺侧面置于支撑面上	桡骨茎突	与桡骨纵轴平行	与第2掌骨纵轴平行	屈 0°～80° 伸 0°～70°
	桡偏、尺偏	坐或立位,前臂旋前,掌心朝下置于支撑面上	腕关节背侧第3掌骨的根部	与前臂背侧中线平行	与第3掌骨(背侧)纵轴平行	桡偏 0°～20° 尺偏 0°～30°

(2)下肢主要关节活动度测量及正常范围:见表3-2。

表3-2 下肢主要关节活动度测量及正常范围

关节	运动	受检者体位	量角器放置方法			活动度参考值
			轴心	固定臂	移动臂	
髋	前屈	仰卧位,或侧卧位且被测下肢在上	股骨大转子	与身体纵轴平行	与股骨纵轴平行	屈 0°～90°/120°(屈膝)
	后伸	俯卧位,或侧卧位且被测下肢在上	同上	同上	同上	伸 0°～30°
	内收、外展	仰卧位	髂前上棘	与左右髂前上棘的连线垂直	同上	内收 0°～35° 外展 0°～40°/45°
	内旋、外旋	坐或仰卧位,两小腿垂于床下	髌骨下端	与地面垂直	与胫骨纵轴平行	内旋 0°～35° 外旋 0°～45°

续表

关节	运动	受检者体位	量角器放置方法			活动度参考值
			轴心	固定臂	移动臂	
膝	屈曲、伸展	仰卧、侧卧或坐位	股骨外侧髁	与股骨纵轴平行	与腓骨纵轴平行	屈0°～135° 伸0°
踝	背屈、跖屈	仰卧或坐位，踝处于中立位	腓骨纵轴与足外缘交叉处	与腓骨纵轴平行	与第5跖骨纵轴平行	背屈0°～20° 跖屈0°～45°
	内翻、外翻	仰卧或坐位，踝处于中立位	踝后内、外侧面中点	与胫骨纵轴平行	足跟的跖面	内翻0°～35° 外翻0°～20°

（三）结果记录

1. 记录 测量日期、肢体关节、主动关节活动度和被动关节活动度。

2. 关节活动范围 记录单位以"度"为单位。记录测量开始位至终止位之间的范围时，如果被检者不能从解剖位开始运动，应准确记录实际开始的角度。

3. 异常情况 测定时应对水肿、疼痛、肌紧张、肌肉萎缩、皮肤状况、有无外伤等情况在评定表中予以记录。

三、影响测量值的因素及注意事项

（一）影响测量值的因素

1. 检测者方面 测量技术及经验不足、测量工具放置不当、骨性标志点未找准、操作姿势不正确等。

2. 被检者方面 关节活动的方式不同（主动或被动活动）、体位摆放不合理、因关节活动疼痛等造成随意或不随意的阻力、缺乏理解与合作、限制性支具及被检者年龄、性别、职业等因素的影响。

（二）注意事项

1. 检查者应熟悉解剖学骨性标志、各关节ROM正常值及测量技术，保持被检者的标准体位，以免出现代偿运动。

2. 避免在按摩、运动及其他康复治疗后立即检查关节活动度。

3. 说明测量目的及方法，以便被检者充分合作。同时应注意被检者有无影响关节活动范围的因素，如年龄、性别、肥胖、遗传和挛缩等。

4. 测量时，被检者应尽量暴露检查部位，以免服装影响关节活动度，应保持标准体位。

5. 关节活动度检查应进行左右两侧对比，并同时检查主动和被动两种关节活动范围，先测被检者主动ROM，至最大限度时加外力做被动活动，以被检者耐受为限，并分别在记录中说明，必要时参考对侧结果。

6. 同一对象应由专人测量，每次测量应取相同位置、同一量角器，便于比较；并且肢体活动终末位时，量角器的轴心及双臂需要重新放置或校对测量。

7. 测定时，应对疼痛、肿胀程度、肌紧张、肌萎缩、皮肤状况、有无外伤等情况予以记载。

8. 结束后，要及时记录关节活动的起、止度数并保存；当关节处于过伸时，用负号表示，如−15°；无运动时，记录为0°或者无。

复习思考题

1. 简述关节活动度的定义。
2. 简述影响关节活动度的病理性因素。
3. 简述测量关节活动度的注意事项。

第三节 肌 力 评 定

肌力评定是临床上运动系统康复护理评定的基本内容之一,是用来判断肌肉、骨骼系统及神经系统等病损对肌肉功能影响的一种重要检查方法。

一、概 述

(一)定义

1. 肌力 肌力(muscle strength)是指肌肉最大随意收缩时产生的力量。不受意识支配的、不是随意性的肌肉收缩,不能称之肌力,如肌肉痉挛时产生的肌肉强直性收缩、电刺激产生的肌肉收缩等。

2. 肌力评定 评定受试者在主动运动时肌肉或肌群产生的力量,以评定肌肉的功能状态。

(二)评定目的

1. 检查肌肉本身的发育和营养状况,注意肌肉有无萎缩、痉挛或挛缩。
2. 判断有无肌力低下及肌力低下的程度与范围。
3. 为制订治疗计划提供依据。
4. 检验治疗和训练的效果。

二、评 定 方 法

(一)徒手肌力评定

徒手肌力评定(manual muscle testing,MMT)是指根据受检肌肉或肌群的功能,让受检者处于不同的受检位置,嘱被检者在减重、抗重力或抗阻力的状态下做一定的动作,并使动作达到最大的活动范围,根据肌肉活动能力及抗阻力的情况,按肌力分级标准来评定级别。

徒手肌力评定是检查者用自己的双手,通过感受被检查者肌肉收缩时的力量来判定肌力。因此,检查者应熟悉受检肌肉的起点、肌肉与所通过关节之间的位置关系和肌纤维走行方向、产生某一运动时原动肌、固定肌、拮抗肌和协同肌的关系。

1. 优越性

(1)不需要特殊的检查器具,简便易行,所以不受检查场所的限制。

(2)以受检者自身各肢体的重量作为肌力评价基准,能够表示出个人体格相对应的力量,比用测力计等方法测得的肌力绝对值更具有实用价值。

2. 局限性

(1)它只能表明肌力的大小,不能表明肌肉收缩耐力和协调性。

(2)定量分级标准较粗略。

(3)较难排除检查者主观评价的误差。

（4）一般不适用于由上运动神经元损伤所导致的运动功能障碍。

3．分级标准　通常采用 Lovett 于 1961 年提出的徒手肌力分级法，即将肌力分成 0～5 级。各级肌力的具体标准见表 3-3。

表 3-3　MMT 肌力分级标准

级别	名称	标准	相当于正常肌力的百分比（％）
0	零（zero，O）	无可测知的肌肉收缩	0
1	微缩（trace，T）	有轻微收缩，但不能引起关节活动	10
2	差（poor，P）	在减重状态下，能做关节全范围活动	25
3	尚可（fair，F）	能抗重力做关节全范围运动，但不能抗阻力	50
4	良好（good，G）	能抗重力，抗一定阻力运动	75
5	正常（normal，N）	能抗重力，抗充分阻力运动	100

为了使评分更细、更准确，每一级还可以用"+"和"-"号进一步细分。如测得的肌力比某级稍强时，可在该级的右上角加"+"号，稍差时则在右上角加"-"号，以补充 6 级评分法的不足。

（二）器械肌力测定

在肌力超过 3 级时，为了进一步做较准确的定量评定，可用专门的器械进行肌力测定。根据肌肉收缩的方式不同，可分别进行等长肌力测定、等张肌力测定和等速肌力测定。

1．等长肌力测定　即在标准姿位下，使用特制测力器测定肌肉等长收缩时产生的最大张力。常用的器械及检查方法如下：

（1）握力测定：用握力器测试，以握力指数评定（图 3-3）。测定时将把手调至适当宽度，测试姿势为上肢在体侧下垂，使用握力器用力握 2～3 次，取其最大值。

$$握力指数 = 握力（kg） / 体重（kg） \times 100$$

握力指数正常值：一般为体重的 50%。

（2）捏力测定：拇指与其他手指相对捏压捏力器，反映拇指对掌肌及屈指肌肌力。正常值约为握力的 30%（图 3-4）。

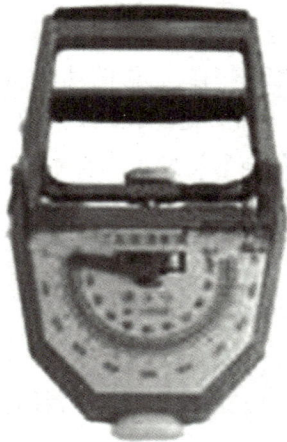

图 3-3　握力器

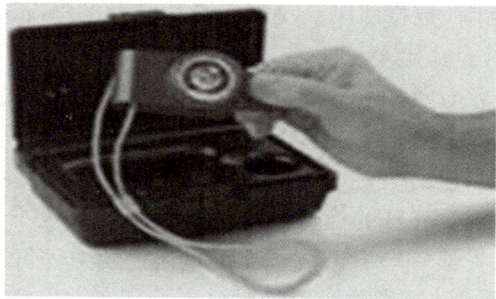

图 3-4　捏力器

（3）背肌力测定：用拉力器测试，以拉力指数评定（图 3-5）。测试时两膝伸直，将拉力计的把手调至膝关节高度，双手抓住把手，然后伸腰用力上拉。进行背肌力测试时，腰椎应力大幅度增加，易引起腰痛发作，故不适用于有腰部病变的患者及老年人。

$$拉力指数 = 拉力（kg）/ 体重（kg）×100$$

拉力指数正常值：男性为150～200，女性为100～150。

（4）四肢各组肌力测定：在拟测定肌肉的标准姿势下，借助于牵引绳和滑轮装置牵拉固定的测力器，通过与方向相反的重量来评定四肢各组肌群的肌力。

2. 等张肌力测定　测定肌肉进行等张收缩使关节做全幅度运动时所能克服的最大阻力。测定时，对每次所用负荷的增加量应有所估计，避免多次反复测试引起肌肉疲劳而影响测试结果。运动负荷可用沙袋、哑铃等，此法临床应用较少。

3. 等速肌力测定　等速运动是指运动的速度恒定（等速）而阻力可变。等速肌力测定是借助于特定的等速测试仪，对肌肉运动功能进行动态评定，并通过计算机分析，记录各种反映肌肉功能的力学参数。等速测试仪所测定的是关节活动范围内每一瞬间肌肉的最大抗阻能力。等速运动的特点是运动时

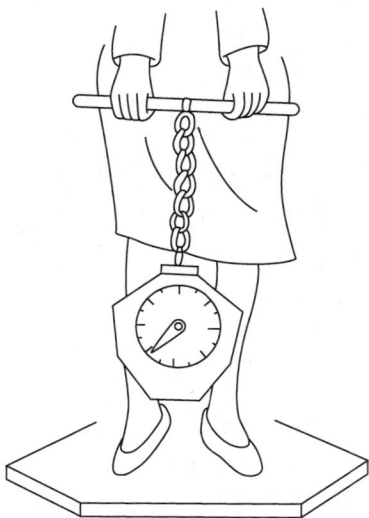

图3-5　背拉力器

肌纤维长度可缩短或拉长，引起明显的关节活动，是一种动力性收缩，类似于等张收缩。但同时等速仪器所提供的是一种顺应性阻力。阻力大小随肌肉收缩张力的大小而变化，类似等长收缩。因此，等速肌肉收缩兼有等张收缩和等长收缩的某些特点或优点，是一种特殊的肌肉收缩形式。

三、注 意 事 项

1. 生命体征不稳、骨折、创伤未愈合、关节不稳、关节腔积液、急性炎症、急性扭伤、急性渗出性滑膜炎、骨关节肿瘤、严重疼痛、严重心脏病或高血压以及不能配合的精神病患者，禁用肌力检查。

2. 中枢神经系统疾病和损伤所致的痉挛性瘫痪、关节活动严重受限，不适合徒手肌力评定。

3. 心血管疾病患者慎用徒手肌力评定，并注意检查时避免用力憋气。

4. 运动后、疲劳时或饱餐后，不宜做徒手肌力评定。

5. 测试前需解释说明，取得被测者的充分理解及配合。

6. 测试时，应做左右两侧对比，一般认为两侧差异大于10%有临床意义。

7. 采取标准的体位和姿势，并固定近端肢体，保持体位稳定，防止代偿运动。

8. 在检查时要尽量暴露检查部位，以确保测试的准确。

9. 评定过程中，阻力应施加于肌肉附着的远端部位，阻力施加方向与肌肉收缩引起的运动方向相反，施加的阻力应持续而平稳；同时，密切观察被检者有无不适反应，一旦发生不适，应立即终止检查。

? **复习思考题**

1. 简述肌力的定义。
2. 简述徒手肌力检查的分级标准。
3. 简述徒手肌力检查的注意事项。

第四节　肌张力评定

正常的肌张力是人体维持各种姿势以及运动的基础。肌肉组织本身由于其弹性特征，具有一定的韧性，肌肉与神经节段存在反射联系。因此，神经肌肉反射弧上的病变都可能导致肌张力的变化。

一、概　　述

（一）定义

肌张力（muscle tone）是指肌肉在静息状态下所保持的紧张度，检查时以触摸肌肉的硬度及伸屈肢体时感知的阻力作为判断依据。

根据身体所处的不同状态，表现为多种形式，包括静止性肌张力、姿势性肌张力和运动性肌张力。静止性肌张力是指人在安静休息状态时，身体各部分肌肉所具有的张力；姿势性肌张力是指人体维持某种姿势和身体平衡时肌肉保持的张力；运动性肌张力是指人体在运动过程中肌肉所保持的张力。

（二）肌张力的分类及特征

1. 肌张力正常　被动活动肢体时，没有阻力突然增高或降低的感觉。特征如下：

（1）具有完全抵抗肢体重力和外来阻力的运动能力。

（2）将肢体被动地放置在空间某一位置上，有保持肢位不变的能力。

（3）能够维持主动肌和拮抗肌间的平衡。

（4）具有随意使肢体由固定到运动和在运动过程中变为固定姿势的能力。

（5）需要时可以完成某肌群的协同动作，或某块肌肉的独立运动能力。

（6）被动运动时有一定的弹性和轻度抵抗。

2. 肌张力降低　肌肉张力低于正常休息状态下的张力。屈伸肢体时感觉阻力降低或消失，关节运动范围扩大。特征如下：

（1）肌张力低下，主动肌和拮抗肌同时收缩减弱或消失。

（2）抗肢体重力能力减弱或消失。

（3）肌力降低或消失。

3. 肌张力增高　肌肉张力高于正常休息状态下的张力，屈伸肢体时阻力增加（图3-6）。可以分为两种：①痉挛（spasm）：在被动屈伸其肢体时，起始阻力大，终末突然阻力减弱，又称折刀现象，为锥体束损害现象。②强直（rigidity）：屈伸肢体时阻力始终增加，又称铅管样强直，为锥

僵硬（1）铅管样现象

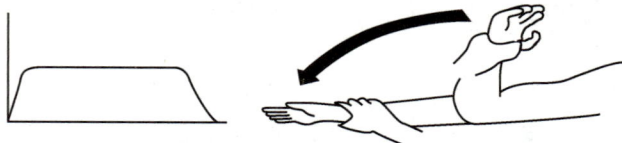

僵硬（2）齿轮样现象

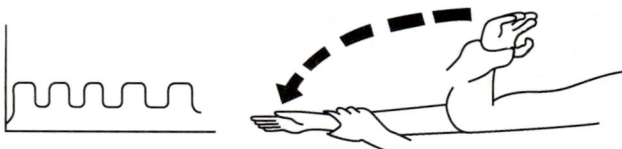

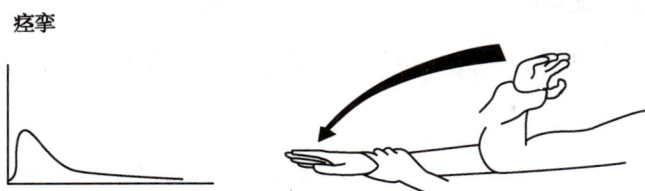

图 3-6　异常肌张力增高示意图

体外束损害现象。特征如下：

（1）被动运动时诱发伸张反射。

（2）对被动运动产生抵抗。

（3）主动肌和拮抗肌的肌张力平衡失调。

（4）可动范围减少，主动运动减弱或消失。

二、评 定 方 法

（一）手法评定

评定肌张力，常以触摸肌肉的硬度及伸屈肢体时感知的阻力效果作为判断依据。手法检查是检查者通过对被检者进行关节的被动运动时所感受到的阻力进行分级评估的方法。操作简单方便，适合于各级医院使用。

1. 临床分级　肌张力临床分级是一种定量评定方法，一般分为 0～4 级（表 3-4）。

表 3-4　肌张力临床分级

等级	肌张力	标准
0	软瘫	被动活动肢体无反应
1	低张力	被动活动肢体反应减弱
2	正常	被动活动肢体反应正常
3	轻度、中度增高	被动活动肢体有阻力反应
4	重度增高	被动活动肢体有持续性阻力反应

2. 痉挛的评定　休息状态下肌张力明显高于正常肌张力，屈伸肢体时感觉阻力增加，有沉重感。手法检查时，一般是检查被检者关节的被动关节活动范围，应从被检查者肌肉处于最短的位置开始。目前，临床上评定痉挛的主要方法是改良 Ashworth 量表（modified Ashworth scale）（表 3-5）。

表 3-5　改良 Ashworth 量表

级别	评定标准
0 级	无肌张力的增加
1 级	肌张力轻微增加，受累部分被动屈伸时，在 ROM 之末时呈现最小的阻力或出现突然卡住和释放
1+ 级	肌张力轻度增加，在 ROM 后 50% 范围内出现突然卡住，然后在 ROM 后 50% 均呈现最小阻力
2 级	肌张力较明显地增加，通过 ROM 的大部分时，肌张力均较明显地增加，但受累部分仍能较容易地被移动
3 级	肌张力严重增高，被动运动困难
4 级	僵直，受累部分被动屈伸时呈现僵直状态，不能活动

（二）痉挛仪器评定法

常用方法有摆动试验测试、电生理测试、等速肌力测试及多通道肌电图测试等，根据需要选用。

三、注 意 事 项

1. 避免在运动后、疲劳时及情绪激动或服用影响肌张力的药物时进行检查。

2. 评定前与被检者进行有效沟通。肌张力的检查须在温暖的环境（室温 22～25℃）中进行，嘱咐被检者尽量放松。

3. 检查者活动被检者肢体时，充分暴露检查部位，先检查健侧，后检查患侧，应以不同速度和幅度来回活动，并比较两侧。

4. 尽量选择标准体位，注意排除肌腱挛缩、关节僵硬或其他导致肌张力增高原因。

5. 条件一致的重复评定：选择相同时间段、相同其他条件。

6. 记录评定结果、体位、影响因素、异常反射和痉挛部位等。

？　复习思考题

1. 简述肌张力的定义。
2. 简述肌张力的分类。
3. 简述改良 Ashworth 痉挛分级标准。

第五节　感觉功能评定

躯体感觉是人体进行有效功能活动的基本保证。躯体感觉受损将影响被检者的躯体运动功能和日常生活活动能力。感觉分为躯体感觉和内脏感觉。

一、概　　述

（一）定义

1. 感觉　感觉是人脑对直接作用于感受器的客观事物个别属性的反应。感受器是指分布在体表或组织内的一些专门感受机体内、外环境条件改变的结构和装置。个别属性包括大小、形状、颜色、湿度、味道、声音和坚实度等。

2. 感觉功能评定　是采用客观量化的方法，有效准确地评定检查者感觉功能障碍的种类、性质、部位、范围、严重程度和预后。

（二）评定目的

1. 发现被检查者有无感觉障碍及其分布、性质及程度。

2. 判断引起感觉变化的原因，作为感觉障碍的定位诊断。

3. 对治疗提供指导作用，防止意外伤害发生。

（三）感觉的分类

1. 浅感觉　包括皮肤及黏膜的触觉、痛觉、温度觉和压觉。浅感觉的感受器大多表浅，位于皮肤内。

2. 深感觉　包括运动觉、振动觉、位置觉,又名本体感觉。它是由于体内的肌肉收缩,刺激了在肌腹、肌腱、关节和骨膜等处的神经末梢,即本体感受器(肌梭、腱梭等)而最后产生的感觉。

3. 复合(皮质)感觉　包括皮肤定位觉、两点辨别感觉、体表图形觉、实体觉、重量觉等。这些感觉是大脑综合、分析、判断的结果,故也称皮质感觉。

(四)感觉障碍的分类

1. 刺激性症状　感觉径路刺激性病变可引起感觉过敏(量变),也可引起感觉障碍,如感觉倒错、感觉过度、感觉异常及疼痛等(质变)。

(1)感觉过敏:感觉敏感度增加,神经兴奋阈值下降,轻微刺激即引起强烈感觉。如痛觉过敏是对痛的感觉增强,一个轻微的痛刺激即可引起较强的疼痛感。

(2)感觉倒错:对刺激的感觉错误或对刺激的认识完全倒错,如将触觉刺激误认为痛觉刺激,将冷觉刺激误认为热觉刺激等。

(3)感觉过度:一般发生在感觉障碍的基础上,感觉刺激阈增高且反应时间延长,因此对轻微刺激的辨别能力减弱;当受到强烈刺激,经一段潜伏期后(可达30s),出现一种定位不明确的疼痛或不适感,并向周围扩散。因此,单点刺激往往感受为多点刺激,持续一段时间才消失。

(4)感觉异常:在无外界刺激情况下出现异常自发性感觉,如烧灼感、麻木感、蚁走感、肿胀感、束带感和冷热感等,通常与神经分布的方向有关,具有定位价值。

(5)感觉错位:刺激一侧肢体时,产生对侧肢体相应部位刺激感受,本侧刺激部位无感觉。常见于右侧壳核及颈髓前外侧索损害,为该侧脊髓丘脑束未交叉到对侧所致。

(6)疼痛:是一种不愉快的感觉和对实际或潜在的组织损伤刺激所引起的情绪反应。从感受器到中枢的整个感觉传导通路的任何病灶刺激都可引发疼痛。没有外界刺激而感觉到疼痛者,称为自发性疼痛。

2. 抑制性症状　感觉的传导途径被破坏或其功能受到抑制时,出现感觉减退或感觉缺失。

(1)感觉缺失:是受试者在意识清楚情况下对刺激不能感知,有痛觉缺失、温度觉缺失、触觉缺失等。在同一部位各种感觉均缺失,称为完全性感觉缺失。在同一部位只有某种感觉障碍,而其他感觉存在,称为分离性感觉障碍。

(2)感觉减退:是神经兴奋阈值高,对较强刺激才能感知,感受到刺激的性质不变。

二、评 定 方 法

(一)浅感觉评定

1. 痛觉　嘱被检者闭目,检查者用大头针的针尖端和钝端分别均匀轻刺被检查者皮肤,请检查者指出刺痛或钝痛部位并描述具体感觉。检查顺序为面部、颈部、上肢、下肢。然后进行上下和左右的比较,确定刺激的强弱。对痛觉减退的被检者,要从有障碍的部位向正常部位检查,对痛觉过敏的被检者,则要从正常部位向有障碍的部位检查,以便于确定病变范围。

2. 触觉　嘱被检者闭目,检查者用棉签等轻拭被检者皮肤或黏膜,询问检查者所接受感觉的区域。按神经节段分布区域依顺进行,双侧对比,检查顺序通常是面部、颈部、上肢、躯干和下肢。

3. 温度觉　嘱被检者闭目,检查者用两支玻璃试管,分别盛上冷水(5~10℃)、热水(40~45℃),交替接触检查者皮肤,让其辨别冷热感觉。试管与皮肤的接触时间为2~3s,双侧对比进行。

（二）深感觉评定

1. 运动觉 嘱被检者闭目，检查者用拇指和示指轻轻夹住被检查者的手指或足趾两侧，做被动屈伸活动（移动5°左右），令被检查者说出手指或足趾"向上"或"向下"的运动方向。

2. 振动觉 嘱被检者闭目，检查者用振动的音叉柄置于骨突处，检查时常选择的骨突部位有胸骨、锁骨、肩峰、鹰嘴、尺桡骨茎突、腕关节、棘突、髂前上棘、股骨粗隆、腓骨小头及内、外踝等。询问受检者有无振动感，并注意振动感持续的时间，两侧对比。

3. 位置觉 嘱被检者闭目，检查者将其肢体置于某一个固定位置，请被检者描述该姿势或用对侧肢体模仿出相同的位置。

（三）复合感觉评定

复合感觉是大脑皮质（顶叶）对各种感觉刺激整合的结果，因此，必须在深、浅感觉均正常的前提下，复合感觉检查才有意义。

1. 皮肤定位觉 嘱被检者闭目，检查者以手指或棉签轻触被检查者皮肤某处，让被检者指出被触部位。正常误差手部<3.5mm，躯干部<1cm。

2. 两点辨别觉 被检者闭目，检查者用两点辨别觉检查器、叩诊锤的两尖端或针尖轻触皮肤两点；两点须同时刺激，用力相等，距离由大到小，测定能区别两点的最小距离。身体各部位的两点辨别觉灵敏度不同，以舌尖、鼻端、手指最明显，四肢近端和躯干最差。

3. 体表图形觉 嘱被检者闭目，检查者用手指、笔或棉签在被检者皮肤上写数字或画图形，如圆形、方形、三角形等，让被检者说出所画的内容。

4. 实体觉 嘱被检者闭目，令其用单手触摸熟悉的物件，如钢笔、钥匙、硬币等，嘱其说出该物品的名称、大小及形状等；或嘱被检者睁眼，用1小布袋装入上述熟悉的物件，令其用单手伸入袋中触摸，然后说出1~2样物件的属性和名称。

5. 重量觉 被检者闭目，检查者将形状、大小相同，但重量逐渐增加的物品逐一放在受试者手上，或者双手同时分别放置不同重量的上述检查物品；要求被检者将手中重量与前一重量比较，或者双手进行比较后说出谁重谁轻。

三、注 意 事 项

1. 感觉检查时，被检者必须意识清晰，认知状况良好。如果被检者意识欠佳又必须检查时，则只粗略地观察被检者对刺激引起的反应，以估计感觉功能的状态，如呻吟、面部出现痛苦表情或回缩受刺激的肢体。

2. 告知被检者检查的目的与方法，以取得充分的合作。

3. 感觉检查应在安静、温度适宜的室内进行。

4. 被检者体位合适，检查部位应充分暴露，以提高检查准确性。

5. 检查者随机地、无规律地给予刺激，检查中应注意左右和远近端的比较。

6. 被检者在回答问题时，检查者忌用暗示性提问。

7. 检查时应按感觉神经和它们所支配和分布的区域进行检查。

8. 皮肤增厚、瘢痕、老茧部位的感觉将有所下降，检查中应注意区别。

? 复习思考题

1. 简述感觉的定义。
2. 简述感觉的分类。
3. 简述感觉障碍的分类。

第六节　平衡功能评定

当人体进行随意的运动和完成日常的生活活动时,需要有良好的姿势和体位控制能力。为了使活动能够平稳进行,则必须具备良好的平衡与协调能力。

一、概　　述

（一）定义

1. 平衡　平衡(balance)是指在不同环境和情况下身体所处的一种姿势或稳定状态,并在运动或受到外力作用时,能自动调整并维持姿势的能力。

2. 姿势　姿势(posture)是指躯体的一种非强制性、无意识状态下的自然状态。从人体力学方面来说,是指身体各个器官,尤其是骨骼、肌肉以及神经系统互相关联所构成的一种姿态。

（二）评定目的

1. 判断是否存在平衡障碍,寻找发生原因。

2. 确定平衡障碍的程度,预测有无跌倒的危险性,是否需要治疗。

3. 治疗效果的评价。

（三）平衡的分类

1. 静态平衡　也称一级平衡,是指人体在无外力作用下,能自主维持某种静止姿势的能力。例如稳定的静态坐或站等姿势。

2. 自动动态平衡　也称二级平衡,指人体在无外力作用下,能进行各种自主姿势间转换的能力。例如由坐到站等各种姿势间的转换运动时,能重新获得稳定状态的能力。

3. 他动动态平衡　也称三级平衡,是指人体在外力作用下,身体重心发生变化时,能自主迅速调整重心,恢复到稳定状态的能力。例如推、拉躯干等产生的反应,在行驶汽车或火车中行走时平衡的调整等。

（四）维持平衡的条件

1. 正常的肌张力　使人体能支撑自己并能抗重力运动。

2. 正常的感觉输入　特别是视觉、本体感觉(深感觉)及前庭(内耳)信息的输入,对平衡的维持和调整具有重要作用。

3. 交互支配和交互抑制　是人体能保持身体某些部位的稳定,同时有选择性地运动身体其他部位的基础。

4. 大脑功能正常　对所接收的信息进行分析、加工,并形成产生运动的方案,能进行各种技巧运动。平衡所提供的稳定是一切技巧活动的基础。

（五）平衡反应

1. 平衡反应的特点　平衡反应是指当平衡改变时,机体恢复原有平衡或建立新的平衡的过程,包括反应时间和运动时间。前者是指从平衡改变到出现可见运动反应的时间;后者是指从出现可见反应到动作完成、新的平衡建立的时间。

2. 平衡反应形成的时间　6个月形成俯卧位平衡反应,7~8个月形成仰卧位和坐位平衡反应,9~12个月形成蹲起反应,12~21个月形成站立平衡反应。

3. 特殊平衡反应　主要有以下两种类型。

(1) 保护性伸展反应:是指当身体受到较强外力作用,身体重心偏离原支撑点时所发生的一种平衡反应,表现为上肢、下肢出现伸展动作,其作用在于支持身体,防止摔倒。

（2）跨步及跳跃反应：是指当外力使身体重心偏离支撑点时，身体顺着被推方向快速跨出一步，以改变支撑点，建立新的平衡的过程。其作用是通过重新获取平衡来保护自己，避免受到伤害。

二、评定方法

可根据被检者的不同病情，进行如卧位倾斜反应、坐位平衡反应、膝手位平衡反应、跪位平衡反应等评定。包括主观评定和客观评定两方面。主观评定是以目测法和量表法为主，客观评定主要是使用平衡测试仪进行评定。

（一）目测法

目测法是嘱被检查者在静止和运动状态下完成指定的动作，检查者通过目测观察的方法进行平衡功能评定。

1. 静止状态 在静止状态下分别让被检查者完成睁眼、闭眼坐，睁眼、闭眼站，双足并拢站立，足尖靠足跟站立，单足交替站立等指定动作，观察能否保持平衡。闭眼检查是为了减少或去除视觉对平衡的影响，使被检者更多地依靠本体感觉和前庭感觉。

2. 运动状态 分别让被检查者在坐、站立时移动身体；在不同条件下行走，如足尖碰足跟行走、足跟行走、足尖行走、走直线、侧方行走、倒退行走、走圆圈、绕障碍物等，观察能否保持平衡。

（二）量表法

量表评定法属于主观进行的评分方法，不需要专门的设备，临床应用方便。目前比较常用的有 1989 年 Berg 制定的平衡量表和 1986 年 Mathias 等提出的"起立 - 走"计时测试法。下面介绍 Berg 平衡量表法在临床使用时的记录表（表3-6）。

表 3-6　Berg 平衡量表

姓名		性别　　年龄		病案号	
科室		病房 / 床		临床诊断	
序号	检查内容	得分 0~4 分			
		月　日	月　日		月　日
1	从坐位站起				
2	无支持站起				
3	无支持坐起				
4	从站立位坐下				
5	转移				
6	闭目站立				
7	双脚并拢站立				
8	上肢向前伸展并向前移动				
9	从地面拾起物品				
10	转身向后看				
11	转身 360°				
12	将一只脚放到凳子上				
13	两脚一前一后站立				
14	单腿站立				
总计					

Berg 平衡量表包括 14 个动作项目,最低分为 0 分,最高分为 56 分,根据被检者完成情况,可将每个评定项目分为 0、1、2、3、4 五个等级予以记分。Berg 平衡量表评定结果为 0~20 分,提示平衡能力差,被检者需要矫形器或乘坐轮椅;21~40 分,提示有一定的平衡能力,被检者可在辅助下步行;41~61 分,说明平衡功能较好,被检者可以独立步行;<40 分,提示有跌倒的危险。

(三)仪器测试

近年来平衡功能的仪器测试得到了很大发展,主要分为静态平衡功能测试和动态平衡功能测试。

1. 静态平衡功能测试 可在站位或坐位进行。采用带有压力板的平衡功能测试仪,在外界视动光的刺激下,测定人体重心平衡状态,通过压力传感器、计算机和姿势图连续测定和记录身体重心摆动轨迹,并进行定量分析。

2. 动态平衡功能测试 被检者以躯体运动反应跟踪计算机荧光屏上的视觉目标,保持重心平衡,了解机体感觉和运动器官对外界环境变化的反应以及大脑感知觉的综合能力。

三、注意事项

1. 测试时保持室内安静。
2. 检查者耐心向受试者解释测试过程,以获取良好的配合。
3. 严重的心血管疾病不宜进行站立平衡评测。

? 复习思考题

1. 简述平衡的定义。
2. 简述平衡的分类。
3. 简述平衡功能评定的注意事项。

第七节 协调功能评定

平衡与协调功能相互协同,共同发挥作用,使身体活动能够平稳进行。平衡与协调功能评定及训练是康复过程中不可或缺的重要部分。

一、概 述

(一)定义

协调(coordination)是指人体产生平滑、准确、有控制的运动能力,应包括按照一定的方向和节奏,采用适当的力量和速度,达到准确的目标等几个方面。协调与平衡密切相关。中枢神经系统中参与协调控制的部位主要有小脑、基底节、脊髓后索。协调功能障碍又称为共济失调(ataxia)。根据中枢神经系统中不同的病变部位分为小脑性共济失调、基底节共济失调和脊髓后索共济失调。

(二)评定目的

评定协调主要是判断有无协调障碍,为制订治疗方案提供客观依据。评定方法主要是观察被检者在完成指定的动作中有无异常。

二、评 定 方 法

（一）指鼻试验

让被检者将肩外展，肘伸直，用示指尖接触自己的鼻尖，以不同的方向、速度、睁眼、闭眼下重复数次。同样方法用对侧示指指鼻检查，注意双侧对比。小脑半球病变时，会出现同侧指鼻不准，手指接近鼻尖时动作减慢或意向性震颤，且指尖超过鼻尖，出现辨距不良。

（二）指 - 指试验

检查者与被检者相对而坐，检查者将自己示指举在被检查者面前，让其用示指去接触检查者的示指。检查者通过改变自己示指的位置，来评定被检查者对方向、距离改变的应变能力。

（三）轮替试验

让被检者前臂伸向前方，双手张开，一手掌朝上，一手掌朝下，交替翻转；也可以一侧手在对侧手背上交替转动；或进行双手握拳和伸开变换，双手可同时进行或交替进行（一手握拳，一手伸开），速度逐渐增快。小脑共济失调的被检者往往动作笨拙，节律慢而不均匀。

（四）示指对指试验

让被检者双肩外展90°，伸肘，再让被检者两示指向中线方向运动，双手示指相对。

（五）拇指对指试验

让被检者用拇指指尖依次与其他四指尖相对，速度可以由慢到快。

（六）拍膝试验

让被检者一侧用手掌，对侧握拳拍膝；或一侧手掌在同侧膝盖上做前后移动，对侧握拳在膝盖上做上下运动。

（七）跟 - 膝 - 胫试验

被检者仰卧，抬起一侧下肢，先将足跟放在对侧下肢的膝关节上，再沿着胫骨前缘向足背滑动，小脑损害时，由于辨距不良或意向性震颤出现足跟不易放到膝关节上，足跟下移时左右摇晃。

（八）闭目难立征（Romberg 征）

让被检者两脚并拢站立，两手向前平伸，闭目，如出现身体摇晃或倾斜为阳性。小脑共济失调闭目和睁目时均为阳性。

（九）拍地试验

让被检者足跟触地，脚尖抬起做拍地动作，可以双脚同时或分别进行。

（十）观察日常生活动作

观察日常生活如吃饭、穿衣、系纽扣、书写、取物等活动中有无不自主运动，如舞蹈样动作、手足徐动、震颤等患者不能控制的不协调动作。

上述检查还需要注意观察：①运动是否直接、精确、容易反向做；②完成动作的时间是否正常；③增加速度是否影响运动质量；④进行活动时有无身体无关的运动；⑤闭眼时是否影响活动质量；⑥是否有身体的近侧、远侧或一侧更多地参与活动；⑦是否很快感到疲劳（表 3-7）。

表 3-7　协调功能评定记录表

姓名：　　　　性别：　　　　年龄：　　　　诊断：　　　　评定者：

测试方法	左侧	右侧	备注
1. 指鼻试验			
2. 指 - 指试验			
3. 轮替试验			
4. 示指对指试验			

续表

测试方法	左侧	右侧	备注
5. 拇指对指试验			
6. 拍膝试验			
7. 跟 - 膝 - 胫试验			
8. 闭目难立征			
9. 拍地试验			

注:评分标准如下:5分,正常;4分,轻度异常,能完成指定动作,但速度和熟练程度比正常差;3分,中度异常,能完成指定动作,但协调缺陷明显,完成速度慢,笨拙、不稳定;2分,重度异常,只能发起动作开始部分,不能完成整个动作;1分,不能完成。

三、注 意 事 项

1. 评价时,首先要保证被检者的安全,防止跌倒摔伤。

2. 确保运动在正常活动范围内进行;如被检者能力达不到,无法正确完成动作,宁可暂时不做,以免形成错误的动作模式。

3. 训练过程中切忌过度用力,避免兴奋扩散。

? 复习思考题

1. 简述协调的定义。
2. 简述协调评定的常用方法。

第八节 步 态 评 定

步行是通过双下肢的交替支撑和摆动移行身体的人类特征性活动,也是人类生存的基础,是一个复杂的生理过程。人体通过中枢命令,身体平衡和协调控制,涉及下肢各关节和肌肉的协同运动来共同完成正常的步行。正常步行的特点是平稳、协调、有节奏感,机体任何一个环节的失调,都可能影响步行和步态。

一、概 述

(一)定义

步态(gait)是人类步行的行为特征。步态评定是研究步行规律的检查方法。利用生物力学和运动学手段,对人类步行方式进行系统研究和评价,揭示步态异常的原因和影响。

(二)评定目的

1. 判断有无步态改变及异常步态的性质、程度,为制订康复计划提供依据。

2. 对治疗前后的步态进行比较,评价康复疗效。

3. 了解使用假肢和矫形器的情况,是否需要调整。

4. 确定被检者有无必要进行耐力和步行速度方面的训练等。

在步态评定的同时,根据被检者的实际情况和病情需要,还应该进行一些其他必要的检查,包括神经系统的检查、有关肌群肌力和肌张力的检查、关节活动度的测定、下肢长度的测量、脊柱和骨盆功能状态的检查等。

（三）步行周期

步行周期（gait cycle）是指一侧下肢足跟着地到该侧足跟再次着地为止所用的时间与过程。根据下肢在步行的位置变化，把这一周期分为支撑相和摆动相两个阶段。

1. 支撑相   是指足跟着地承受重力到足尖离地的时期，占整个步行周期的 60%，分为支撑相早期、支撑相中期和支撑相末期。其中单侧下肢着地时称为单支撑期，双侧下肢同时着地时称为双支撑期。

2. 摆动相   是指下肢离开地面向前迈步到再次着地前的时期，占整个周期的 40%。分为摆动相早期、摆动相中期和摆动相末期（图 3-7）。

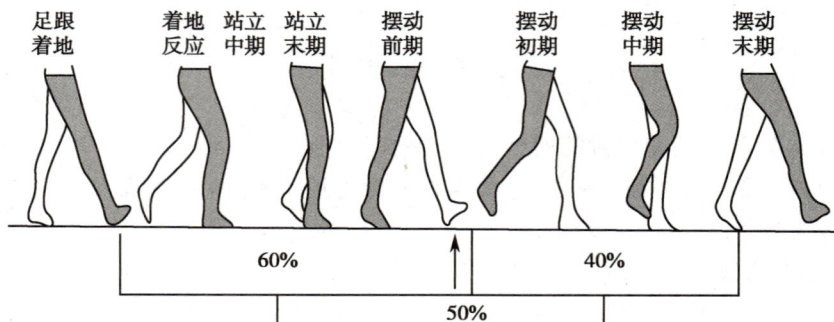

图 3-7   步行周期的划分

二、评 定 方 法

（一）目测分析法

目测分析法临床常用，是检查者通过目测观察被检者行走过程中出现的各种变化。嘱受试者以自然的步态和速度来回步行数次，检查者从侧方、前后方观察被检者行走节律、稳定性、流畅度、对称性、重心偏移、手臂摆动时的运动情况及全身姿态与关节角度、辅助装置（矫形器、助行器）的作用等状况。在自然步态观察的基础上，还可嘱受试者做快速和慢速步行，上下坡或上下楼梯、绕过障碍物的行走，拐弯、转身、踏步等动作。然后根据观察要点逐项评定（表 3-8），做出步态分析的结论。

表 3-8   临床步态观察要点

步态内容	观察要点		
步行周期	①时相是否合理	②左右是否对称	③行进是否稳定和流畅
步行节律	①节奏是否均匀	②速率是否合理	③时相是否流畅
疼痛	①是否干扰步行	②部位、性质、程度与步行障碍的关系	③发作时间与步行障碍的关系
肩、臂	①塌陷或抬高	②前后退缩	③肩活动过度或不足
躯干	①前屈或侧屈	②扭转	③摆动过度或不足
骨盆	①前、后倾斜	②左、右抬高	③旋转或扭转
膝关节	①摆动相是否可屈曲	②支撑相是否可伸直	③关节是否稳定
踝关节	①摆动相是否可背屈和跖屈	②是否足下垂、足内翻或足外翻	③关节是否稳定

续表

步态内容	观察要点		
足	①是否为足跟着地	②是否为足趾离地	③是否稳定
足接触面	①足是否全部着地	②两足间距是否合理	③是否稳定

（二）定量评测法

定量评测法为借助器械和专门设备观察行走步态，以得出计量资料的方法。足印法是步态分析最早应用的简易方法，可用能留下足印的滑石粉或墨汁等相应物品、卷尺、量角器、秒表等简单的测量工具进行测量。如在被检者足底涂上墨汁，使其步行在已铺在地面的白纸上，通过走过白纸留下的足印，可测量步长、步幅、步宽等参数（图3-8）。

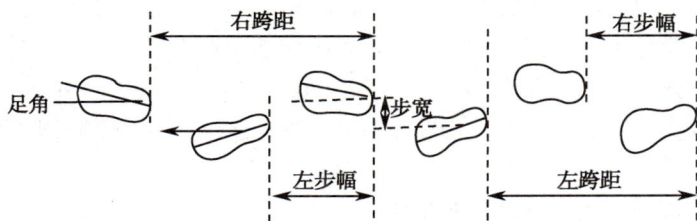

图3-8　足印法

1.步长　指行走时左右侧足先后着地两点之间的距离。又称单步长。步长的个体差异主要与腿长有关。

2.步幅　又称跨步长，指行走时一侧足跟着地到该侧足跟再次着地所进行的距离。

3.步宽　行走时两足内侧缘或外侧缘之间的最短水平距离。通常以足跟中点为测量参考点。

4.足偏角　指行走中人体前进的方向与足的长轴所形成的夹角。

5.步频　行走中每分钟迈出的步数。

6.步速　行走中单位时间内在行进方向上整体移动的直线距离，即行走速度。通常用m/min表示。

三、常见的异常步态

（一）短腿步态

如一侧下肢缩短2.5cm以内，可通过代偿垫子或补高鞋来弥补，外观无明显异常。当下肢缩短超过2.5cm，在患腿支撑期就会出现同侧骨盆及肩部下垂，又称之为斜肩步，如缩短超过4cm，则患者常用跖足行走来代偿。

（二）减痛性步态

患者负重时有疼痛，行走时常力图缩短患肢支撑期，以减轻疼痛，常使健侧下肢摆动加速，步幅缩短，甚至出现跳跃式前进，故又称短促步。见于各种下肢疼痛、坐骨神经痛等。

（三）关节挛缩强直步态

此种步态多由下肢髋、膝、踝等关节挛缩强直引起。下肢关节活动度缩小至一定程度时引起步态改变，关节在畸形位挛缩时改变更为明显。如膝关节屈曲挛缩在30°以上时，患者出现明显坠落样步态或短腿步态；踝关节跖屈挛缩时，出现马蹄足，致足跟不能着地，在摆动期以髋及膝过度屈曲来代替踝背屈障碍，状如跨过门槛，故又称为跨槛步。

（四）中枢神经疾病所致异常步态

上运动神经元损害使肌张力增高，引起明显的步态变化，常见的异常步态如下。

1. 偏瘫步态 又称划圈步态，多见于脑血管病患者。多数患者摆动相时，出现患侧骨盆代偿性上提、髋关节外展、外旋，膝伸直，足下垂、内翻，患肢经外侧划弧向前迈步，呈现划圈样步态。

2. 脑瘫步态 又称为剪刀步，多见于脑瘫患儿或高位截瘫患者。常见小腿肌肉痉挛导致足下垂和足外翻或足内翻，股内收肌痉挛导致步行时两膝内侧互相摩擦。严重者两腿交叉难分，无法步行，腘绳肌痉挛导致膝关节屈曲，表现为足尖着地行走，呈踮足剪刀步。

3. 截瘫步态 又称为跨槛步态。截瘫患者如果损伤平面在 L3 以下，有可能独立步行，但是由于小腿三头肌和胫骨前肌瘫痪，摆动相患者有显著的足下垂，因而出现屈髋跨步的行走姿势，状如跨槛。

4. 帕金森步态 又称为慌张步态。帕金森病以普遍性肌肉张力异常为特征，表现为步行启动困难，行走时上肢僵硬，缺乏伴随的运动，下肢摆幅减小，髋膝关节轻度屈曲，重心前移，步频加快以保持平衡，不能随意立停或转向，步行时显得慌慌张张。

5. 共济失调步态 又称为酩酊步态，见于小脑或前庭功能损害。患者不能走直线，常呈曲线或折线行进。两足间距增大，步幅、步速不规则，全身运动不协调，摇摆不稳，状如醉酒，故又称为酩酊步态或醉酒步态。

（五）周围神经系统损害所致异常步态

1. 臀大肌步态 又称为鹅步。臀大肌是主要的伸髋和脊柱稳定肌，在足触地时控制重心向前。如臀大肌无力时，其作用由韧带支持及棘旁肌代偿，导致患者在支撑相早期臀部后凸，中期腰部前凸，以保持重力线在髋关节之后。臀大肌步态表现出支撑相躯干前后摆动显著增加，类似鹅行姿态。

2. 臀中肌步态 又称为鸭步。患者在支撑相早期和中期骨盆向患侧下移超过 5°，髋关节向患侧凸。患者肩和腰出现代偿性侧弯，以增加骨盆稳定度。臀中肌步态表现为支撑相躯干左右摆动显著增加，类似鸭行姿态。

3. 股四头肌无力步态 股四头肌无力使支撑相早期膝关节处于过伸位，用臀大肌保持股骨近端位置，用比目鱼肌保持股骨远端位置，从而保持膝关节稳定。膝关节过伸导致躯干前屈，使上身的重力线在膝关节旋转轴前方通过，从而维持被动伸膝，久之会造成膝反屈畸形。当被动伸膝机制不能奏效时，患者在支撑期常俯身用手按压大腿，使膝伸直，称为扶膝步态。长期处于此状态将极大地增加膝关节韧带和关节囊负荷，导致损伤和疼痛。

4. 胫前肌无力步态 胫前肌无力时表现为足下垂，摆动相往往以过分屈髋屈膝代偿以防止足拖地，形成跨槛步。轻度胫前肌无力时，足跟着地时不能控制足掌下落速度，致使足掌拍地有声。

四、注 意 事 项

1. 受试者尽可能穿短裤进行步态评测，以便清楚地观察骨盆、髋、膝、踝关节的活动。
2. 如有严重的心肺疾患者，应待病情稳定再行检查。
3. 如被检者拄拐行走，可分别观察独立行走和拄拐行走时的步态。

? 复习思考题

1. 简述步行周期的定义。
2. 简述偏瘫步态的表现。

第九节　日常生活活动能力评定

日常生活活动能力包括衣、食、住、行、个人卫生等基本动作和技巧，反映了人们在家庭和社区中活动的最基本能力。如果由于病情影响丧失了完成这些活动的能力，就会影响患者的自我形象和生存质量，因此，日常生活活动的评定是康复护理评定工作中的一项重要内容。

一、概　　述

（一）定义

日常生活活动（activities of daily living，ADL）是指人们每天在家居环境和户外环境里自我照料时的活动。日常生活活动能力是指人们为了维持生存和适应生存环境，每天必须反复进行的如衣、食、住、行，保持个人卫生整洁和进行独立的社区活动所必需的一系列的基本活动。

（二）评定目的

1. 确定被检者在 ADL 方面是否独立及独立程度。
2. 分析不能独立的原因；确定合适的护理目标，制订和修订康复护理方案。
3. 提供合适的照料流程与项目。
4. 评价治疗效果，判断预后。

（三）评定范围

ADL 评定不同于其他一些康复护理评定，它是从实用的角度出发，对被检者的综合活动能力进行测试。ADL 评定范围包括运动、自理、交流和家务活动四个方面。

1. 运动方面

（1）床上活动：①床上体位及变换：如保持在床上的各种良好体位；侧卧位与仰卧位及俯卧位之间的相互转换；卧位与坐位的相互转换。②身体移动：如身体向上或向下移动；向左或向右移动。③坐位平衡：如躯干在进行前、后、左、右及转身运动时的平衡，手臂向任何一方伸展时的平衡。

（2）轮椅活动：①轮椅转移：如轮椅与床、轮椅与厕所、轮椅与座位、轮椅与浴室之间的转移；②对轮椅的掌握：如对轮椅各部件功能的了解和轮椅操作方法的掌握。

（3）行走：①辅助器的使用：如手杖、臂杖、腋杖及助行器的使用；②室内行走：如在水泥地面、地板和地毯上行走；③室外行走：如在泥土路面、水泥路面、碎石路面及路边石阶上的行走。

（4）上、下楼梯：在社区内能安全自如上、下有扶手或无扶手楼梯。

（5）乘坐交通工具：上、下汽车。

2. 自理方面

（1）进食：包括使用餐具，将食物带进嘴里、咀嚼和吞咽能力。

（2）洗漱：包括梳头、刷牙、洗手、洗脸、洗澡、修剪指（趾）甲、刮胡须或化妆。

（3）穿衣：包括穿脱衣裤、鞋、袜和装卸假肢或矫形器。

（4）使用厕所：包括尿壶、便盆和厕所的使用以及便后会阴部卫生清洁和衣服的整理。

3. 交流方面　包括打电话（拨电话、接电话），阅读书报，书写，使用辅助交流用具（如交流板、图片、卡片、录音机及计算机），识别厕所、门牌、信号灯环境标记等。

4. 家务活动方面

（1）上街购物，包括对钱币的使用。

（2）备餐，保管和清洗衣物，照顾孩子，整理房间。

（3）安全使用家用器具如厨具、洗衣机、刀、剪、扫帚等及环境控制器如电源开关、插头、水龙头、钥匙等的能力。

（4）收支预算的能力。

（四）ADL 的分类

1. 基础性日常生活活动能力　基础性日常生活活动能力（basic ADL，BADL）反映的是以躯体功能为主的较粗大的运动功能，包括自理活动和功能性移动。

（1）自理活动：包括穿衣、进食、梳妆、洗漱、洗澡、用厕等。

（2）功能性移动：包括翻身、坐起、转移、站立、行走、上下楼梯、驱动轮椅等。

2. 工具性日常生活活动能力　工具性日常生活活动能力（instrumental ADL，IADL）反映的是含有躯体功能、言语、认知功能的较精细的运动功能，是较高级的技能。如采购、做饭、洗衣、理财、骑车或驾车、通信设备的使用以及社区内的休闲活动等。这些活动需要借助工具才能完成。

二、评定方法

（一）提问法

通过提问的方式来收集资料进行评定，包括口头提问和问卷提问两种。适用于对被检者残疾状况的筛查。

（二）观察法

通过在卧室、盥洗室、浴室、厕所、厨房及对相应的家具、炊具、餐饮用具、家用电器及通信设备等的使用进行观察。对于一些需要在特定情况下才能取得的结果项目，如大小便的处理、穿脱内衣等，可由被检者自述或从家属那里获取被检者完成活动的信息。

（三）量表法

采用经过标准化设计、具有统一内容、统一评定标准的 ADL 检查表评定。目前临床常用的有 Barthel 指数、Katz 指数、修订的 Kenny 自理评定、PULSES 评定及功能独立性评定（functional independence measurement，FIM）等。本节重点介绍 Barthel 指数和功能独立性评定。

1. Barthel 指数

（1）评定方法：Barthel 指数评定是通过对进食、洗澡、修饰、穿衣、控制大便、控制小便、用厕、床 - 椅转移、平地行走及上下楼梯共 10 项日常活动的独立程度打分的方法来区分等级。根据是否需要帮助及其帮助程度（完全依赖、较大依赖、稍依赖、无依赖）分为 0、5、10、15 分 4 个功能等级，总分为 100 分（表 3-9）。

（2）按照自理程度分级：0～20 分，完全不能自理，基本完全辅助；20～39 分，大部分依赖，轮椅部分辅助；40～59 分，部分依赖；60～79 分，小部分依赖；80～100 分，基本自理。

表 3-9　Barthel 指数评价量表

序号	ADL 项目	得分	评分标准
1	进食	10	能使用任何必要的用具，在适当的时间内独立进食
		5	需要部分帮助（如搅拌、切割食物）
		0	依赖他人
2	洗澡	5	自理
		0	依赖

续表

序号	ADL 项目	得分	评分标准
3	修饰	5	独立地梳洗、刷牙、刮胡子、化妆
		0	需帮助
4	穿衣	10	独立地穿脱衣服、系扣、领带、腰带、鞋带
		5	需要帮助,在适当的时间可做完一半的工作
		0	依赖
5	控制大便	10	不失禁,如需要能独立使用灌肠剂或栓剂
		5	偶尔失禁或需要器具帮助
		0	失禁或昏迷
6	控制小便	10	不失禁,如需要能独立使用集尿器
		5	偶尔失禁或需要器具帮助
		0	失禁或昏迷
7	用厕	10	独立使用厕所,穿脱衣裤,拭净,冲水
		5	需要部分帮助(穿脱衣裤、拭净)
		0	依赖他人
8	床 - 椅转移	15	独立进行床与轮椅转移
		10	需少量帮助(1 人)或指导
		5	需帮助(2 人),能坐
		0	完全依赖他人,不能坐
9	平地行走	15	能在水平路面独立行走 45m,可用辅助器具
		10	需(1 人)帮助(体力或指导)可行走 45m
		5	如不能行走,能使用轮椅独立前行 45m
		0	不能动
10	上下楼梯	10	独立上下楼梯,可用辅助器具
		5	需帮助(体力或语言指导)
		0	不能

2. 功能独立性评定　功能独立性评定是近年来提出的一种全面评定被检者日常生活活动能力及社交能力的方法。自 20 世纪 80 年代末在美国开始应用以来,逐渐受到重视和研究。FIM能够全面、精确、敏感地反映被检者的功能状态,现已在全世界广泛应用。

（1）评定内容：FIM 包括 6 个方面,共 18 项（表 3-10）。

表 3-10　FIM 内容

Ⅰ. 自我照料	入院	出院	随访
1. 进食			
2. 梳洗、修饰			
3. 洗澡			
4. 穿脱上身衣物			
5. 穿脱下身衣物			
6. 上厕所			

续表

Ⅱ. 括约肌控制	
7. 排尿管理	
8. 排便管理	
Ⅲ. 转移	
9. 床/椅（轮椅）转移	
10. 进出厕所	
11. 进出浴盆、淋浴室	
Ⅳ. 行走	
12. 步行/轮椅或两者	
13. 上下楼梯	
运动类评分（Ⅰ～Ⅳ）合计	
Ⅴ. 交流	
14. 理解（视、听或两者）	
15. 表达（语言、非语言或两者）	
Ⅵ. 社会认知	
16. 社会交往	
17. 问题处理	
18. 记忆	
认知类评分（Ⅴ～Ⅵ）	
总计得分：	

（2）评分标准：根据被检者进行日常生活活动时独立或依赖的程度，将结果分为 7 个等级（表 3-11）。

表 3-11　FIM 评分标准

能力		得分	评分标准
独立	完全独立	7	能在合理的时间内独立完成所有活动，活动完成规范、安全，无需矫正，不用辅助设备和帮助
	有条件的独立	6	活动能独立完成，但活动中需要辅助设备（假肢、支具、辅助具），或者需要比正常长的时间，或存在安全方面的顾虑
有条件的依赖	监护、准备或示范	5	活动时需要帮助，但需要他人监护、提示或规劝；或者需要他人准备或传递必要的用品，帮助者与患者无身体接触
	最小量帮助	4	活动中给患者的帮助限于辅助，或患者在活动中用力程度大于 75%
	中等量帮助	3	需要在他人接触身体帮助下的活动，需稍多的辅助，患者在活动中的用力程度达到 50%～74%

续表

能力		得分	评分标准
完全依赖	最大量帮助	2	需要在他人接触身体大量帮助下完成活动,患者在活动中的用力程度为25%～49%
	完全帮助	1	只有在他人接触身体帮助下才能完成活动,患者在活动中的用力程度为<25%

以"进食"项目为例说明在评定各项目活动中如何确定得分。进食是将食物按照被检者通常习惯的方式放在桌上或托盘中后,被检查者使用合适的餐具将食物送入口中、咀嚼、吞咽。其不同的记分如下。

完全独立(7分):在正常时间内用叉子或勺把食物送入口中,咀嚼并咽下。可进任何种类的食物,能用普通茶杯或口杯喝水。动作独立且安全。

有条件的独立(6分):被检者进食时间延长,需要使用如防滑垫、盘挡、加长吸管、万能袖带或U形夹等辅助具,需要对食物进行加工,或需考虑安全因素。

监护、准备或示范(5分):被检者在进餐时需监视、提示、指导及由他人帮助做准备工作,如帮助穿戴自助具、切割食品、打开瓶、盒等容器、加饮料等。

最小量帮助(4分):被检者可独立完成≥75%的进食动作。

中等量帮助(3分):被检者可独立完成≥50%<75%的进食动作。如需要帮助穿戴自助具并帮助将食物放进勺等餐具中,由被检者自己送入口中。

最大量帮助(2分):被检者可独立完成≥25%<49%的进食动作。

完全帮助(1分):被检者仅独立完成不足25%的进食动作。如可以咀嚼、吞咽食物,但不能将食物送入口中;或被检者不能进食和饮水,需要依靠其他的营养方式如鼻饲或胃造瘘供给营养时,完全由他人帮助。

(3)评分分级:FIM的各项评定分数相加即为最终得分,采用7分制评分,评分最高为126分(每项均为7分),最少为18分(每项均为1分),得分越高,表示独立性越好,依赖性越小,反之越差。根据评分情况,可做以下分级(表3-12),得分的高低以被检者独立的程度、对辅助器具或辅助设备的需求以及他人给予帮助的程度为依据。

表3-12 FIM评分分级

等级	分值	功能独立程度
7	126	完全独立
6	108～125	基本独立
5	90～107	极轻度依赖或有条件的独立
4	72～89	轻度依赖
3	54～71	中度依赖
2	36～53	重度依赖
1	19～35	极重度依赖
0	18	完全依赖

三、注 意 事 项

1. 评定前向被检者说明评定目的和内容,以取得被检者的理解和配合。

2. 加强对被检者的安全保护,避免发生意外。

3. 评定时要从相对简单和安全的项目开始,逐渐进入较复杂的项目。

4. 给予的指令应详细具体,对被检者不理解的可进行示范。

5. 评定可分期进行,每次时间不宜过长,重复次数不要过多,以免被检者疲劳。

6. 根据被检者病情,在条件允许时尽量采取直接的评定方法。

7. 尊重被检者,注意保护被检者隐私。

? 复习思考题

1. 简述日常生活活动能力的定义。

2. 简述 Barthel 指数评价法。

第十节　生活质量评定

生活质量是一个综合的测量指标,从多角度综合客观、主观地评估个人或群体近期内参与社会行为的体验、感受和适应情况。广义的生活质量常被理解为人类生存的自然状态和社会条件的优劣现状,其内容包含国民收入、健康、教育、营养、环境、社会服务和社会秩序等方面。除了保持基本的物质生活水平及身心健康之外,生活质量也取决于人们是否能够获得快乐、幸福、舒适、安全的主观感受。

一、概　　述

（一）定义

生活质量(quality of life,QOL),也称为生命质量、生存质量、生活质素等,是康复医学针对被检者康复工作中最重要的方面之一。在被检者疾病转归后,更加关注其功能恢复和生活质量的保持与提高。按照世界卫生组织生活质量研究组的定义,"生存质量是指不同文化和价值体系中的个体对与他们的目标、期望、标准以及所关心的事情有关的生活状况的体验"。它是对人们生活好坏程度的一个衡量。

在医学领域中,生活质量是指个体生存的水平和体验。这种水平和体验反映了病、伤、残者在不同的伤残情况下,维持自身躯体、精神以及社会活动处于一种良好状态的能力和素质,即与健康相关的生活质量。

（二）生活质量的分类

生活质量可分为主观因素和客观因素两大类。主观的生活质量是指被检者对其整个生活满意的程度及其评价;客观的生活质量是从疾病、病损、失能和残障等几个方面对被检者生活满意程度的影响进行客观的评定。对生活影响少而被检者较满意者,为生活质量较高;对生活影响大而被检者不满意者,为生活质量低。具体内容包括以下几个方面。

1. 躯体功能的评定　包括睡眠、饮食、行走、大小便自我控制、自我料理、家务操持、休闲。

2. 精神心理功能的评定　包括抑郁感、忧虑情绪、孤独感、自尊、记忆力、推理能力、应变能力。

3. 社会功能评定　包括家庭关系、社会支持、与他人交往、就业情况、经济情况、社会角色等。

4. 疾病特征与治疗 包括疾病症状、治疗、副作用等。

二、评定方法

（一）访谈法

通过当面访谈或电话访谈，了解被评定对象的心理特点、行为方式、健康状况、生活水平等，进而对其生存质量进行评价。

（二）自我评定法

由被评定对象根据自己的健康状况和对生存质量的理解，进行自我评分。

（三）观察法

由检查者在一定时间内对特定个体的心理行为或活动、疾病的症状等进行观察，从而判断其综合的生存质量。如精神病患者、植物人、阿尔茨海默病患者和危重患者等。

（四）量表法

量表法适用于健康人群和意识清醒、能自己完成或在调查人员的帮助下完成量表填写的非健康人群。生活质量的评定量表种类繁多，其适应的对象、范围和特点也各不相同。在此，仅介绍常用的世界卫生组织生活质量-100量表（简称 WHO-QOL-100）、生活满意度指数量表 A（简称 LSIA）和 Spitzer 生活质量指数（简称 QOLI）三种评定方法。

1. 世界卫生组织生活质量-100量表 1993年，WHO组织15个合作中心在14个国家选定样本，制定了世界卫生组织生活质量-100量表。它包括了100条评价项目，包含设计生存质量的24个方面。在 WHOQOL-100 的基础上推出了 WHOQOL 简化版（WHOQOL-BREF）。该简表包括躯体功能、心理状况、社会生活、环境条件及综合等5个领域的26个项目。

2. 生活满意度指数量表 A 属于生活满意度量表，是自评量表，是主观的生活质量评定内容，用于测量受试者对于生活的满意程度，具有良好的信度与效度（表3-13）。

表3-13 生活满意度指数量表 A

项目	同意	不同意	其他
（1）当我年纪变大时，事情似乎会比我想象的要好些	2	0	1
（2）在生活中，和大多数我熟悉的人相比，我已得到较多的休息时间	2	0	1
（3）这是我生活中最使人意气消沉的时间	0	2	1
（4）我现在和年轻的时候一样快活	2	0	1
（5）我以后的生活将比现在更快活	2	0	1
（6）这是我生活中最佳的几年	2	0	1
（7）我做的大多数事情都是恼人和单调的	0	2	1
（8）我希望将来发生一件使我感兴趣和愉快的事情	2	0	1
（9）我所做的事情和以往的一样使我感兴趣	2	0	1
（10）我觉得衰老和有些疲倦	0	2	1
（11）我感到我年纪已大，但它不会使我麻烦	2	0	1
（12）当我回首往事时，相当满意	2	0	1
（13）即使我能够，我也不会改变过去的生活	2	0	1
（14）和与我年龄相当的人相比，在生活中我已做过许多愚蠢的决定	0	2	1

续表

项目	同意	不同意	其他
(15) 和其他与我同年龄的人相比,我的外表很好	2	0	1
(16) 我已做出从现在起一个月至一年以后将要做的事的计划	2	0	1
(17) 当我回首人生往事时,我没有获得大多数所想要的重要东西	0	2	1
(18) 和他人相比,我常常沮丧	0	2	1
(19) 我已得到很多从生活中我所希望的愉快事情	2	0	1
(20) 不管别人怎么说,大多数普通人变得越来越坏而不是好	0	2	1

　　评定时,让受试者仔细阅读20个项目,然后在每项右方的"同意""不同意"和"其他"栏目中,在符合自己意见的分数上做出标记,如对第一题表示同意则在其右方同意栏下的2分处做一记号,其余类同。得分从0分(满意度最低)到40分(满意度最高)不等,正常者为(12.4±4.4)分,检查者将受试者标出的分数相加,即得出LSIA总分。分数越高者,生活质量越佳。

　　3. 相对客观的生活质量评定　该指数是最早开发应用于测量被检者活动水平、社会支持和精神健康状况的量表之一,共有5个方面的内容。其中相当一部分由医务人员根据被检者过去一周的情况进行评分。由于很难做到客观,所以只能称为相对客观的生活质量评定,常用的评定方法有生活质量指数(QOLI)的评定(表3-14),评分最高为10分,分数越高生活质量越佳。

表3-14　生活质量指数量表

项目	评分
1. 活动	
(1) 不论退休与否,全天或接近全天地在通常的职业中工作或学习;或处理家务;或参加无报酬的、志愿的活动	2分
(2) 在通常的职业中工作或学习,或处理自己的家务,或参加无报酬的、志愿的活动,但需要较多的帮助,或显著缩短工作时间,或请病假	1分
(3) 不能在任何岗位上工作或学习,并且不能处理自己的家务	0分
2. 日常生活	
(1) 自己能独立地进食、沐浴、如厕和穿衣、利用公共交通工具或驾驶自己车子	2分
(2) 在日常生活和交通转移中需要帮助(需要有另一个人或特殊的仪器帮助),但可进行轻的作业	1分
(3) 既不能照料自己也不能进行轻的作业,根本不能离开自己的家或医疗机构	0分
3. 健康	
(1) 感觉良好或大多数时间都感觉良好	2分
(2) 缺乏力量,或除偶然以外,并不感到能完全达到一般人有的水平	1分
(3) 感到十分不适或糟糕,大多数时间感到软弱和失去精力,或者意识丧失	0分
4. 支持	
(1) 与他人有良好的相互关系,并且至少从一个家庭成员或朋友中得到有力的支持	2分
(2) 从家人和朋友中得到的支持有限	1分
(3) 从家人和朋友中得到的支持不经常,或只在绝对需要时或昏迷时才能得到	0分

续表

项目	评分
5. 情感	
（1）表现出宁静和自信的情绪，能够接受和控制个人的环境和周围的事物	2分
（2）由于不能充分控制个人的环境，而有时变得烦恼，或一些时期有明显的焦虑或抑郁	1分
（3）严重错乱或非常害怕，或者持续地焦虑和抑郁，或意识不清	0分

三、注 意 事 项

1. 评定时应根据测试对象、测试目的及量表本身特点选择适宜量表。
2. 生活质量主要为主观体验，会受经济文化背景和价值观的强烈影响。
3. 通常生活质量的结果仅仅反映近期内被测个体或群体的情况。

（宋　锐）

？ 复习思考题

1. 简述生活质量的定义。
2. 简述生活质量评定的注意事项。

扫一扫，测一测

第四章　康复治疗技术及护理

学习目标

掌握物理因子治疗的分类及治疗作用；掌握运动疗法的基本类型及治疗作用；掌握作业治疗的分类及治疗作用；熟悉言语治疗的分类及治疗作用；了解心理治疗的方法。

第一节　物理因子治疗及护理

物理治疗（physical therapy，PT）是指应用力、电、光、声、磁和温度等物理学因素来预防和治疗疾病，恢复或改善身体功能、活动以及参与能力，达到康复目的的治疗方法。物理治疗包括物理因子治疗和运动疗法两种。物理治疗具有治疗作用多、操作简便、副作用少等优点，是康复医学中重要的治疗手段之一。

一、电疗法及护理

电疗法（electrotherapy）是指应用各种电流或电磁场治疗或预防疾病的方法。根据电流频率不同，临床常用电疗法分为直流电、直流电药物离子导入疗法、低频电疗法、中频电疗法及高频电疗法。作为护理人员需要熟悉每种疗法的基本原理、治疗作用、适应证和禁忌证，以便为接受电疗法的患者做好各项护理。

（一）直流电药物离子导入疗法及护理

利用直流电将药物离子通过皮肤或黏膜导入体内的治疗方法。根据直流电场内电荷"同性相斥，异性相吸"的原理，将能在水中电离的药物经皮肤汗腺管口、皮脂腺管口、毛孔或黏膜、伤口上皮细胞间隙的途径导入机体。

1. 治疗作用

（1）具有直流电和药物的综合性作用，两者作用相互加强。

（2）通过直流电直接将药物导入治疗部位，不破坏导入药物的药理作用，且导入的药物只是所需要的离子。

（3）直流电药物导入疗法可达到引起神经反射性的治疗作用。

（4）药物离子导入体内后，直接作用到病变局部，形成高浓度的离子堆，具有作用时间长的特点。

2. 操作技术　治疗方法有衬垫法、电水浴法、体腔法、穴位导入法等。最常用衬垫法，即用温水将衬垫浸湿，以拧不出水为宜，将衬垫套在治疗电极外面，根据治疗需要选择电极放置方式，主要有对置法和并置法两种。根据治疗的需要决定药物极性（阳离子、阴离子）；根据治疗部位选择适宜的电极（阴极、阳极）；并仔细检查治疗仪器的电极输出极性是否符合。接通电源，选择合适电流、频率及治疗时间；治疗结束后，取下电极，检查治疗部位，协助患者穿好衣服，取舒适体位。

3. 适应证与禁忌证

（1）适应证：末梢神经炎、各种类型的神经痛、周围神经损伤、神经衰弱、头痛、慢性溃疡、伤口窦道、瘢痕粘连、原发性高血压、冠心病、骨折、慢性胃炎、慢性咽喉炎等。

（2）禁忌证：急性湿疹、高热、出血倾向疾病、恶性肿瘤等。孕妇腰骶部和对直流电有变应性反应者等亦禁用。

4. 护理

（1）治疗前做好说明解释，查看治疗局部是否清洁，有无破损等。

（2）仔细询问患者过敏史，明确导入药物离子极性，阳离子从阳极导入，阴离子从阴极导入。导入易致过敏的药物前需做过敏试验。过敏者不能导入，导入药剂应现用现配。

（3）衬垫要清洗干净，并分别消毒，单独使用，以免有"寄生"离子（与治疗无关离子）竞争导入。

（4）感染伤口药物离子导入时，应按无菌操作进行，除衬垫要消毒外，电极片需用 75% 乙醇浸泡，以免交叉感染。

（二）低频电疗法及护理

应用频率 1 000Hz 以下的脉冲电流治疗疾病的方法，称为低频脉冲电疗法。

1. 治疗作用

（1）兴奋神经肌肉组织：由于低频电流能使细胞膜内、外极性变化，形成动作电位，因而引起神经兴奋，肌肉收缩反应。

（2）镇痛作用：低频电刺激可在电疗中、电疗后数分钟或数小时之内产生即时镇痛效果或多次治疗后的长时镇痛作用。

（3）促进血液循环和代谢：低频电刺激可直接引起小动脉扩张，促进血液和淋巴液的回流，从而减轻组织间水肿及改善局部循环和代谢。

2. 操作技术

（1）常用疗法：目前临床常用的低频脉冲电疗法有感应电疗法、神经肌肉电刺激疗法、功能性电刺激、经皮神经电刺激疗法等。

（2）操作方法：根据医嘱选择治疗方法、治疗电极和衬垫；指导患者取舒适体位，暴露治疗部位，将治疗衬垫浸湿拧干至不滴水为宜，均匀平整接触治疗皮肤，覆盖橡皮布，再用沙袋等固定电极；接通电源，选择合适电流、频率及治疗时间等；治疗完毕后，取下电极，检查治疗部位，协助患者穿好衣服，取舒适体位。

3. 适应证与禁忌证

（1）适应证：感应电疗法适用于失用性肌萎缩、神经失用症、肠麻痹、尿潴留、胃下垂等；神经肌肉电刺激疗法适用于失用性肌萎缩、下运动神经元病损引起的肌肉瘫痪等；功能性电刺激疗法适用于脑卒中、脑瘫、脊髓损伤后所致的足下垂、脊髓损伤后的排尿障碍、特发性脊柱侧弯等；经皮神经电刺激疗法适用于各种急慢性疼痛、骨折后愈合不良等。

（2）禁忌证：意识不清、心力衰竭、出血倾向疾病、恶性肿瘤等。孕妇腰骶部、对直流电有变应性反应者以及体内植有心脏起搏器者等禁用。

4. 护理

（1）治疗前做好解释说明，告知患者治疗中应有的感觉，解除患者疑虑。

（2）治疗前必须确认患者没有安装心脏起搏器等体内植入物，注意孕妇腰骶部的保护。

（3）帮助患者做好治疗部位的准备。选择适宜的电极、衬垫，注意电极和夹子不可接触皮肤，以免灼伤皮肤。

（4）治疗部位如有创伤，或遇其他有创检查（局部穿刺、注射、封闭等）之后24h内应停止该项治疗。

（5）治疗期间注意观察患者反应。如有头痛、头晕、胸闷等症状，应及时调整电流或停止治疗。

（6）治疗结束后做好衬垫、电极片的清洁消毒。

（三）中频电疗法及护理

应用频率为1～100kHz的电流治疗疾病的方法，称为中频电疗法。与低频电流相比，中频电流具有以下特点：①无电解作用，对皮肤刺激小；②降低组织电阻，增加作用深度；③对机体组织兴奋作用较差。

1. 治疗作用

（1）镇痛：中频电疗作用的局部皮肤疼痛阈明显增高，临床上有良好的镇痛作用。

（2）促进局部血液循环：可使皮肤温度升高，小动脉和毛细血管扩张。

（3）兴奋骨骼肌。

2. 操作技术

（1）常用疗法：目前临床常用的有音频电疗法、干扰电疗法、调制中频电疗法三种。

（2）操作方法：检查设备，接通电源，打开机器输出开关，根据医嘱选择治疗处方，治疗时将电极与温水浸湿的衬垫置于治疗部位，根据治疗需要采用并置法或对置法，患者感受到电极下麻、颤、刺或抽动，以耐受为度。①音频电疗如需要加药物透入时，应将药物溶液均匀洒在作用电极的衬垫上；②干扰电疗有固定法（治疗时电极的位置不动、两路电流交叉在病灶处）、移动法（特制的手套电极在治疗部位移动）、抽吸法（能产生负压的吸盘电极）三种，电流强度一般以患者耐受为度；③调制中频电疗的强度以明显震颤感为宜，电极和衬垫基本同音频电疗法，治疗中随时观察询问患者反应。20min后自动切断输出，取下电极，检查治疗部位，协助患者取舒适体位。

3. 适应证与禁忌证

（1）适应证：音频电疗法适用于瘢痕增生、注射后硬结、术后粘连、组织挛缩、带状疱疹等；干扰电疗法适用于周围神经麻痹、肌肉萎缩、关节和软组织损伤、习惯性便秘等；调制中频电疗法适用于肩关节周围炎、挫伤、颈椎病、腰椎间盘突出、关节炎等。

（2）禁忌证：急性感染性疾病、出血倾向疾病、恶性肿瘤、活动性肺结核等。植有心脏起搏器者、孕妇腰骶部和对直流电有变应性反应者等禁用。

4. 护理

（1）明确治疗的作用、解释说明，取得患者配合。

（2）选择适宜的电极、衬垫；电极和夹子不可接触皮肤，以免灼伤皮肤。

（3）治疗期间注意观察患者反应，应及时调整电流强度或停止治疗。

（4）治疗结束后，做好电极、衬垫的清洁消毒。

（5）治疗后检查患者治疗部位皮肤有无异常，指导患者做好保暖，必要时应做好记录和交接班。

（四）高频电疗法及护理

高频电疗法是指应用频率高于100kHz的交流电流作用于人体以治疗疾病的方法。高频电流具有的特性：①对神经肌肉无兴奋作用；②产生热作用明显；③治疗时电极可以离开皮肤；④无电解作用；⑤不引起神经肌肉组织兴奋性的变化。

1. 治疗作用 中小剂量的高频电作用于人体时，产生温热与非温热效应两种。

（1）温热效应的治疗作用

1）镇痛：对神经性、痉挛性、张力性、缺血性疼痛均有良好的镇痛作用。

2）改善血液循环，改善组织血供。

3）消炎：中小剂量高频电可使血管扩张，血液循环改善，减轻肿胀，加快炎性产物的排出，以及提高网状内皮系统的功能而起到消炎功效。

4）降低肌肉张力，缓解痉挛。

5）加速组织生长修复。

6）提高机体免疫力。

（2）非温热效应的治疗作用

1）消散急性炎症。

2）加速神经、肉芽组织再生。

3）提高神经系统兴奋性。

2. 操作技术

（1）常用疗法：目前临床上常用的高频电疗有超短波疗法和微波疗法。

（2）操作方法：超短波治疗时，患者取舒适体位，除去患者身上一切金属品。如果治疗部位有汗液，应擦干后治疗。根据医嘱和病情选择电极，并置或对置于治疗部位。接通电源，待机器预热后，再调至治疗档，调节治疗剂量。注意观察患者反应，治疗完毕后，取下电极，检查治疗部位，协助患者取舒适体位。

微波治疗方式为辐射场法，微波辐射器包括接触式和非接触式两种，治疗剂量同超短波疗法。

> **知识链接**
>
> **超短波的治疗剂量**
>
> 超短波的治疗剂量按患者治疗时的温热感觉程度分为四级。
>
> 无热量（Ⅰ级）：无温热感，适用于急性炎症的早期、水肿或血液循环障碍的部位。
>
> 微热量（Ⅱ级）：有刚能感觉的温热感，适用于亚急性和慢性炎症。
>
> 温热量（Ⅲ级）：有明显而舒适的温热感，适用于慢性炎症和慢性疾病。
>
> 高热量（Ⅳ级）：有可耐受的灼热感，适用于恶性肿瘤的高热疗法。

3. 适应证与禁忌证

（1）适应证：超短波疗法适用于全身各系统、器官的各种炎症过程，对急性、亚急性效果更佳，特别是对化脓性炎症疗效显著；各种创伤、创口及溃疡；急性、亚急性肾炎，急性肾衰竭引起的少尿、无尿；神经痛、肌痛等。微波疗法适用于神经痛、神经炎、骨关节病、肌肉劳损、软组织扭挫伤、软组织感染、肺炎、气管炎等。

（2）禁忌证：高热、出血倾向疾病、心血管功能代偿不全、活动性肺结核、恶性肿瘤、妊娠等。植有心脏起搏器者及局部有金属异物者等禁用。

4. 护理

（1）治疗前向患者介绍电疗的治疗作用及注意事项，消除患者疑虑，取得患者配合。

（2）治疗时安排患者于木制床或木制椅上；治疗所用电缆不能交叉也不能打圈，以免引起短路。

（3）协助患者取下身上的金属饰物，如手表、钥匙、磁卡等。治疗床面及周边无金属等导电物质。

（4）介绍治疗过程，并提示患者在治疗时不可触及其他导体。

（5）做好治疗部位的准备工作，如局部创面处理、支具的固定。一般无需脱衣，治疗部位应干燥。

（6）注意特殊部位的保护，如睾丸、卵巢、骨骺、眼区等敏感部位。治疗中注意遮挡患者，保护患者隐私。

（7）发热患者，当天体温超过38℃者，应停止治疗。

（8）治疗中询问患者感受，适度调节电流，观察患者生命体征，发现有血压升高、大汗、发热等应停止治疗，告知治疗师。

二、光疗法及护理

光疗法（phototherapy）是利用日光辐射或人工光源防治疾病和促进机体康复的方法。光疗法可分为红外线疗法、可见光疗法、紫外线疗法、激光疗法等。

（一）红外线疗法及护理

红外线是波长为760nm～400μm的一段光谱，因光谱位于可见光的红光之外而得名。用红外线照射人体治疗疾病的方法，称为红外线疗法（infrared therapy）。

1. 治疗作用　红外线治疗作用的基础是温热效应。

（1）改善局部血液循环：加速化学反应，使血管扩张，血流加速。

（2）促进局部炎症消退：加快代谢产物和病理产物的消除，渗出物的吸收，消除肿胀。

（3）缓解痉挛及镇痛：降低感觉神经的兴奋性，肌张力下降，肌肉松弛。

（4）改善免疫功能：增强吞噬功能和血管壁的通透性，使细胞活动旺盛，代谢加强，细胞的再生和修复过程加快。

2. 操作技术　治疗时，患者取适当体位，裸露照射部位，将灯头对准治疗部位，距离30～60cm，以操作者手感温热或患者对温热的感觉合适为宜。每次照射20～30min。治疗结束，擦干照射部位汗液，患者在室内休息10～15min后方可外出。

3. 适应证与禁忌证

（1）适应证：肌肉劳损、挫伤、扭伤、关节炎、神经痛、肌纤维组织炎、冻疮、压疮、皮肤溃疡、注射后硬结、带状疱疹等。

（2）禁忌证：急性损伤早期、有出血倾向者、高热、活动性肺结核、急性扭伤早期、局部循环和感觉障碍、恶性肿瘤等。

4. 护理

（1）治疗前解释说明：介绍红外线光疗的治疗过程，了解是否存在光疗禁忌证。告知治疗期间不能随意移动患部，以免触及辐射器，导致烫伤。

（2）注意眼睛保护：红外线可引起眼部的损害，如畏光、视力模糊，严重者可致白内障和视网膜损伤，应避免对眼睛直接照射。在对颜面和周围做治疗时，可用浸湿的纱布遮盖眼睛或患者戴有色防护眼镜。

（3）避免用于急性创伤：对于急性创伤，需待24～48h后局部渗出和出血停止后方可做小剂量红外线照射。

（4）防止发生烫伤：治疗中询问患者感受，适度调节灯头与皮肤距离，对肢体有循环障碍和新鲜的植皮术后，尤其应特别注意有无出现水疱，以免发生烫伤。

（5）治疗后护理：做好伤口创面包扎及支具的固定，指导患者做好保暖，防止受凉。

案例分析

患者刘某，26岁，自述5天前不小心开水烫伤右手，Ⅱ°烫伤，表皮坏死，有脓痂附着，为促进肉芽组织及上皮的生长，加速伤口愈合，准备使用紫外线疗法，请问护士应做好哪些准备？

（二）紫外线疗法及护理

利用电磁波谱中波长在 180～400nm 的紫外光线治疗疾病的方法，称为紫外线疗法（ultraviolet therapy）。因光谱位于紫光之外而得名。常分为三段：长波紫外线（波长为 320～400nm）；中波紫外线（波长为 280～320nm）；短波紫外线（波长为 180～280nm）。

1. 治疗作用

（1）促进局部血液循环：紫外线照射后，红斑反应区的血管扩张，血液循环加快。

（2）杀菌、消炎：由于紫外线照射后可使细菌 DNA 产生光聚合作用，从而杀死细菌。紫外线的抗炎作用主要通过杀菌、改善病灶的血液循环及增强机体免疫功能来实现的。

（3）加速组织再生：小剂量紫外线照射可加速核酸合成和细胞分裂，从而促进组织再生。

（4）镇痛：紫外线红斑量照射可使局部疼痛阈值上升，具有显著的镇痛作用。

（5）脱敏：多次小剂量紫外线照射，可使组织产生少量组胺，转而刺激细胞产生组胺酶，分解血液中过量的组胺而脱敏。

（6）防治佝偻病和软骨病：全身无红斑量紫外线照射，可使体内 7- 脱氢胆固醇变为维生素 D_3。维生素 D_3 可促进肠道、肾小管对钙的吸收和重吸收，并促使钙沉积至骨骼。

（7）促进愈合：小剂量紫外线照射可以促进肉芽组织及上皮的生长，加速伤口愈合；大剂量则抑制或杀死细胞，促进坏死组织脱落，控制感染，有利于伤口愈合。

（8）加强免疫功能：机体长期缺乏紫外线照射，可致免疫力低下。紫外线无红斑照射可增强巨噬细胞系统的功能，提高巨噬细胞活性，以提高机体的特异和非特异性免疫功能。

2. 操作技术　紫外线治疗一般分为局部照射法、全身照射法、体腔照射法及多孔照射法。以局部照射法为例。

（1）接通电源，启动设备。

（2）患者戴护目镜或用罩单遮盖眼睛，取舒适体位，暴露治疗部位，非照射部位用布遮盖。

（3）测准灯管与治疗部位间的垂直距离进行照射。按治疗要求的红斑等级生物剂量数计算照射时间。

（4）照射完毕，将灯移开，从患者身上取下治疗巾，整理。

3. 适应证与禁忌证

（1）适应证：红斑量紫外线局部照射常用于治疗急性感染性炎症、静脉炎、肌炎、腱鞘炎、胸膜炎、慢性支气管炎、哮喘、慢性溃疡、急性风湿性关节炎、带状疱疹、骨折后等；全身性红斑量紫外线照射常用于预防和治疗佝偻病、软骨病、免疫功能低下、长期卧床骨质疏松等；体腔照射适用于外耳道、鼻咽、口腔、直肠、窦道等。

（2）禁忌证：活动性肺结核、有出血倾向者、恶性肿瘤、肾功能不全、肝功能不全、甲状腺功能亢进、光过敏性疾病等。

4. 护理

（1）治疗室准备：应保持空气流通，室温保持 24℃左右，应用屏风隔离或使用单独房间。

（2）患者准备：了解患者是否在近期使用过光敏剂，如碘剂、碘胺药等；照射部位有无伤口换药。

（3）保护眼睛：对于初次治疗者，应向其说明照射后的反应和注意事项；操作者与患者均应佩戴护目镜，以免紫外线灼伤眼部。

（4）保护皮肤：操作者穿长袖衣、长裤，患者非照射部位应严密遮盖，以免超面积、超量紫外线照射；照射时灯管中心应与治疗部位皮肤垂直，距离 50cm。照射后 24h 内，被照射部位禁做热敷。

（5）保护灯管：不能用手触摸灯管。若需清洁灯管，应在灯管冷却后用 95% 乙醇棉球擦拭。

（三）激光疗法及护理

激光是受激辐射放大而产生的光,利用激光器发射的光治疗疾病的方法称为激光疗法(laser therapy)。它既具有一般光的反射、折射、干涉等物理特性,又具有相干性好、高单色性、高方向性、高亮度等特性。

1. 治疗作用

（1）生物刺激和调节作用:中小功率的激光照射具有消炎、镇痛、脱敏、止痒、收敛、消肿、促进肉芽生长、加速伤口及溃疡愈合等作用。

（2）激光手术:高能量激光产生的高能、高温、高压的电磁场作用和烧灼作用,对病变组织进行切割、黏合、气化。

（3）激光治疗肿瘤:利用激光的高热和强光作用,使肿瘤组织破坏。

2. 操作技术　患者取合适的体位,暴露治疗部位。根据医嘱要求选择不同能量的激光束,对准治疗部位,按照射部位皮肤温度感觉调整距离,进行激光治疗。

3. 适应证与禁忌证

（1）适应证:高能量激光用于治疗皮肤赘生物、色素痣、宫颈柱状上皮异位、尖锐湿疣等;低强度激光用于治疗面神经炎、三叉神经痛、神经性头痛、慢性溃疡、慢性伤口、带状疱疹、过敏性鼻炎等。

（2）禁忌证:活动性出血、皮肤结核、心肺肾衰竭、系统性红斑狼疮、光过敏症、恶性肿瘤等。

4. 护理

（1）治疗前向患者说明治疗中的感觉和可能的反应,取得患者配合。

（2）评估患者一般情况,了解是否存在禁忌证。

（3）观察治疗部位皮肤情况,保持治疗部位清洁干燥,无汗渍。

（4）协助患者摆放舒适体位,截瘫、偏瘫、脑瘫患者应注意使用体位垫保持舒适体位,同时注意遮挡患者,保护患者隐私。

（5）照射治疗时,操作者及患者均应佩戴护目镜。

（6）治疗中询问患者感受,适度调节灯头与皮肤距离,告知患者照射时不能移动,防止发生烫伤。

（7）治疗后做好伤口创面包扎及支具的固定。为患者做好保暖,防止受凉。

三、磁疗法及护理

磁疗法(magnetotherapy)是利用磁场治疗疾病的方法。磁场作用于人体,改变人体生物电流的分布,影响体内酶的活性与新陈代谢,从而影响人体各器官、组织的功能。

（一）治疗作用

1. 镇痛作用　主要是通过降低末梢神经兴奋,改善微循环和组织代谢,增加疼痛物质的水解酶活性等。

2. 镇静作用　加强大脑皮质的抑制过程,改善睡眠,调整自主神经功能,降低神经兴奋性,缓解肌肉痉挛等。

3. 消炎、消肿作用　磁场可以使局部血管扩张,血液循环加速,改善局部营养,促进渗出炎性产物的吸收和消除。

4. 降压作用　磁场通过作用于经络,调节神经功能,提高大脑皮质对血管舒缩中枢的调节能力,使血压下降。

（二）操作技术

按磁场形式不同，可将磁疗分为静磁场疗法（直接敷磁、间接敷磁）、动磁场法（低频交变磁场、脉动磁场与脉冲磁场）、磁针疗法（作用穴位）及磁处理水疗法（长期饮用大量磁处理水）。

（三）适应证与禁忌证

1. 适应证　急性软组织损伤、关节炎、乳腺小叶增生、肌肉劳损、神经痛、面神经麻痹、神经衰弱、胃肠功能紊乱、胃炎、高血压等。

2. 禁忌证　高热。出血或有出血倾向者、过敏体质者、孕妇及体力衰弱者等禁用。

（四）护理

1. 向患者介绍磁疗的治疗作用及注意事项，消除患者疑虑，取得患者配合。

2. 评估患者一般情况，了解是否存在磁疗禁忌证，指导患者取下手表及金属饰物，以免损坏。

3. 磁针、磁片治疗过程中，注意保持患者治疗部位清洁干燥无汗渍，选择大小适宜的磁片。为防止磁场遭到破坏，磁片、磁头不得撞击、火烤。

4. 磁化水治疗中应注意水温适宜，以免引起患者不适。

5. 注意有无头晕、恶心、嗜睡、心慌、皮疹、疱疹等不良反应。

四、超声波疗法及护理

超声波是指频率高于 20 000Hz 以上，不能引起正常人听觉反应的机械振动波。将超声波作用于人体以达到治疗目的的方法，称为超声波疗法（ultrasound therapy）。

（一）治疗作用

超声波作用于人体，由于机械振动作用产生了机械效应、热效应及空化效应，从而对人体产生一系列治疗作用。

1. 改善血液循环　超声波可提高细胞膜通透性，改善组织营养，促进渗出物吸收。

2. 镇痛、解痉　超声波可使神经兴奋性下降，传导速度减慢，肌肉组织兴奋性减低，故能起到较好的镇痛、解痉作用。

3. 松解粘连、软化瘢痕　较大剂量的超声波可促进结缔组织分散。

4. 促进骨痂生长　小剂量超声波可促进骨骼生长，骨痂形成，加速骨折修复过程。

（二）操作技术

1. 直接接触法　接通电源，将声头置于治疗部位，使治疗声头与皮肤紧密接触。打开超声波治疗仪电源开关，选择输出波形的类型、输出强度和治疗时间。采用固定法时，将声头以适当压力固定于治疗部位，剂量宜小，连续波的中等剂量一般为 $0.3 \sim 0.4 W/cm^2$，时间 3～5min。采用移动法时，将声头紧密接触治疗部位做缓慢往返或圆圈移动，声头移动速度以 1～2cm/s 为宜。

2. 非直接接触法　超声药物导入疗法，兼有超声波和药物双重作用。如超声雾化吸入疗法，利用超声波使药液在气相中分散为细微颗粒，经呼吸道吸入肺内。

（三）适应证与禁忌证

1. 适应证　脑血管病后遗症、神经痛、扭挫伤、软组织损伤、关节炎、腱鞘炎、鼻窦炎、颞颌关节紊乱、盆腔炎、输卵管闭塞、注射后硬结、血栓性静脉炎、瘢痕及粘连等。

2. 禁忌证　恶性肿瘤（超声治癌技术除外）、活动性肺结核、高热、化脓性炎症、出血倾向疾病。孕妇腰骶部、眼睛、睾丸为超声波治疗的禁忌部位。植有心脏起搏器者禁用。

（四）护理

1. 向患者介绍超声波治疗的作用及注意事项，取得患者配合。

2. 评估患者一般情况，了解患者是否存在超声波治疗禁忌证，检查治疗部位皮肤有无异常，协助患者选择舒适体位。

3. 治疗时，声头必须通过接触剂紧密接触皮肤或浸入水中，方能调节输出，切忌声头空载与碰撞，以防损害晶体。

4. 超声药物导入治疗应注意药液现用现配，治疗部位垫好治疗巾防止浸湿床单，治疗中注意治疗部位保暖，治疗后及时擦干患者治疗部位残留药液。

5. 治疗过程中仪器导线不得卷曲或扭转，注意仪器和声头的散热。如有过热，应暂停一段时间再继续使用。

五、石蜡疗法及护理

石蜡疗法（paraffin therapy）是指利用加热溶解的石蜡作为导热体，将热能传至机体达到治疗作用的方法。医用石蜡为白色半透明无水的固体，无臭、无味，呈中性反应。

（一）治疗作用

1. 温热作用　石蜡的热容量大，导热性小，无热的对流性，不含水分，冷却时放出大量热能，能松弛肌肉，改善血液循环，促进代谢，解除痉挛，减轻疼痛。

2. 机械性压迫作用　石蜡具有良好的可塑性和黏滞性。涂敷于体表时可紧贴皮肤，在冷却过程中，石蜡的体积逐渐缩小，对组织产生一种机械压迫作用，有利于水肿消散。

3. 润滑作用　石蜡具有油性，可增加皮肤的润滑性，软化瘢痕。

（二）操作技术

1. 蜡饼法　将加热熔化的蜡液倒入瓷盘或铝盘内，蜡液厚约 2～3cm，待冷却至初步凝结时，表面 45～50℃，敷于治疗部位，外用塑料布、棉垫包裹保温。此法多用于躯干或肢体等面积较大部位的治疗。

2. 浸蜡法　将手足浸入蜡液后立即提出，手足表面冷却形成一薄层蜡膜，重复数次，使蜡膜达到一定厚度，成为手套或袜套样。多用于肢体部位治疗。

3. 刷蜡法　蜡液冷却到 55～65℃时，用平排毛刷蘸取蜡液，迅速均匀地涂刷在病患部位，在皮肤表面形成一薄层蜡膜，厚约 0.5～1cm，外面再包一块热蜡饼，或多刷数层，用塑料布或棉垫包裹保温。

（三）适应证与禁忌证

1. 适应证　关节炎、关节强直、扭挫伤、肌肉劳损、腱鞘炎、术后粘连、瘢痕等。

2. 禁忌证　活动性肺结核、出血倾向疾病、高热、传染性皮肤病、恶性肿瘤、皮肤感染、开放性伤口、皮肤感觉不良及体质虚弱等。

（四）护理

1. 向患者介绍石蜡治疗的作用及注意事项，消除患者疑虑，取得患者配合。

2. 评估患者一般情况，了解患者是否存在石蜡治疗的禁忌证。

3. 治疗前指导患者做好准备，选择舒适体位，检查治疗部位有无异常情况。

4. 治疗床铺治疗单，充分暴露治疗部位，防止蜡液浸污衣服、床单。

5. 治疗中询问患者感受，注意观察患者治疗部位皮肤有无异常，防止发生烫伤，必要时应做好皮肤观察记录和交接班。

6. 治疗后清洁患者皮肤，擦净残留蜡渍。观察局部有无皮疹、瘙痒等过敏反应，以便及时对症处理。

7. 石蜡重复使用，使用前正确加热，使用后收集处理备用。

案例分析

　　患者，男性，36岁，因"颈项不适伴头晕、左手麻木3个月，加重2天"入院。患者入院前3个月伏案工作后出现颈项不适，同时伴有左手麻木，肩背疼痛，头晕、恶心，颈部活动受限，经多方治疗，效果均不明显。2天前外出受凉后上述症状加重，左手麻木以中指、无名指为重，颈部转头不能，活动明显受限，头晕、恶心、未吐。颈椎X线检查：颈3-4、颈4-5椎体前缘均可见骨质增生。

　　请思考：该患者应选用哪些物理治疗技术方法与护理？

思政元素

康复治疗技术的治疗目的

　　康复治疗技术主要包括物理因子治疗、运动治疗、作业治疗、言语治疗、心理治疗、康复工程、职业咨询以及中国传统康复治疗等。其治疗目的是最大限度地恢复患者的功能，以减轻残疾的影响，减少国家医学负担，让患者更有尊严地回归社会。

复习思考题

1. 简述物理治疗的概念。
2. 简述红外线光疗的护理要点。
3. 简述超声波的治疗作用。
4. 简述石蜡疗法的操作技术。

第二节　运动疗法及护理

　　运动疗法所进行的多种功能锻炼是按照科学性、针对性、循序渐进的原则进行的，通过神经反射、神经体液因素和生物力学作用对人体的多项功能产生相应的影响和改变。

一、概　　述

（一）定义

　　运动疗法（kinesiotherapy）又称为治疗性运动（therapeutic exercise），是根据疾病的特点、患者功能情况，应用力学的原理，借助治疗器械、手法操作以及患者自身参与的各种运动，以改善局部或整体功能，促进身心功能恢复的治疗方法。

（二）运动的基本类型

1. 按治疗作用的部位　分为全身运动和局部运动。

2. 按能量消耗　分为放松性运动、力量性运动和耐力性运动。

3. 按治疗方式　分为徒手运动疗法、器械运动疗法和水中运动疗法。

4. 按主动用力程度　分为被动运动、助力运动、主动运动和抗阻运动。

5. 按肌肉收缩方式　分为等长运动和等张运动。

6. 按治疗作用　分为改善关节活动度训练、增强肌力训练、增强耐力训练、改善平衡、协调能力训练等。

（三）运动疗法的治疗作用

1. 提高神经系统的调节能力　运动是一系列生理性条件反射的综合，适当运动可以保持中枢神经系统的兴奋性，改善神经系统的反应性和灵活性，维持其正常功能，并发挥其对全身各个脏器的调节和协调能力。

2. 改善不良的精神情绪影响　运动可反射性引起大脑皮质和丘脑、下丘脑部位兴奋性的增高，而下丘脑是调节内脏及内分泌活动的较高级中枢，也参与躯干活动的调节作用。由于疾病和残疾，患者容易产生抑郁、悲观失望等负面情绪。运动可提高患者的积极情绪，从而帮助患者恢复对治疗和生活的自信心。

3. 维持和改善运动器官的形态功能　运动治疗可促进全身血液循环，增加骨骼、肌肉的血液供应，增加关节滑液的分泌，改善软骨营养；可维持骨代谢平衡，使骨皮质增厚，增强骨的支撑和承重能力，预防和延缓骨质疏松的发生；提高和增强肌肉的力量和耐力，改善和提高平衡和协调能力。

4. 提高代谢能力，改善心肺功能　人体运动时需要消耗大量的能量物质，新陈代谢水平急剧增高，可达静息水平的几倍至十多倍；循环和呼吸系统功能活动也相应变化，表现为心跳加快，心肌收缩力加强，心排血量增加。同时血流发生明显重新分布，骨骼肌的血液供应从安静时的15%～20%增多至占总血液供应量的80%。因此，通过长期的运动锻炼，人体代谢能力和心肺功能均会得到明显改善。

5. 促进代偿功能的形成和发展　对某些经过系统的运动治疗，其功能仍难以完全恢复的患者，对健侧肢体或非损伤组织进行反复训练，是形成和发展代偿能力的重要条件。例如偏瘫患者健侧肢体经训练可以代偿患侧肢体功能等。

6. 增强内分泌系统的代谢能力　主动运动可以促进糖代谢，减少胰岛素分泌，维持血糖水平；增加骨组织对矿物质（如钙、磷）的吸收。适当运动是糖尿病、骨质疏松症患者康复保健的必备措施。

7. 预防长期卧床导致的并发症　长期卧床严重影响机体的各项功能，例如可导致肌肉萎缩、关节挛缩、骨质疏松、心肺功能下降、深静脉血栓形成、胃肠蠕动减弱、压疮、尿路感染、便秘等。运动疗法则可预防上述情况的发生。

（四）适应证和禁忌证

1. 适应证　运动疗法的适用范围很广，根据国内外的资料及临床应用研究结果表明，运动疗法应用于下列疾病可以获得比较满意的效果。

（1）内脏器官疾病：慢性支气管炎、肺气肿、哮喘、高血压、冠心病等。

（2）代谢障碍性疾病：糖尿病、肥胖、高脂血症等。

（3）神经系统疾病：偏瘫、截瘫、脑瘫、周围神经病损、脊髓灰质炎等。

（4）运动系统疾病：肌肉萎缩、骨关节畸形、四肢骨折、脊柱病、颈椎病、腰腿痛、肩周炎、骨关节炎、截肢后等。

2. 禁忌证　严重心血管疾病、接近运动区的局部感染、骨关节肌肉韧带等损伤未稳定者、严重衰弱、有大出血倾向者等。

二、改善关节活动范围的训练

（一）概述

关节活动范围练习是指利用各种方法预防和改善关节活动受限，恢复关节活动功能的运动治疗技术。常用的方法包括患者的主动运动、主动助力运动和被动运动三种。根据是否使用器械分为徒手运动和器械运动两种。常用于关节内外纤维组织挛缩或瘢痕粘连所引起的关节活动范围障碍。

（二）基本方法

1. 主动运动　当患者能主动活动时应以主动锻炼为主。最常用的是各种徒手体操，一般根据患者关节活动受限的方向和程度，设计一些有针对性的动作，内容可简可繁。运动时用力要均匀缓慢，循序渐进，幅度从小至大。可以个人练习，也可将有相同疾患的患者分组，集体练习。

2. 主动助力运动　对患肢的主动运动施加辅助力量，外力重点加在运动的始末部分。常用人力导引、器械训练、悬吊训练、滑轮训练和水中运动。

（1）人力导引：由治疗人员根据患者的具体情况，沿着关节活动的方向帮助患者活动。如治疗师在偏瘫患者的早期康复利用 PNF 技术中导引手的作用，帮助患侧肢体进行对角线运动，维持和改善关节活动度。

（2）器械训练：利用杠杆原理，以器械为助力，带动活动受限的关节进行活动。根据病情及治疗目的，选择相应器械，如肩关节练习器、肘关节练习器、踝关节练习器等。

（3）悬吊训练：利用挂钩、绳索和吊带组合，将拟活动的肢体悬吊起来，使其在去除肢体重力的前提下进行类似于钟摆样主动活动。

（4）滑轮训练：利用滑轮装置和绳索，通过健侧肢体帮助患侧肢体运动，其优点是活动幅度易掌握，患者乐于接受。

（5）水中运动：利用水的浮力，使无力的肌群无需使用过大的力量即可进行活动。这是助力活动中增加关节活动范围的较好的练习方法。在一般情况下，若无支持和帮助是很难完成的。

3. 被动运动　当患者不能进行主动肌肉收缩时采用，是完全由外力进行的运动方法。外力可来自医务人员、家属、患者的健肢帮助或机械力。具体方法如下：

（1）徒手被动运动：对于因伤病而暂时不能活动的关节应尽早进行被动 ROM 训练。操作要在关节活动的各个方向进行，范围应尽可能大，动作缓慢，忌暴力。

（2）关节松动术：是在关节可动范围内完成的一种针对性很强的手法操作技术，以达到维持或改善关节活动范围、缓解疼痛的目的。常用手法包括关节的牵引、滑动、滚动、挤压、旋转等。

（3）持续性被动活动（continuous passive motion，CPM）：是利用适用于相应关节的专门机械，使关节进行长时间、持续缓慢被动运动的治疗方法。主要用于手术肢体在术后能进行早期、持续性、无疼痛范围内的被动活动，缓解疼痛，改善关节活动范围，防止粘连和关节僵硬，促进关节周围软组织血液循环和损伤软组织的修复，消除手术和制动带来的并发症。

知识链接

关节松动术手法分四级

Ⅰ级：治疗者在关节活动的起始端，小范围、节律性地来回推动关节。

Ⅱ级：治疗者在关节活动允许范围内，大范围、节律性地来回推动关节，但不接触关节活动的起始端和终末端。

Ⅲ级：治疗者在关节活动范围内，大范围、节律性地来回推动关节，每次均接触到关节活动的终末端，并能感觉到关节周围软组织的紧张。

Ⅳ级：治疗者在关节活动的终末端，小范围、节律性地来回推动关节，每次均接触到关节的终末端，并能感觉到关节周围软组织的紧张。

（三）适应证与禁忌证

1. 适应证　骨折复位固定后、关节炎、麻痹、昏迷。完全卧床休息的患者亦适合。

2. 禁忌证　关节不稳、关节恶性肿瘤、骨折未愈合、肌腱韧带撕裂术后早期、深静脉血栓、全身状况极差等。

（四）护理

1. 心理准备　实施关节松动术前，应向患者进行宣教，使患者做好治疗前心理准备。做好康复评估工作，比如 ROM 是否受限，VAS 疼痛的评级以及排除相应禁忌证。

2. 治疗部位准备　患者应处于舒适的体位，穿宽松衣服，必要时应脱去衣服或暴露治疗部位。如局部有创面、矫形器、假肢等，要帮助患者做好准备。

3. 操作时护理　要缓慢、有节律地在 ROM 内进行，并注意患者的疼痛反应，避免牵拉已经过度活动的关节。出现疼痛时，酌情调整运动范围和训练方法。

三、牵 伸 技 术

（一）概述

牵伸技术是指用外力（人工或器械）牵伸挛缩或短缩的软组织，以改善或重新获得关节周围软组织的伸展性，防止发生不可逆的组织挛缩，降低肌张力，改善和恢复关节活动范围的康复技术。牵伸技术是治疗各种由软组织挛缩或短缩导致的关节功能障碍的临床常用方法之一，操作简便、安全、有效。

（二）基本方法

根据外力来源的不同可以分为手法牵伸、机械牵伸和自我牵伸。

1. 手法牵伸　治疗师运用手法技术对发生紧张或挛缩的组织或功能受限的关节进行牵伸。治疗师通过手法控制牵伸的方向、速度和持续时间，增加挛缩组织的长度和关节活动范围。牵伸力量应达到患者有明显的酸胀感，但不产生过分疼痛的程度，牵伸方向应与肌肉紧张或挛缩的方向相反。手法牵伸是一种短时间的牵伸，一般每次牵伸持续 15～30s，重复 3～5 次。这种牵伸不容易引起肌肉的牵张反射和增加已经拉长了的肌肉张力，也称为静态牵伸。治疗师做手法牵伸时应缓慢、轻柔、循序渐进地进行，切忌快速暴力地进行牵伸，以免引起牵张反射或软组织的损伤。

2. 机械牵伸　借助机械装置，利用小强度的外部力量，较长时间作用于短缩组织的牵伸方法。其牵伸力量通过重量牵引、滑轮系统或系列夹板发生作用。牵伸时间至少持续 20min，甚至几小时，才能产生治疗效果。牵拉力要求稳定、柔和。

3. 自我牵伸　由患者自己完成的一种肌肉伸展性训练，利用自身重量作为牵伸力量。治疗师指导患者处于固定而舒适的体位下进行牵伸训练，教会患者自我调节牵伸的方向、力量和持续时间等，是巩固牵伸疗效的主要措施。

（三）适应证和禁忌证

1. 适应证　各种软组织的挛缩、粘连或瘢痕形成，引起肌肉、结缔组织和皮肤短缩，关节活动范围受限。

2. 禁忌证　关节内或关节周围组织各种急性炎症、感染、结核或肿瘤；新近发生的骨折或骨折未愈合、肌肉或肌腱的损伤，神经损伤或神经吻合术后 1 个月内；活动关节或肌肉被拉长时疼痛剧烈；严重的骨质疏松；骨性限制关节活动；短缩或挛缩的软组织造成关节的固定，形成了不可逆性挛缩。

（四）护理

1. 选择适应证　牵伸前先评估患者状况，向患者做好解释，明确关节活动受限的原因。

2. 准备工作　牵伸局部可先用热疗，如蜡疗、红外线照射、热洗等，或给予一般手法放松，有助于组织的放松，以及降低发生损伤的可能性。

3. 合适体位　患者尽量保持在舒适、放松、便于操作的体位。

4. 牵拉力度　长时间制动或不活动组织、肿胀的组织或肌力软弱的肌肉，要注意牵拉力度。

5. 及时观察　要及时了解患者的治疗反应，牵伸后肌肉酸胀属正常反应，但如果肌肉酸胀持续超过24h，甚至引起关节疼痛，说明牵伸强度过大，须调整牵伸参数或休息一天。牵伸后应注意肢体保暖，或佩戴支具，以巩固牵伸效果。

四、增强肌力的训练

（一）概述

增强肌力训练是维持和改善肌肉功能的练习。常用于训练各种原因引起的肌肉萎缩或瘫痪，促进神经系统损伤后的肌力恢复，或需矫治的某些疾病，如脊柱畸形、慢性腰痛等，以发展肌肉力量，从而恢复运动功能。

（二）基本方法

1. 按患者主动用力程度分类

（1）被动运动：适用于0～1级肌力的患者。整个运动完全依靠外力作用来帮助完成。通常由治疗师徒手或使用电刺激施加诱发肌肉收缩，也可利用患者自身的健侧肢体自我完成。适当的被动运动，可保持肌肉的生理长度和张力，防止肌肉萎缩，维持关节活动范围，并可刺激本体感受器诱发运动感觉。

训练原则：固定近端关节，活动远端关节；先近端后远端；先健侧后患侧；动作柔和、缓慢，无痛状态下进行。每日活动2～4次。

（2）主动助力运动：适用于2级肌力的患者。助力运动是指患者部分肌肉主动收缩、部分由治疗师辅助或借助器具帮助完成。助力运动是患者由被动运动向主动运动过渡中的重要训练环节。包括徒手助力运动、悬吊助力运动、水浮力助力运动等。

训练原则：在训练过程中助力大小应根据患者肌力的增加而逐渐减少助力成分；训练时应注意肢体位置的准确，避免其他肌肉的代偿运动；训练时让患者的注意力集中到患肢上。

（3）主动运动：适用于3级肌力的患者。在完全不依靠外力辅助的情况下独立完成的运动。由患者自己进行主动运动。

训练原则：要使主要训练的肌肉置于抗重力位，其运动的速度、次数、间隔时间，均需根据患者的具体情况进行；运动要求轻松平稳，先做简单动作，后做复杂动作。

（4）抗阻力运动：适用于4～5级肌力的患者。抗阻运动是对运动中肢体施加的一定量的阻力所进行的运动。常用的抗阻力运动方法有抗阻等长训练、抗阻等张训练及抗阻等速训练。常用弹力带、弹簧、沙袋、杠铃、哑铃、重锤等器械作为抗阻负重物。

渐进性抗阻练习法是等张训练的主要方法之一，其方法为：肌力训练之前先测定受训练的肌群对抗最大阻力能够完成连续10次的重复动作，作为最大负荷，称为10RM值。每天训练1次，每次训练包括三组练习，即先后用最大负荷的1/2、3/4和全量依次各做10次（也可以由大到小），每组间隔休息1min。以后每周测定最大负荷（10RM值），以便调整负荷量。

训练原则：施阻力前应先测试患者的肌力；阻力应施予关节的远端；所施阻力应按照从小到大、再由大到小的要求进行（即运动开始阶段与结束阶段的阻力要小）。

2. 按肌肉收缩方式分类

（1）等张训练法：肌肉在收缩时，肌肉长度发生变化（缩短或拉长），关节发生运动，肌肉张力基本不变,属于动力性训练。

（2）等长训练法：肌肉收缩时,肌肉力量增高,但肌肉长度不发生变化,关节不发生运动,属于静力性训练。此方法常用于关节术后肢体被固定、关节活动受限等情况时的早期锻炼。

（3）短暂最大负荷训练：此法是等张练习与等长练习联合应用的肌力训练方法。让受训者的肌群在承受最大负荷下等长收缩持续 6s 后休息 10s,重复 10 次为 1 组。每次训练做 10 组,每日进行 1 次。

（4）等速训练：必须在专门的等速训练器上进行,其最大特点是运动速度恒定而阻力可变的肌力训练,速度依据患者的肌肉功能而调整,并以一定的阻力配合。

（三）护理

1. 训练前准备　给患者讲解训练目的和方法,鼓励患者积极配合。

2. 合理的方法　训练前应先评估训练部位的关节活动范围和肌力情况,根据评估结果选择合适的体位和训练方法,注意作用肌起点的固定;所加阻力是否得当。若患者在加阻力的部位出现疼痛、肌肉震颤或代偿性运动时应改变施加阻力部位或大小。

3. 运动强度　肌力训练后出现很短时间内的疼痛和肌肉疲劳是正常的。所有疼痛及不舒适状况应在 3h 内消除,若训练后第 2 天仍感疲劳和疼痛,则说明运动强度过大,应适当减少运动时间和调整运动量。在训练中遵循超负荷原则和肌肉疲劳度原则,使训练效果最大化。

五、平衡功能的训练

（一）概述

平衡训练是指为提高患者维持身体平衡能力而采取的各种措施,常用于因神经系统疾病、前庭功能损害、肌肉骨关节系统等疾病所造成平衡能力减弱的患者。

平衡训练的基本原则是：①从静态平衡过渡到动态平衡;②由稳定的体位逐渐过渡到不稳定的体位;③身体重心由低到高的训练;④从睁眼状态下训练逐步过渡到闭眼状态下训练。

（二）基本方法

1. 静态平衡练习　静态平衡是在无外力的作用下,保持某一静态的姿势,自身能控制和调整身体平衡的训练。主要依靠躯干肌肉相互协调的等长收缩及关节两侧肌肉的协同收缩来完成,用以维持身体的平衡。

在静态平衡训练中先从比较稳定的体位开始,然后转至较不稳定体位,顺序为：前臂支撑俯卧位→前臂支撑俯跪位→跪坐位→跪位→坐位→站立位（扶站→独站）。立位平衡训练时应由双足分开立位→并足立位→单足立位→足尖立位等,达到逐渐缩减人体的支撑面,提高身体重心的训练目的。

2. 动态平衡练习　动态平衡是指患者可独立完成身体转移或他人施加外力作用于人体或身体原有平衡被破坏后,人体不断调整自己的姿势来维持新的平衡的一种能力的训练。动态平衡包括自动动态平衡和他动动态平衡两种训练法。

在动态平衡训练时可在坐位、站位下进行训练。例如：对于坐在床边的患者可在小范围内进行重心转移训练,从左臀部转移到右臀部,从一侧上肢支撑转移到另一侧上肢支撑,逐渐减少支撑;先活动单侧上肢,然后活动双侧上肢,逐步增加躯干运动的范围、速度和难度。也可采用各种设施,如平衡板、Bobath 球、滚筒、平衡训练仪等进行练习。

（三）适应证和禁忌证

1. 适应证　因中枢性瘫痪、脊髓损伤或外周神经损伤或病变所致的感觉、运动功能受损引起的平衡功能障碍;下肢骨折、软组织损伤或手术后有平衡功能障碍的患者。

2. **禁忌证**　严重认知障碍不能理解训练目的者；骨折、关节脱位未愈合者；严重疼痛或肌力、肌张力异常而不能维持特定级别平衡者。

（四）护理

1. 训练前向患者解释说明训练目的、方法，使患者消除紧张及恐惧心理。

2. 平衡练习要由易到难，要注意保护患者，防止跌倒，确保安全。

3. 注意观察患者反应，避免训练疲劳。

六、协调功能的训练

（一）概述

协调是指人体产生平滑、准确、有控制运动的能力。协调性练习的基础是利用残存部分的感觉系统以及利用视觉、听觉和触觉来管理随意运动。其本质在于集中注意力，进行反复正确的训练。协调性包括运动中原动肌与拮抗肌、协同肌之间的协调；上下肢的运动协调；四肢和躯干、两侧肢体对称或不对称的协调；眼和手的协调等。协调性训练的种类大体分为对上肢的训练、对躯干和下肢的训练。

（二）基本方法

1. **上肢和手的协调训练**　应重点练习动作的准确性、反应速度快慢、动作节奏性等方面。如以手的抓握训练为例，训练时要使患者手指有众多肌肉的协调，同时注意拇指与其他四指的协调，注意把训练动作加以分解，在正确的运动形式下反复训练。为防止训练的单调，可将协调训练寓于具体的作业治疗中，以便增加患者对重复训练的兴趣，如积木、钉木板、玩扑克牌、打麻将、下棋、打字等。

2. **下肢的协调训练**　重点练习下肢各方向运动和各种正确的行走步态，训练中不断纠正患者错误的姿势，通过反复多次的训练，逐渐提高动作之间的协调性。

（三）适应证和禁忌证

1. **适应证**　辨距不良、深部感觉障碍、小脑性前庭迷路性和大脑性运动失调、帕金森病。

2. **禁忌证**　严重认知障碍不能理解训练目的者；骨折、关节脱位未愈合者；严重疼痛或肌力、肌张力异常者。

（四）护理

1. **强调动作正确**　要反复练习，达到动作的协调。如患者能力达不到，无法正确完成动作，宁可暂时不做，以免形成错误的动作模式。

2. **切忌过分用力**　指导患者利用一些生活动作来辅助强化协调动作。例如可采用作业疗法、竞赛等趣味性方法进行训练，协调训练切忌过分用力，以免兴奋扩散而加重不协调。

3. 所有训练要在正常可动范围内进行，并应注意保护。

七、有　氧　训　练

（一）概述

有氧训练是采用中等强度、大肌群、节律性、持续一定时间、动力性、周期性运动，以提高机体氧化代谢运动能力的锻炼方式，广泛应用于各种心血管疾病康复、各种功能障碍者和慢性病患者的全身活动能力训练以及中老年人的健身锻炼。通过反复进行的以有氧代谢为主的运动，产生肌肉和心血管适应，提高全身耐力性运动能力和心肺功能，改善机体代谢。

有氧运动依靠糖原、脂肪分解代谢提供能量。运动时能得到充足的氧气供应，糖完全分解为二氧化碳和水,释放出大量能量,运动可持续很长时间,故又称为耐力运动。

（二）基本方法

1. 散步 速度缓慢,全身放松,每次持续时间 10～30min,运动强度小,目的在于精神和躯体的放松性锻炼。有增强心肺功能、调节代谢、促进体内糖代谢的正常化、改善睡眠的作用,并可延缓和防止骨质疏松的发生。常用于高血压、溃疡病、神经衰弱和年老体弱、肥胖及其他慢性病患者。

2. 医疗步行 在平地或适当的坡道上做定距离、定速度的步行,中途做必要的休息。按计划逐渐延长距离,中间可加爬坡或登台阶,每日或隔日进行 1 次。可根据环境条件设计不同运动量的几条路线,根据患者的功能情况选用。运动强度一般属于中等,适用于冠心病、慢性心功能不全、糖尿病、肥胖、慢性支气管炎、肺气肿等疾病。

3. 健身跑 属中等强度运动,适用于中老年健康者或有较好锻炼基础的慢性病患者,经心电运动试验无异常反应者。首先决定运动量大小,即选择合适的运动强度和持续时间。开始练习健身跑者可进行间歇跑或短程跑,以后改为常规健身跑。一般来说,年龄较轻、体质较好者,宜选强度加大、持续时间较短的方案;中老年及体弱者,宜用强度较小而持续时间较长的方案。

4. 骑车 可以分为室内和室外两种。室内主要采用蹬骑固定功率车。可根据需要调节蹬车速度、阻力及时间,使用方便。室外无负重的骑车运动强度较低,训练时往往需要增加负重,以增加运动强度。骑车运动对提高心肺功能、锻炼下肢肌力、协调能力及增强全身耐力均十分有益。

5. 游泳 运动时水的浮力对皮肤、肌肉和关节有很好的安抚作用,对关节和脊柱没有任何重力,有利于骨关节疾病和脊柱病患者的锻炼,运动损伤少。由于水对胸腔的压力,有助于增强心肺功能。水温一般低于体温,运动时体温的散发高于陆上运动,有助于肥胖患者消耗额外的能量。温水游泳池的水温及水压对肢体痉挛者有良好的解痉作用。这类患者有时在陆上无法训练,但在水中仍然有可能进行耐力训练。缺点是需要游泳场地,运动强度变异较大,所以运动时要特别注意观察患者反应。运动前应在陆上进行充分的准备活动。

（三）适应证与禁忌证

1. 适应证 心血管疾病,如稳定型心绞痛、轻度原发性高血压、心脏移植术后等;代谢性疾病,如单纯性肥胖、糖尿病等;呼吸系统疾病,如慢性阻塞性肺疾病、慢性支气管炎、哮喘、肺结核恢复期、胸腔术后恢复期等;其他慢性疾病,如慢性疼痛综合征、慢性疲劳综合征及长期卧床恢复期等。

2. 禁忌证 各种疾病急性发作期、严重心血管疾病、严重骨质疏松、感知认知功能障碍及精神疾病发作期等。

（四）护理

1. 穿戴要求 最好穿宽松、舒适、透气的运动装和运动鞋。

2. 训练时机 饭后及空腹不做剧烈运动,运动后不宜立即洗澡。

3. 注意安全 进行必要的体格检查,特别是心血管系统和运动器官的检查,以免在训练中发生意外或运动损伤;对潜在意外危险的心血管疾病患者,应有一定的医疗监护措施。

4. 循序渐进 按患者病情及体质情况制订训练计划,并严格按照进度中规定的运动量(速度、距离、运动频度)训练,切忌急于求成,超量训练,以免导致机体疲乏、肌肉酸痛,甚至出现一些不必要的损伤。

5. 准备与整理活动 在每次训练前要有 5～10min 的准备活动,训练后要有 5min 的整理活动,避免突然开始训练或突然停止。

复习思考题

1. 简述运动疗法的治疗作用。
2. 牵伸技术有几种方法？
3. 简述有氧训练的护理要点。

第三节　作业疗法及护理

一、概　　述

作业疗法（occupational therapy，OT）是指通过有目的、有针对性地从日常生活活动、职业劳动、认知活动、娱乐休闲中选择的作业活动，指导患者进行训练，以恢复和改善其躯体、精神、社会等方面的功能为目的的一种治疗技术。

（一）作业疗法的作用

1. 改善认知功能　通过认知和感知作业的训练，用于调节患者神经系统功能，提高患者的定向力、记忆力、注意力和思维能力等。

2. 改善躯体功能　通过利用各种辅助工具和代偿方法与手段，用于改善躯体感觉和运动功能的作业训练，增强患者的肌力、耐力和关节活动范围，改善运动协调性与平衡能力，增加功能活动的控制能力和耐力，改善手的灵活性及协调性，促进精细活动功能恢复等。

3. 改善心理状态　通过作业活动可以在心理上增强患者的独立感，提高生活的自信心，调节情绪，培养兴趣爱好；增进患者的人际交往能力，培养患者参与社会和重返社会的意识。

4. 提高生活自理能力　通过对日常生活如进食、洗漱、个人卫生等自理能力及各种辅助用具使用能力的训练，调动患者自身潜能，提高患者独立活动能力和自我照料能力。

5. 促进工作能力恢复　通过职业性作业的活动，可帮助患者恢复一定的工作能力，增加重新就业的机会。

（二）作业疗法的分类

1. 按作业活动的项目分类　木工作业、手工艺作业、编织作业、黏土作业、制陶作业、园艺作业、计算机作业和日常生活活动等。

2. 按作业治疗的目的分类　减轻疼痛的作业、增强肌力的作业、增加耐力的作业、改善关节活动范围的作业和提高手眼协调性的作业等。

3. 按作业活动的性质分类　功能性作业活动、心理及精神性作业活动、儿童作业活动和老年人作业活动。

4. 按作业疗法的实际应用分类

（1）维持基本日常生活的作业：如穿衣、进食、用厕、个人卫生、行走等。

（2）生产性作业活动：如缝纫、编织、刺绣、园艺、木工、陶器等。

（3）娱乐休闲性活动：如绘画、听音乐、看电视、下棋、弹琴、游戏等。

（4）康复辅助器具的使用训练：如矫形器、假肢、助行器、轮椅使用训练。

二、常 用 方 法

（一）日常生活活动训练

1. 日常生活活动训练　包括床上体位和翻身训练、坐起训练、床—椅间转移训练、轮椅操作训练、室内外行走训练等。穿衣训练、进食训练、如厕训练、个人清洁训练、阅读、写字、打电话交流训练等。

2. 家务活动训练   当患者上肢运动、感觉、协调功能及认知功能恢复较好时，对患者开始家务活动训练，包括做饭、洗衣、购物、经济管理、清洁居室、使用家电、抚育幼儿等训练。并指导患者如何省力，如何合理设置舒适的操作环境等。

3. 社会生活技巧训练   包括购物、使用交通工具、外出就餐、公共场所娱乐、超市购物、与他人交流、个人健康保健、安全意识（识别环境标记、对环境中危险因素的意识、打报警电话）等。

（二）治疗性作业活动训练

1. 生产类作业活动   包括木工、金工、陶艺、缝纫、建筑等各个行业的作业活动。如木工作业中的拉锯作业可增强上肢各关节活动，增强上肢肌力和耐力，提高躯体平衡能力；推刨作业可增强双上肢及手部的肌力和耐力，加大上肢和躯干的屈伸范围，提高躯体平衡能力；锤钉作业可提高手眼的协调性，改善肘关节的屈伸和腕关节尺桡偏的活动度，增强手及上肢的肌力，提高手的抓握能力。

2. 手工艺类作业活动   是应用手工制作具有艺术风格的工艺品来治疗疾病的活动，常用的有编织、织染、刺绣、剪纸、折纸、布艺、粘贴画、插花、雕刻等。其趣味性及操作性较强，提高手眼协调性和手指的精细动作能力，培养耐心和专注力。

3. 艺术类作业活动   包括音乐、绘画、舞蹈、戏剧、书法、诗歌等。广泛用于身心障碍的儿童和青少年、慢性疾病、老人以及癌症患者等。

4. 体育类作业活动   包括健身活动、娱乐活动和竞技活动，常用的有篮球、足球、排球、乒乓球、台球、游泳、太极拳等。可起到健身、防病的作用。

5. 游戏类作业活动   包括智力游戏和活动性游戏，如下棋、积木、打牌、追逐、跳绳等。游戏活动多为集体活动，可提高患者社会交往能力。

6. 其他治疗性作业活动   如砂磨板作业、滚筒作业。可增大关节活动度，提高肌力及手的抓握能力和平衡协调的能力。

（三）康复辅助器具的使用指导

针对患者的功能障碍进行康复辅助用具的选购、设计指导和使用训练，对恢复患者独立生活、适应工作和社会活动，发挥重要的康复作用。

1. 助行器的选购指导   如对于需要使用拐杖、手杖及助行架者，结合患者的身高、臂长、功能情况给予选购与使用指导等；对于穿戴假肢或矫形器者，训练患者熟练掌握穿戴方法、协调性动作、负重操作、行走技巧等。

2. 自助器具的选购指导   指导患者熟练使用如取物器、系扣器、穿袜器、翻书器等。通过自助器具的使用，减少他人帮助的需要，让患者能够生活基本自理。

课堂互动

如何选择适合患者的作业治疗方法？

（四）作业疗法处方

作业治疗要求治疗师根据患者的综合评定情况，在康复医师的指导下开出作业治疗处方。一个完整的作业治疗处方，其内容应包括患者一般情况、功能评定、目前存在的障碍问题、康复治疗目标、作业治疗内容及方法、注意事项等内容。

案例分析

患者张某，男性，53岁，农民。患者目前左侧肢体活动不利，情绪稳定，生命体征平稳。诊断：脑梗死。功能评定：肌张力稍高，Ashworth 分级 2 级；Barthel 指数 60 分；Berg 平衡量表评分 25 分；Brunnstrom 运动功能评定 Ⅳ 级。根据患者目前情况，请制定一份作业治疗处方。

技能要点

作业治疗在实施过程中应遵循基本的工作程序：作业评定→作业活动分析→设定预期目标→制订作业治疗方案→实施作业治疗→实施过程中的定期评定及计划的修正→出院计划和建议。

三、适应证和禁忌证

（一）适应证

1. 儿科疾病　脑瘫、发育不良、孤独症、肢体残疾等。

2. 内科和老年科疾病　脑血管意外、心脏病、糖尿病、慢性阻塞性肺部疾患。

3. 骨科疾病　截肢、手外伤、骨折、人工关节置换术、颅脑损伤、脊髓损伤。

4. 精神科　精神分裂症、焦虑症、抑郁症、神经症。

（二）禁忌证

意识不清、病情危重、严重认知障碍、心肺肝肾功能不全、活动性出血等。

四、护　　理

1. 取得患者合作　要在每个项目进行前，向患者及家属解释作业治疗的目的、作用、方法和注意事项，以取得家属配合和充分调动患者主动参与的积极性，以提高疗效。

2. 做好训练前准备　如排空大小便、夹板固定，衣服穿着舒适保暖。

3. 做好心理护理　在训练过程中，要注意观察和询问患者的精神状况及心理感受，发现患者出现顾虑、恐惧等各种不良心理反应时应向心理治疗师反映，及时疏导和调节。

4. 保证安全　作业治疗时应充分考虑患者的能量消耗和安全性，合理安排作业治疗项目和时间，避免引起患者过度疲劳，以防发生意外。

5. 注意观察　对接受多种康复治疗的患者，治疗后应观察和询问患者的精神状况及不良反应，如有不适及时反馈并给予相应处理。

? 复习思考题

1. 简述作业疗法的定义。
2. 简述作业疗法的作用。
3. 治疗性作业活动的训练有哪些方法？

第四节　言语疗法及护理

一、概　　述

言语治疗（speech therapy，ST），或称言语矫治，是指通过各种手段对言语障碍的患者进行针对性的治疗，以改善其言语功能，提高交流能力的康复治疗。包括听、说、读、写的训练，恢复或改善构音功能，提高语言清晰度等语言治疗，必要时应用手法介入、辅助器具及替代方式。

（一）语言交流的基本要素

语言交流有两大基本要素：一是接受、理解词汇，即通过听觉、视觉和触觉等刺激将信息传至中枢，进行综合分析，整合处理；二是表达词汇，即做出反应。这个过程是将整合处理、组织好要表达的概念转化成输出信息，再通过发音器官构成合适的语言或通过书写、手势或表情表达。

其目的主要是通过言语训练来改善患者的言语功能，提高交流能力。对于严重言语障碍或者经过系统训练效果仍不理想者，应着重加强非言语交流方式的训练或借助于替代言语交流的方法，如手势语、交流板等。治疗形式以一对一训练为主，有时要进行集体训练。患者的主动参与十分重要。临床上常见的言语障碍有失语症、构音障碍、言语失用症。

（二）治疗形式

1.“一对一”训练　即一名治疗师对一名患者进行训练的方式。这种形式容易使患者注意力集中，情绪稳定，内容针对性强。训练开始时多采用这种方式。要求有一个安静、稳定的治疗环境。

2. 自主训练　患者经过“一对一”训练之后，充分理解言语训练的方法和要求，具备了独立练习的基础，这时治疗师可将部分需要反复练习的内容让患者进行自主训练。内容由治疗师设计决定、定期检查。

3. 小组训练　又称集体训练。目的是逐步接近日常交流的真实情景，通过相互接触，能够使患者减少孤独，增强信心。学会将个人训练成果在实际中有效地应用。治疗师可根据患者的不同情况编成小组，开展多项活动。

4. 家庭训练　应将制订的治疗计划、评价方法介绍和示范给家属，并可通过观摩、阅读指导手册等方法教会家属训练技术，以便于患者能够由医院治疗过渡到家庭治疗。治疗师定期上门给予评估和指导。

二、常　用　方　法

治疗前需要充分地安排训练计划，准备治疗用物，如录音机、录音带，呼吸训练器；镜子、秒表，压舌板和喉镜；字词卡、图片、动作画卡和情境画卡；各种评估表和评估用盒；与文字配套的实物。

（一）失语症的治疗

1. 听力理解训练

（1）语词听觉辨认：出示一定数量的实物、图片、字词卡片，由康复医护人员说出某词后让患者指认。由单词的指认开始，逐渐增加难度。

（2）执行命令：出示一定数量的实物、图片，康复医护人员发出指令，让患者完成简单动作。

如"把牙刷拿起来",逐渐增加信息成分,使指令逐渐复杂。

(3)判断是非:让患者听完题后判断是否正确。

(4)记忆训练:让患者在一定的时间内记住一定数量的实物、图片,然后把实物和图片拿掉,间隔一定时间后,再让患者回忆刚才出示的实物和图片。如"把笔、帽子和牙刷拣出来"等,逐渐增加难度。

2. 阅读理解训练

(1)字词句理解训练:包括视觉认知训练(将一组图片摆在患者面前,让患者看过后进行图片与文字匹配)、听觉认知训练(将一组图片摆在患者面前,患者听治疗师读一个词后指出相应的字卡、图片)、语词理解训练(用句子卡片,让患者指出情景画,进行语句与图画匹配,训练患者执行书面语言指令等能力)。

(2)短文理解训练:阅读短文后,在多选题中选出正确答案。

3. 语言表达训练

(1)复述训练:从单词水平开始,逐渐过渡到句子、短文。随着患者的个人能力增强,增加训练难度。对重症者可提示图片或文字卡,在要求复述时配以视觉刺激。

(2)选择回答:提出问题,让患者在多选题中找出正确答案并读出。

(3)命名训练:按照单词→短句→长句的顺序进行,给患者出示一组卡片或实物进行提问,让患者说出物品的名称。如放一张有一支钢笔的图片在患者面前,问:"这是什么?""它是做什么用的?"等内容反复训练。

(4)朗读训练:出示单词、句子、短文卡,让患者出声读出。如不能进行,由治疗师反复读给患者听,然后鼓励患者一起朗读,最后让其自己朗读。由慢速逐渐接近正常,每日坚持,以提高朗读的流畅性。

(5)旋律吟诵训练:鼓励引导患者唱出自己熟悉的歌曲旋律和歌词、诗歌。

(6)自发口语练习:将有关行为动作的画片让患者看后,用口语说明,描述图中的活动;或看情景画让患者自由叙述;与患者进行谈话,让患者回答自身、家庭及日常生活中的问题等。逐渐增加句子的长度和复杂性,同时要注意进行声调和语调的训练。

4. 书写训练 包括抄写、随意书写、默写和自发书写阶段。通过抄写和听写单词、简单的短句到复杂的长句、短文,以及让患者看物品图片,写出单词;看动作图片,写叙述短句;看情景图片,写叙述文;最后到记日记和给朋友写信。目的是逐步使患者将语义与书写的词联系起来,达到有意义书写和自发书写的目的。

失语症患者如果经过系统的言语治疗,言语功能仍然没有明显的改善,则应考虑进行实用交流能力的训练,使言语障碍的患者最大限度地利用其残存的能力,能掌握日常生活中最有效的言语或非言语的交流方法。

5. 实用交流能力训练

(1)PACE技术:是目前国际上最得到公认的实用交流训练法之一。如将一叠图片正面向下扣置于桌上,治疗师与患者交替摸取,不让对方看见自己手中图片的内容。然后双方运用各种表达方式(如呼名、手势语、指物、绘画等)将信息传递给对方,接收者通过重复确认、猜测、反复提问等方式进行适当反馈,以达到训练目的。

(2)手势语训练:手势语不单指手的动作,还应包括头及四肢的动作。训练可以从习惯用的手势语开始(例如用点头、摇头表达是或不是等)。

(3)交流板或交流手册的使用训练:适用于口语及书写交流都很困难,但有一定的文字及图画的认知能力的患者,通过患者指出字、图片、照片上的字或图来表明自己的意图。

(二)构音障碍的治疗

1. 松弛训练 痉挛型构音障碍患者通常会存在咽喉部、头面部肌肉紧张、肌张力增高。为使随意肌群放松,降低非随意言语肌的紧张性,应指导患者进行全身放松训练。

(1)上肢肌肉放松训练:患者采取坐位,闭目,相关手握拳,双臂向前伸直,举至肩水平,使肌肉紧张3s,然后放松,重复数次。

(2)颈部肌肉放松法:低头、头后仰、向左右侧屈以及旋转。

(3)胸腹背部放松训练:收腹吸气—放松,重复数次。

(4)下肢肌肉放松训练:伸膝位下做脚趾屈曲—放松,重复数次。

2.呼吸训练　目的是改善呼吸气流量的控制。患者采取坐位,尽量保持躯干挺直,平稳地由鼻吸气,然后缓慢由口呼气。呼气时尽可能发摩擦音"s""f"。

3.口面与发音器官的训练

(1)本体感觉刺激训练:用长棉球棒按唇→上下牙龈前面→上下齿龈背侧→硬腭→软腭→舌→颊黏膜顺序进行环形刺激。

(2)舌唇运动训练:唇的张开(发"啊"音)、前突(发"呜"音)、缩回裂开(发"衣"音)、紧闭→放松训练;舌的前伸、后缩、上抬、向两侧口角移动,舌尖沿上下齿龈做环形"清扫"动作等。可用压舌板增加阻力进行训练。

(3)软腭抬高训练:用力叹气促进软腭抬高;发"啊"音;冰棉棒刺激软腭。

4.发音训练　目的是改善声带和软腭等运动。

(1)发音启动训练:顺序是先训练发元音(o、a、u)启动,然后发辅音,再将元音与辅音相结合。按单音节→双音节→单词→句子的顺序进行。

(2)减慢言语速度训练:用节拍器或由治疗师轻轻拍桌子,由慢到快,患者随节拍发音可明显增加可理解度。但此方法不适合重症肌无力的患者。

(3)辨音训练:通过口述或放录音,分辨出错音,进行纠正。

(4)鼻音控制训练:鼻音过重是由于软腭、腭咽肌无力或不协调,将鼻音以外的音发成鼻音。如使用吸管在水杯中吹泡、吹气球、吹蜡烛、吹纸张等,可以引导气流通过口腔,减少鼻漏气,并可延长呼气时间。

(5)克服费力音的训练:此音是由于声带过分内收所致。让患者处在一种很轻的打哈欠状态发声。

三、护　　理

1.创造良好的训练环境　室内照明、温度、通风等适宜,安静,避免噪声。尽量减少对患者视觉和听觉的干扰,限制无关人员的进出,以免分散患者注意力,影响训练效果。

2.沟通交流　向患者或家属介绍治疗项目作用及注意事项,取得配合。

3.准备训练用物　按治疗要求准备好治疗辅助用物,如咽部刺激冰棒等。

4.合理安排治疗时间　特别注意患者的疲劳迹象,应及时调整时间和变换训练项目。对行动不便的患者做好治疗前后的接送工作。

？　复习思考题

1.简述言语疗法的定义。

2.简述言语疗法的治疗形式。

3.简述听力理解训练方法。

4.简述言语疗法的护理要点。

第五节　心理治疗及护理

一、概　　述

心理治疗（psychotherapy）是应用心理学的原理与方法，治疗患者的认知、情绪及行为等有关问题的过程。心理治疗的目标是缓解和消除患者的负性情绪，解决患者当前亟待解决的问题，消除症状，纠正认知错误，矫正不良行为，重塑人格系统，改善人际关系，使其重新或更好地适应社会，最终达到使患者能够帮助自己的目标。

二、常　用　方　法

（一）支持性心理治疗

支持性心理治疗是通过医护人员对患者的指导、劝解、鼓励、安慰和疏导等方法，帮助患者消除疑虑、改善心境、增强对残疾和疾病的心理承受能力，恢复心理平衡的一种心理护理方法。支持性治疗的主要方法有以下几种。

1. 表达情感　治疗者要表现出对患者的关心和理解，使他们愿意表达深层的情感体验。通过交谈建立良好的护患关系，帮助患者消除人际关系中的不利因素。特别要帮助患者与家属进行有效沟通，处理好与家庭、社会的人际关系。

2. 解释　解释工作必须从每个人的具体情况出发，有针对性地进行。帮助患者解除顾虑、树立信心、加强配合。要根据疾病的性质和规律，注意掌握解释的方法和技巧。

3. 鼓励和安慰　患者致残或患重病后，心理反应往往很强烈，特别是在治疗一段时间后效果不明显，患者情绪波动会更大，经常表现出恐惧、忧虑、抑郁、悲观、绝望甚至企图自杀。因此，护士可根据需要以多种形式对患者进行鼓励。如利用患者在康复过程中的进步给予正强化，用自己乐观的情绪使患者振作精神，增强信心。

4. 保证　对患者的检查和治疗结果做出他们能接受的保证，坚定其战胜疾病的信心。

（二）行为治疗

行为治疗是用学习理论和巴甫洛夫的经典条件反射原理来转变患者症状和行为的一种治疗方法。主要用于治疗部分神经症（恐惧症、焦虑症、强迫症等）、心身疾患（高血压、慢性疼痛和失眠）、自控不良行为（肥胖症、神经性厌食、烟酒及药物成瘾等）、性功能障碍（阳痿、早泄、阴道痉挛等）和性变态行为等。常用的方法如下：

1. 松弛训练　主要用于治疗患者的焦虑、抑郁情绪和睡眠障碍等，是一种通过自我调整的训练，常用方式有：肌肉渐进性放松、愉快想象性放松、有控制地深呼吸性放松。通过身体某部位的放松进而引起整个身心放松，以对抗由于心理应激而引起的交感神经兴奋的紧张反应，从而达到消除心理紧张和调节心理平衡的目的。

2. 系统脱敏疗法　此法主要采用深度肌肉放松技术，用于特定情景下治疗患者焦虑和恐惧等情绪障碍。将放松训练与制定的等级脱敏标记两者配合进行训练。首先要了解患者的异常行为表现（焦虑和恐惧）是由什么样的刺激情景引起的，把所有焦虑反应由弱到强按次序排列（0～10 分，0 表示完全平静，10 表示极度焦虑）。然后教会患者一种与焦虑、恐惧相抗衡的放松训练法，把放松训练技术逐步与那些由弱到强的焦虑程度同时配对出现，形成交互抑制情景，最后循序渐进地消除焦虑和恐惧。

3. 厌恶疗法　是通过轻微的惩罚方式抑制或消除不良行为的一种治疗方法。即把厌恶刺激或不愉快的刺激与患者的不良行为结合在一起体验。如可采用疼痛刺激(橡皮圈弹痛刺激、耳针疼痛刺激)等。以此抑制或消除患者的攻击、强迫等不良行为。

4. 行为塑造法　是通过正强化而造成某种期望的良好行为的一项行为治疗技术。此法对于矫正患者的被动行为、提高注意力和行为的依从性等比较有效。可采用一项适中的作业让患者去完成,在患者完成作业的过程中,对患者取得的进步及时反馈并进行正强化,如表扬、鼓励、奖励等。

5. 代币治疗法　是通过某种奖励系统,在患者做出预期的良好行为表现时,马上就能获得奖励,即刻得到强化,从而使患者所表现的良好的行为得以形成和巩固,同时使其不良行为得以消退。代币作为阳性强化物,可以用不同的形式表示,如记分卡、筹码、证券、食物、娱乐活动等方式。

6. 暴露疗法　此法是用于治疗患者恐惧心理的行为治疗技术。其治疗原则是让患者较长时间地想象恐怖的事物或置身于严重恐怖环境,从而达到消退恐惧的目的。此法与系统脱敏疗法有某些相似之处,如让患者接触恐惧的事物或情境。但他们的不同之处是在暴露疗法实施过程中,恐怖情景出现时无需采用松弛或其他对抗恐怖的措施;暴露疗法需让患者暴露于恐惧情境的时间比较长,每次治疗时间1~2h;系统脱敏法一般仅能对较轻的恐惧症有效,而暴露疗法则常用于治疗严重的患者。

7. 冲击疗法　即满灌疗法,基本原则与系统脱敏法相反。治疗者使用能引起患者更强烈焦虑情绪的刺激,使其受到更大冲击。主要适用于恐惧症、强迫症等。

(三)认知治疗

认知治疗是通过认知行为技术来改变患者不良认知的一类心理治疗方法的总称,包括信念、思维和想象等。认知治疗的理论认为心理障碍是由于错误的认知而导致异常的情绪反应。其基本观点是,认识过程是行为和情感的终结,适应不良的行为和情感与适应不良的认识有关。治疗者的任务就是与患者共同找出这些适应不良的认识,并提供"学习"或训练方法加以矫正,主要方法如下:

1. 教育　向患者介绍有关疾病知识,提供应对技能,让患者形成比较客观、正确的认知。

2. 认知重建　帮助患者改变各种不正确的认知和态度,特别是矫正自我失败的消极思维,建立对抗消极思维的认知,往往需要多次耐心地治疗。

3. 角色转换　是指站在对方的位置上来考虑对方的感受。通过换位思考,改变他们的认知方式。

(四)集体心理疗法

集体心理疗法是指治疗者同时对多个具有共性的患者进行心理治疗的方法。集体疗法通过患者相互交流、相互帮助、相互鼓励,有助于克服孤独和自卑心理,体验被他人接纳,增强适应社会的能力。集体心理疗法的主要方法有普及性集体疗法、动力交互关系法、经验性集体疗法、交往模式矫正疗法和心理剧启示法等。

三、护　　理

1. 了解患者心理状况,及时发现患者的负面情绪,积极采取阻断措施。

2. 尊重患者,与患者建立良好的医患、护患关系,对严重焦虑、抑郁患者做好安全防范,防止意外发生。

3. 指导患者家庭成员参与治疗,关心支持患者,帮助患者增强信心,缓解和消除患者的负性情绪。

4. 倾听和诱导鼓励患者表达情绪,帮助患者完成角色转换,接受疾病现实。

5. 鼓励患者与他人沟通交流，减少独处和自我封闭。

6. 及时与医生、治疗师沟通患者相关信息，并保护患者隐私。

（陈天昊）

❓ 复习思考题

1. 简述心理治疗的概念和治疗目标。
2. 行为治疗有几种方法？
3. 简述心理疗法时的护理要点。

ER-4-3

扫一扫，测一测

第五章　康复护理技术

第一节　概　　述

　　随着社会文化和经济的发展，人们对健康的认识日益提高，对护理工作也提出了更高的要求。与康复医学相适应的康复护理技术在提高患者生活自理能力、减轻残疾影响、避免并发症和继发性残疾的发生、最大限度地恢复患者功能方面发挥着重要作用。

一、定　　义

　　康复护理技术是指以全面康复为目标，与其他康复专业人员共同协作，对因伤、病、残而导致各种功能障碍的患者所进行的除基础护理以外的功能促进护理。

　　康复护理不同于一般临床护理，具有自身专业特点。若康复护理人员未通过系统的康复专业训练，没有过硬的康复专业技能，则难以保证患者的康复治疗效果。

二、分　　类

　　康复护理技术包括一般基础护理技术和康复护理技术两类。

（一）基础护理技术

　　基础护理技术是临床护理工作中最常用、带有普遍性的操作技术，如测量生命体征、给药、标本采集、无菌技术、心理护理、口腔护理、皮肤护理、饮食护理、导尿技术、灌肠技术、病情观察、健康教育、临终关怀及医疗文件书写等。

（二）康复护理技术

　　康复护理技术是指专门针对功能障碍患者实施的专科康复护理技术，包括体位摆放与转移、呼吸训练与排痰、吞咽与摄食训练、放松训练与呼吸训练、关节活动训练与提高肌力训练、膀胱功能训练、肠道功能训练、假肢和矫形器使用的护理、助行器使用等护理专业技术。

？ 复习思考题

1. 简述康复护理技术的定义。
2. 简述康复护理技术的分类。

第二节　体位摆放

案例分析

患者，女，72岁。脑梗死急性期，出现右侧肢体活动无力，伴口角歪斜。肌力测试：右侧肢体肌力0级，左上肢肌力5级，左下肢肌力5级。请问早期应该如何对患者实施良肢位的摆放？

体位是指身体所保持的姿势或某种位置。体位摆放是临床上根据治疗、护理和康复的需要，协助并指导患者所采取的正确体位，并能保持躯干和肢体在功能位的状态。临床上常用的体位摆放技术有良肢位、功能位的摆放。

在康复护理中，康复护理人员应根据疾病的特点，协助并指导患者摆放正确、舒适的良肢体位。如脑卒中、颅脑损伤、脊髓损伤及小儿脑瘫患者，床上正确体位的摆放可以预防和减轻肌肉痉挛、关节变形、软组织挛缩等并发症发生。因此，要针对疾病的特点选取合适正确体位。

一、偏瘫患者床上功能位的摆放

（一）健侧卧位

1. 头部　健侧卧位即患侧在上方的卧位。患者的头枕于舒适位。

2. 上肢　患侧上肢向前方伸出，下面用软枕支撑，上臂与躯干成90°～130°，肩胛骨前伸，肘关节伸直，前臂旋前，腕关节伸展，手指伸展，掌心向下；健侧上肢自由摆放。

3. 下肢　患侧下肢髋、膝关节屈曲呈向前迈步状态置于枕头上，踝背屈90°；健侧下肢髋关节稍伸展，膝关节轻度屈曲。

4. 背部　根据需要可在背后放一枕头，使躯干呈放松状态（图5-1）。

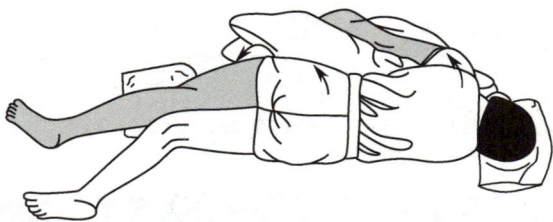

图5-1　偏瘫患者健侧卧位

技能要点

1. 告知患者体位摆放的目的和方法。
2. 手腕呈背伸位，防止手屈曲在枕头边缘。
3. 足不能内翻，悬在枕头边缘。
4. 两腿之间用枕头隔开。
5. 每次操作完成后整理床单元，固定好引流管。
6. 洗手，记录体位摆放时间及皮肤情况。

（二）患侧卧位

1. 头部　患侧卧位即患侧在下方的卧位。患者的头枕于舒适位。

2. 上肢　患侧上肢应前伸，与躯干成80°～90°，肩胛带向前伸，肩关节屈曲，肘关节伸展，前臂旋后，腕关节背伸，手指伸展，掌心向上；健侧上肢可舒适放在躯干上。

3. 下肢　健侧下肢呈迈步位，屈髋屈膝放在枕头上。患侧下肢伸展，膝关节轻度屈曲，踝背屈90°。

4. 背部　根据需要可在背后放一枕头，使躯干呈放松状态（图5-2）。

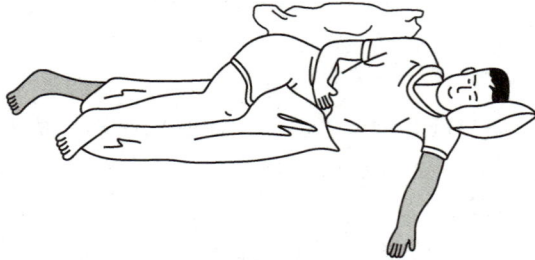

图5-2　偏瘫患者患侧卧位

（三）仰卧位

1. 头部　患者头部放在高度适当的枕头上，避免头部过屈或过伸。

2. 上肢　患侧肩关节下方垫一个枕头，使肩胛骨凸向前，上肢关节伸展，置于枕头上，腕关节背伸，掌心向上，手指伸展。健侧上肢舒适自然摆放。

3. 下肢　患侧从臀部至大腿外侧下方垫一长枕，使骨盆前突，防止髋关节屈曲、外旋，或在膝下放一软垫，保持微屈，足部处于中立位，足底外侧放置小枕，防止足下垂（图5-3）。健侧下肢舒适自然摆放。

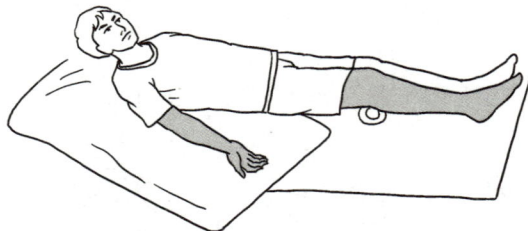

图5-3　偏瘫患者仰卧位

技能要点

1. 尽量减少仰卧位的时间，因其易受颈紧张性反射和迷路反射的影响。
2. 骶尾部、足跟和外踝等处发生压疮的危险性增加，注意防护。
3. 避免被子太重而压迫偏瘫足，造成足下垂或外旋。
4. 避免使用过高的枕头，头部不要有明显的左右偏斜。

（四）床上坐位

1. 头部　取床上坐位时，患者背后给予软枕支撑，使脊柱伸展，头颈保持直立，头部无需支持固定，以利于患者主动控制头的活动。

2. 上肢　可在患者前方放一个横过床的可调节小桌，桌上放一软枕，让患者的上肢放在上面。

3. 下肢　下肢自然伸直（图5-4）。患者如采取斜靠在被褥上的坐姿，背部弯曲，骨盆向后方倾斜,将使髋关节长时间处于半伸展状态,从而使下肢伸肌的痉挛加重,阻碍下肢运动功能的恢复。

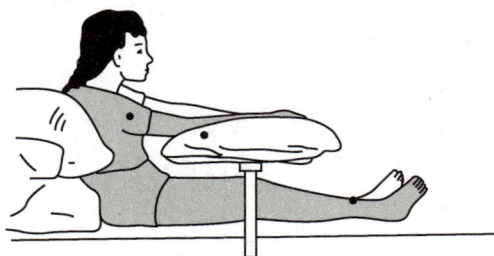

图5-4　偏瘫患者床上长坐位

二、截瘫患者床上功能位的摆放

截瘫患者由于双下肢同时受累并长期卧床,髋关节易出现挛缩内收、膝关节僵直、踝关节内翻、足下垂。因此,应注意对截瘫患者下肢体位的正确摆放。

(一)仰卧位

1.头部　患者头枕于舒适位,头呈中立位。

2.上肢　双上肢伸展,舒适摆放,肩胛下垫枕,使肩上抬前挺。

3.下肢　两侧髋关节伸展,在两大腿外侧各放置一长枕,防止髋关节外旋;膝关节下用小枕垫起保持微屈,两腿之间放置一长枕,使髋关节轻度外展;足部保持中立位,足尖向上,足底放软枕(图5-5)。

(二)侧卧位

1.头部　患者头枕于舒适位,和躯干呈直线,背部放枕头保持稳定。

2.上肢　双上肢自然放置,保持舒适。

3.下肢　双下肢屈髋、屈膝30°左右,两腿之间垫一枕头,踝关节背屈,足趾伸展。对有足下垂或内翻的患者,可戴足托以保持踝关节中立位(图5-6)。

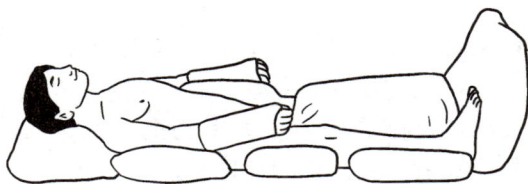

图5-5　截瘫患者仰卧位

(三)俯卧位

1.头部　患者面朝下,颈、胸下各置一枕,保持舒适位。

2.上肢　肩关节外展90°,肘关节屈曲90°,前臂旋前位,或双上肢自然下垂于床两侧。

3.下肢　髋关节伸展,髋部两侧垫枕,双膝关节和踝关节下垫枕,踝关节保持垂直(图5-7)。这种体位一般用于压疮预防或治疗时短时间使用。

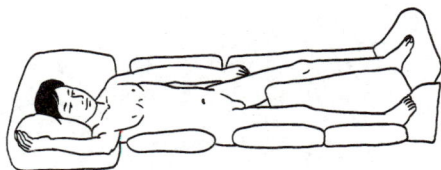

图5-6　截瘫患者侧卧位

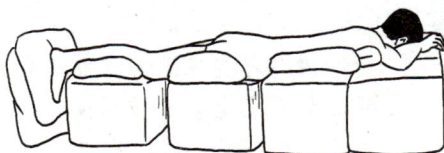

图5-7　截瘫患者俯卧位

三、烧伤患者床上功能位的摆放

烧伤患者常采取屈曲和内收的舒适体位，而长期处于这种体位易于发生软组织及关节挛缩，故应指导患者采取抗痉挛体位，起到减轻水肿、维持关节活动度、防止挛缩和畸形以及使受损的功能获得代偿的作用。但不同烧伤部位体位摆放也有差异，也可使用矫形器协助。烧伤患者身体各部位抗挛缩体位见表5-1。

表5-1　烧伤患者身体各部位的抗挛缩体位

部位	具体要求
头面部	戴面具，使用开口器
颈部	去枕，头部充分后仰
肩部	肩关节外展 90°～100° 并外旋
肘部	肘关节处于伸展位
手背部	腕关节背伸 20°～30°，掌指关节屈曲 90°，指间关节均为 0°，拇指外展及对掌位
手掌部	掌指关节、指间关节、远端指间关节均为 0°，拇指外展，腕关节背伸 20°～30°
脊柱	保持脊柱成一条直线，以预防脊柱侧弯，尤其是身体一侧烧伤的患者
髋部	髋关节中立伸展位；如大腿内侧烧伤则应将髋关节外展 15°～30°
膝部	膝关节伸直位，仅膝前方烧伤，可轻度屈曲 10°～20°
踝部	踝关节背屈 90° 位，防止跟腱挛缩

四、注 意 事 项

1. 解释说明　应向患者说明目的和要求，以取得患者的配合，并对全身的皮肤进行检查，包括有没有潮红和破损，有无肿块与其他疾病等征象。

2. 操作柔和　护理人员动作要轻柔，不可采取暴力拖、拉、拽等动作，尽可能发挥患者残余的功能进行体位变换，同时给予患者必要的协助和指导。

3. 适当时间　护理瘫痪或者神志不清的患者，至少每 2h 变换体位 1 次，并加强受压部位的皮肤护理，避免骨突处皮肤破损，预防发生压疮。

课堂互动

以上不同疾病的良肢位摆放有何异同点？

? 复习思考题

1. 简述偏瘫患者床上功能位的摆放。
2. 简述截瘫患者床上功能位的摆放。
3. 简述体位摆放的注意事项。

第三节　体位转换

一、概　述

(一)定义

体位转换是指人体从一种姿势转移到另一种姿势的过程,包括床上转移、坐—卧转移、坐—站转移、床—轮椅转移、轮椅—坐厕之间的转移。

(二)体位转换的目的

1. 预防并发症的发生　定时变换体位能够促进血液循环,预防压疮、坠积性肺炎、尿路感染、肌肉萎缩、关节变形、肢体挛缩等并发症发生。

2. 配合临床治疗的需要　在康复训练过程中,为了达到康复训练的目的,实现康复治疗及康复护理的预期效果,常需要有体位转换的配合。

(三)体位转换的方式

根据体位转换过程中患者主动用力的程度,将体位转换分为以下三种方式。

1. 自动体位转换　指患者不需任何外力帮助,可按照自己的意志和生活活动的需要,或者根据治疗、护理、康复的要求,以自己的能力变换体位并保持身体的姿势和位置。

2. 助动体位转换　指患者在外力协助下,通过主动努力而完成体位变换的动作,并保持身体的姿势和位置。

3. 被动体位转换　指患者完全依赖外力搬动变换体位,并利用支撑物保持身体的姿势和位置。

根据患者的病情不同和功能障碍情况,可以选择患者独立完成转换、一人协助转换、两人协助转换等不同的方式。

案例分析

王某,女,55 岁。既往原发性高血压病史十余年,不规律用药,1 周前晨起后出现右侧肢体无力,活动不灵,入神经科病房,被诊为脑血栓。

入院后查体:T 36.5℃,BP 160/90mmHg,R 20次/min,神清语明,左侧鼻唇沟变浅,伸舌偏向右侧,口齿不清,流涎,心肺未见明显异常。

肌力:左上肢 4 级,左下肢 4 级,右上肢 1 级,右下肢 0 级。Babinski 征右侧(+)。患者自述右侧肢体活动不灵,仅能轻微活动屈手指,无任何其他运动。

学生分组讨论:该时期的康复患者应该进行哪些体位的转换训练?

二、偏瘫患者的体位转换

(一)患者从仰卧位至侧卧位转换

1. 独立完成从仰卧位至侧卧位　患者双手十指相互交叉,患手拇指在上(即 Bobath 握手),双上肢向头方向上举,肩关节屈曲 90°,肘关节伸展,双上肢左右摆动数次,利用上肢摆动惯性带动躯体上部转向健侧或患侧,随之骨盆旋转,完成翻身动作。

2. 一人协助从仰卧位至侧卧位

(1)患者仰卧位,双手十指相互交叉,患手拇指在上,放于腹部,双膝关节屈曲,双足支撑于床面上。

（2）护理人员站在病床一侧，分别将患者肩部和髋部移动靠向近护理人员一侧床沿，然后一手扶托肩部，另一手扶托髋部，轻推患者转向对侧，背向护理人员呈侧卧位（图5-8）。

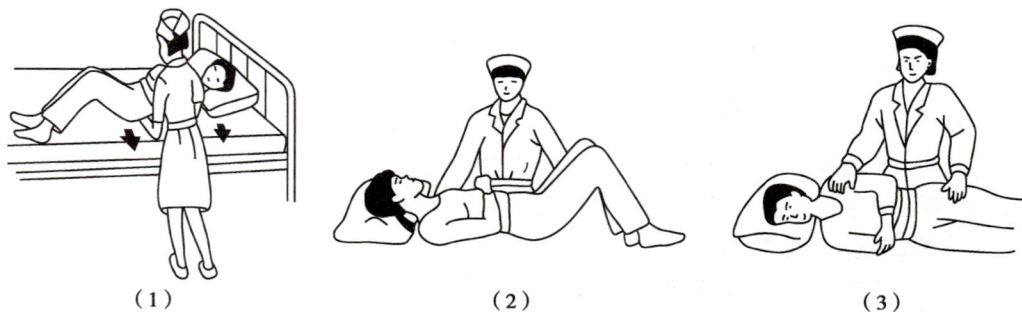

（1）　　　　　　　　　　　（2）　　　　　　　　　　　（3）

图 5-8　一人协助从仰卧位至侧卧位

（3）整理床铺，需要时用软枕支撑背部，使患者舒适，并维持良好肢位。

3. 两人协助从仰卧位至侧卧位

（1）患者仰卧位，双手十指交叉，患手拇指在上，放于腹部，双下肢伸直。

（2）护理人员两人站在病床同一侧，一人扶托患者颈肩和腰部，另一人扶托患者髋部和腘窝后。两人同时将患者移向近护士侧床沿，然后两人同时轻推患者转向对侧，背向护理人员呈侧卧位（图5-9）。

（3）整理床铺，需要时用软枕支撑，使患者舒适，并维持良好肢位。

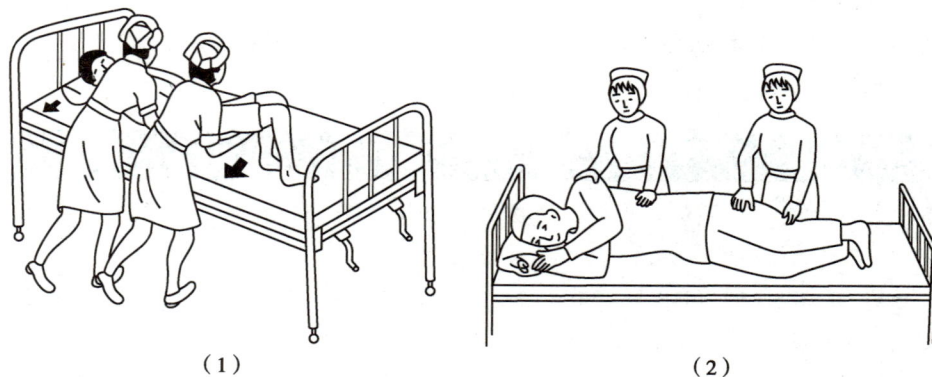

（1）　　　　　　　　　　　　　　　　（2）

图 5-9　两人协助从仰卧位至侧卧位

（二）患者从仰卧位至长坐位转换

1. 一人协助从仰卧位到长坐位

（1）患者仰卧，双上肢置于身体两侧，双侧肘关节屈曲，支撑于床面上。

（2）护理人员站于患者侧前方，以双手扶托患者双肩并向上牵拉。

（3）指导患者利用双肘的支撑抬起上部躯干后，逐渐改用双手支撑身体而坐起（图5-10）。

（4）整理床铺，调整坐姿，保持舒适坐位。

2. 一人协助从长坐位到仰卧位

（1）患者长坐位，从双手掌支撑于床面开始，逐渐改用双侧肘关节支撑身体，使身体缓慢向后倾倒。

（2）护理人员站于患者侧前方，以双手扶托患者双肩以控制患者向后倾倒速度，缓慢完成从长坐位到仰卧位的转换。

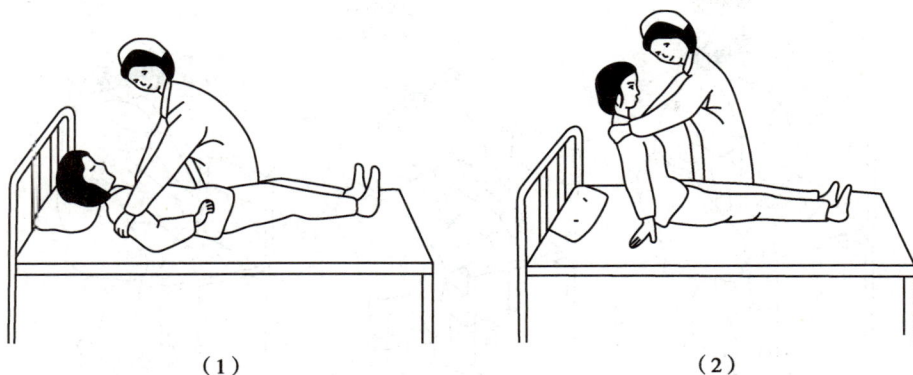

（1）　　　　　　　　　　　　　　　（2）

图 5-10　一人协助从仰卧位到长坐位

（3）整理床铺，调整卧姿，使患者舒适，保持功能位。

（三）患者从卧位至床边坐位转换

1. 一人协助从侧卧位转移至床边坐位

（1）从健侧翻身起坐法

1）患者仰卧位，双手十指相互交叉，患手拇指在上，伸肘在胸前，上举呈肩屈曲约 90°，利用双臂摆动翻身转向健侧卧位。

2）患者将健腿置于患腿下方，利用健腿带动患腿移到床沿下。

3）护理人员位于床一侧，双手托住患者肩部，并向上牵拉，帮助患者向健侧转身，同时令患者向上侧屈抬头，依次利用健侧上肢肘部—前臂—健手顺序支撑身体，并以骨盆为枢纽用力使身体转换成坐位。

（2）从患侧翻身起坐法

1）患者仰卧位，利用双臂摆动翻身转向患侧卧位。

2）患者利用健腿带动患腿移到床沿。

3）护理人员位于床一侧，双手托住患者肩部，并向上牵拉，指导患者利用健侧上肢横过胸前，用手置于患侧髋部旁的床面上支撑身体，同时向上侧抬头、颈和躯干，使身体转换成坐位。

2. 一人协助从床边坐位转换至卧位

（1）患者端坐在床沿，健侧上肢托住患侧上肢，健腿置于患腿下方。

（2）护理人员位于床一侧，双手托住患者肩部，缓慢让患者利用健侧手—肘部顺序控制身体向床上倾倒。

（3）患者利用健腿带动患腿移至床上。

（4）整理床铺，调整体位使患者舒适，保持功能位。

（四）患者从椅坐位向站立位转换

1. 主动转换法

（1）患者患侧稍在健足后方落地，以便负重。

（2）双手十指交叉握手，向前上方伸直双上肢，同时躯干向前倾，呈屈膝、屈髋位。

（3）臀部离开椅子，保持好平衡后，慢慢站起。

2. 助动转换法

（1）患者坐位下，健足在后，躯干前倾。

（2）护理人员面向患者站立，膝部抵住患者患侧膝部，患者双手交叉置于护理人员颈后。

（3）护理人员屈膝，身体前倾，双手托住患者臀部或抓住其腰带，将患者向前上拉起，与患者同时用力完成抬臀、伸膝至站立动作（图 5-11）。

（4）调整患者站立位的重心，使双下肢承重，维持站立平衡。

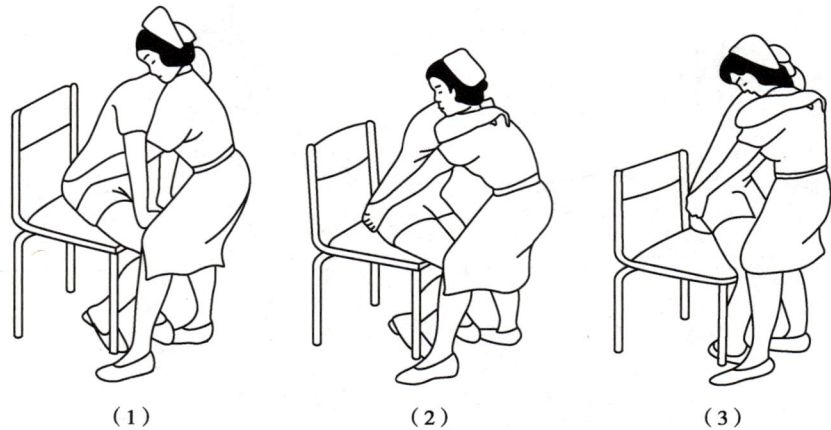

图 5-11　偏瘫患者从椅坐到站立助动转换

（五）从站立位向椅坐位转换

按上述步骤相反的方向进行。

（六）床与轮椅间转换

要求患者有一定的躯干控制能力，在护理人员的协助下完成转移动作。

1. 偏瘫患者从床到轮椅的站立位转换

（1）主动转换法

1）将轮椅置于患者健侧床旁与床成30°～45°夹角，刹住车闸，移开脚踏板。

2）患者坐在床边，双脚着地，健手握住轮椅外侧扶手，躯干向前倾斜，用健手、健腿支撑站起；站稳后以健足为轴，向健侧缓慢转动身体，使臀部正对轮椅正面缓慢坐下。

3）调整身体位置、坐稳，移回脚踏板，将双足放在脚踏板上。

（2）助动转换法

1）推轮椅到患者健侧床旁，与床成30°～45°夹角，刹住车闸，移开脚踏板。

2）帮助患者坐于床边，使双脚着地，躯干前倾。

3）护理人员与患者面对面弯腰站立，用膝盖顶住患者患侧下肢膝部，双手抱住患者腰部或背部，患者健手扶在护理人员的颈部或肩部。

4）患者身体向前倾斜，将其重心移至脚上，臀部离开床面，同时以健腿为轴，向健侧旋转身体，使臀部对准椅面坐下（图5-12）。

5）帮助患者坐好，移回脚踏板，将患者双脚放于脚踏板上。

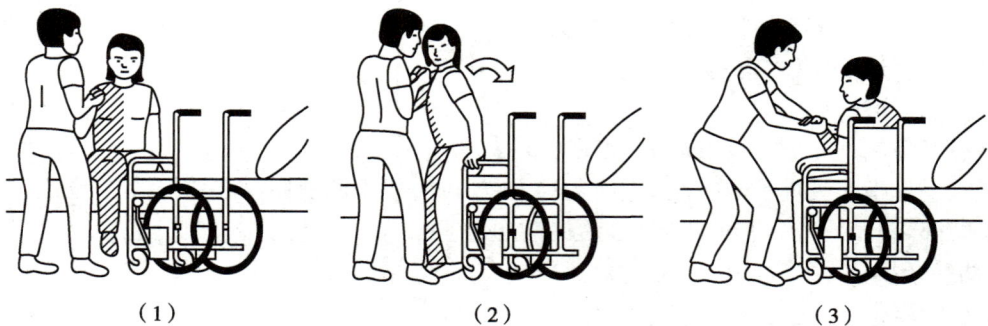

图 5-12　偏瘫患者从床到轮椅的站立位转移

2. 从轮椅到床的站立位转换　护士推轮椅从健侧靠近床，使轮椅与床成30°～45°夹角，刹住车轮，移开足托。患者健手抓住扶手站起，站稳后，健手向前放到床上，以健足为转轴，缓慢转动身体,使臀部正对床面,然后坐下。

三、截瘫患者坐位下的体位转换

(一)患者坐位移动训练

截瘫患者双上肢功能正常,较易完成床上长坐位移动。

1. 前方移动

(1)患者取长坐位,使双下肢外旋,膝关节放松。

(2)双手靠近身体,在髋关节稍前一点的位置支撑。保持头、肩、躯干充分向前屈曲,使重心线落在髋关节前方,双手用力支撑上抬臀部,使臀部向前移动。

2. 侧方移动 患者取长坐位,一只手紧靠体侧,另一只手置于身体侧方 30cm 的床面上,用双上肢支撑躯干,充分伸展肘关节,将臀部抬起,使身体向侧方移动。

(二)患者从床到轮椅的垂直转换

1. 护士将轮椅置于正面向前,与床成直角,刹住车闸,移开脚踏板。

2. 患者背向轮椅,以双手多次的撑起动作将臀部后移向床边。

3. 患者将双手改放在轮椅扶手中央,撑起上身,使臀部向后坐于轮椅内。

4. 打开车闸,向后驱动轮椅至足跟移离床沿至两腿在床边,刹住车闸。

5. 移回脚踏板,并将双足放在脚踏板上(图 5-13)。

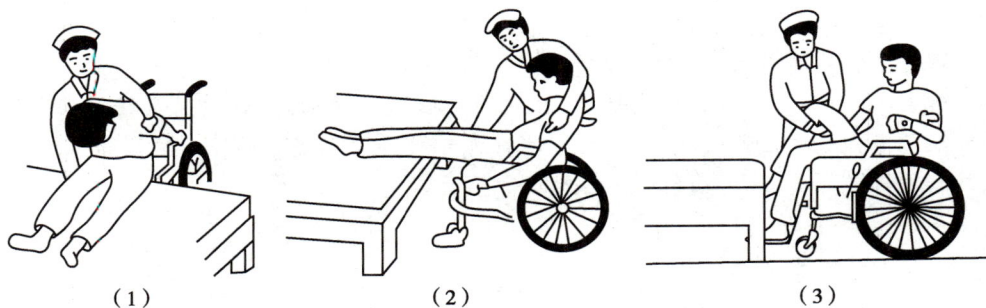

（1） （2） （3）

图 5-13 截瘫患者从床到轮椅的垂直转移

(三)患者从轮椅到床的转换

1. 独立转换

(1)直角前向转换:轮椅正面靠近床,其间距离约为 30cm,以供抬腿之用,然后制动。打开轮椅手闸,向前推动轮椅,紧贴床沿,再关闭手闸。双手扶住轮椅扶手向上撑起,同时向前移动坐于床上。此过程中要保持头和躯干屈曲。

(2)直角后向转换:轮椅从后方靠近床沿,制动,拉下轮椅靠背上的拉链或卸下靠背。在轮椅与床之间架上滑板,滑板的一端插入患者臀下并固定好。患者用双手支撑于床面将身体抬起,向后移动坐于床上,再用双手将下肢抬起移至床上并摆正,最后撤除滑板。

(3)侧方转换:轮椅右侧靠近床,与床成 30°～45°角,制动,移开右侧脚踏板。患者在轮椅中先将臀部向前移动,右手支撑床面,左手支撑轮椅扶手,同时撑起臀部并向前、向右侧方移动到床上。

2. 助动转换

(1)患者坐在轮椅中,双足平放于地面上。

(2)护理人员面向患者,采用髋膝屈曲、腰背伸直的半蹲位,用自己的双脚和双膝抵住患者的双脚和双膝的外侧,双手抱住患者的臀部,同时患者躯干向前倾,将下颏抵在康复护理人员的一侧肩部。

（3）护理人员用力将患者向上提起,呈站立位后,再向床边转动。

（4）护理人员左手仍扶住患者臀部,右手向上移动至其肩胛骨部位以稳定躯干,同时控制住患者的膝关节,屈曲其髋关节,将患者臀部轻轻放到床上。

四、注 意 事 项

1. 解释说明,取得配合　体位转移前询问患者有无头晕和其他不适。应向患者及家属说明体位转换及各种转移训练的目的和要求,以取得理解和积极的配合。对使用导尿管和各种引流管的患者,应先固定好导管,以防脱落,并注意保持导管通畅。

2. 合适的时间与方法　根据病情、康复治疗和护理的需要,选择适当的体位及体位转换的方式、方法和间隔时间,一般 1 次 /2h。在体位转移过程中注意观察患者皮肤有无出血点,局部皮肤有无红斑、破溃及肢体血液循环是否良好等情况,发现异常要及时处理,并缩短间隔时间。

3. 动作轻稳,确保安全　体位转移时护理人员应站于患者患侧,确保安全。动作协调轻稳,不可拖拉。鼓励患者尽可能发挥自己的残存能力,同时给予必要的协助和指导。

> **？ 复习思考题**
>
> 1. 简述体位转换的目的。
> 2. 体位转换的方式有几种?
> 3. 简述体位转换的注意事项。
> 4. 患者,男,82 岁。脑梗死急性期,出现左侧肢体活动无力,伴口角歪斜。肌力测试:左侧肢体肌力 0 级,右上肢肌力 5 级,右下肢肌力 5 级。请问首选哪种体位? 如何对患者进行体位转换?

第四节　穿脱衣物训练

穿脱衣物是日常生活活动中不可缺少的动作。对有身体功能障碍而穿脱衣物困难的患者,只要患者能保持坐位平衡,有一定的协调性和准确性,就应指导他们利用残存的功能、合理的方法进行穿脱衣物的训练,以尽快建立起独立生活的能力。以偏瘫患者穿脱衣物的训练方法为例。

一、穿脱前开襟上衣训练

（一）穿衣训练

患者取坐位,用健手抓住衣领,将衣领朝前平铺在双膝上,患侧袖子垂于双腿之间。用健手抓住衣领和对侧肩部,用健手将衣袖穿入患侧上肢并拉至肩峰→健侧上肢转到身后→将另一侧衣袖拉到健侧斜上方→穿入健侧上肢→用健手整理衣服并系好扣子（图 5-14）。

（二）脱衣训练

脱衣过程与穿衣正好相反,用健手解开扣子或拉链→用健手抓衣领将患侧衣服自肩下脱至肘部→再脱健侧衣服至肩下→先脱出健手衣袖→再脱出患手衣袖,整理好待用（图 5-15）。

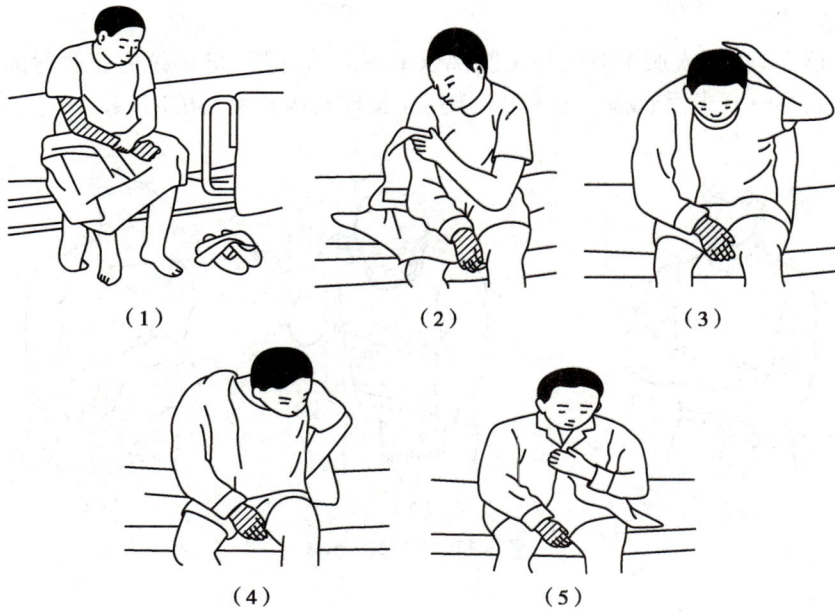

（1）　　　　　（2）　　　　　（3）

（4）　　　　　（5）

图 5-14　穿前开襟上衣

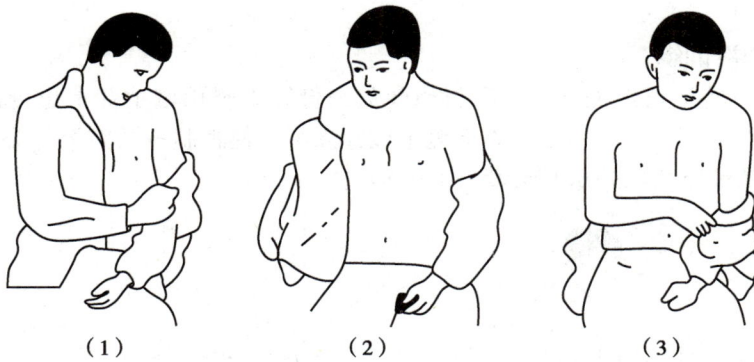

（1）　　　　　（2）　　　　　（3）

图 5-15　脱前开襟上衣

二、穿脱套头上衣训练

（一）穿衣训练

患者取坐位，用健手将衣服背面朝上平铺在双膝上。领子放于远端，患侧袖子垂直于两腿之间。用健手将袖子套进患肢并拉到肘关节以上→再穿健侧袖子→向前弯腰，健手抓住衣领套过头部。健手整理衣服（图 5-16）。

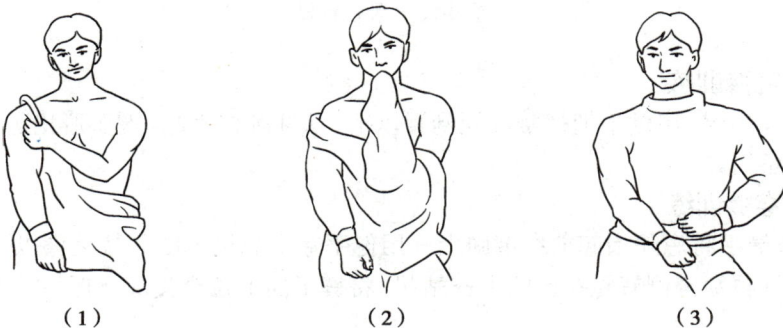

（1）　　　　　（2）　　　　　（3）

图 5-16　穿套头上衣

（二）脱衣训练

患者取坐位，健手抓衣服下缘上拉至胸部以上→向前弯腰，健手拉住衣服背部，从头脱出→脱出健手部分衣袖→脱患手衣袖→最后脱出健手，整理衣服备用（图5-17）。

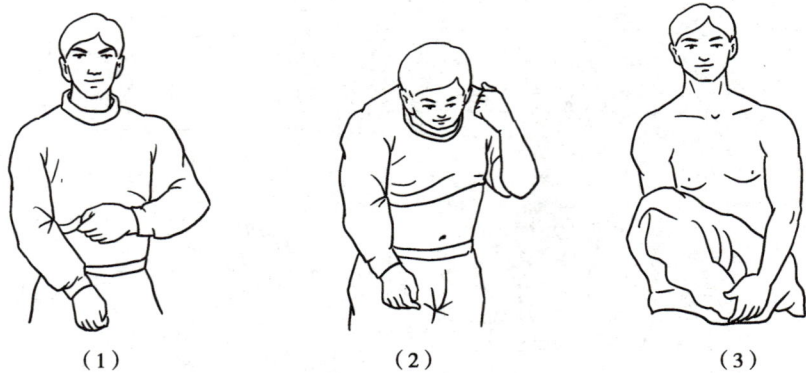

（1）　　　　　　（2）　　　　　　（3）

图5-17　脱套头上衣

三、穿脱裤子训练

（一）仰卧穿裤训练

患者仰卧位→转至长坐位→用健手将患腿放在健腿上→用健手穿上患侧裤腿并拉至膝以上→用健手将患腿放到原位→用健手将健侧下肢穿入另一侧裤腿→再转至仰卧位→抬臀→用健手把裤子上提至腰部→整理并系好腰带（图5-18）。

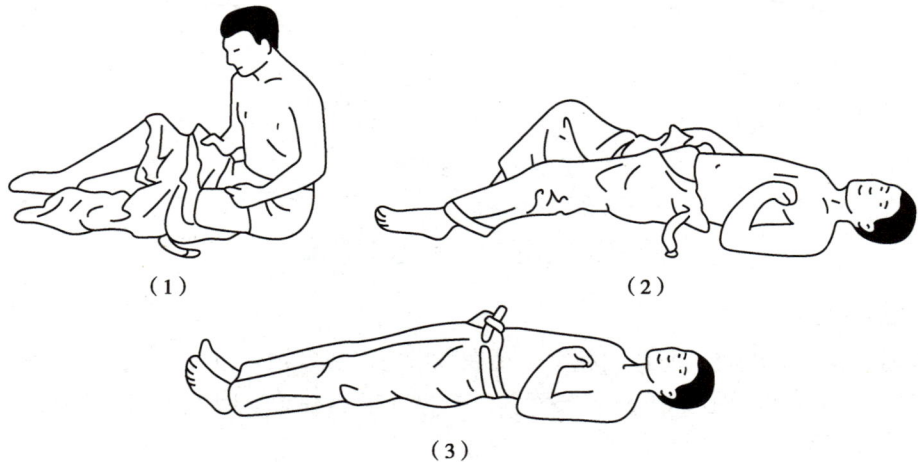

（1）　　　　　　　　　　（2）

（3）

图5-18　卧位穿裤

（二）仰卧脱裤训练

患者仰卧位，抬臀，用健手把裤腰部褪到臀以下，从仰卧位坐起，健手脱出健侧裤腿，再脱出患侧裤腿，整理备用。

（三）坐位穿裤训练

患者坐位→健手将患腿抬起放在健腿上→用健手穿上患侧裤腿并拉至膝以上→健手将患腿放下、脚掌着地→再穿健侧裤腿拉至膝上→站起，将裤子向上拉至腰部→抓住裤腰坐下后整理系好腰带（图5-19）。

（1）　　　　　　　（2）　　　　　　　（3）

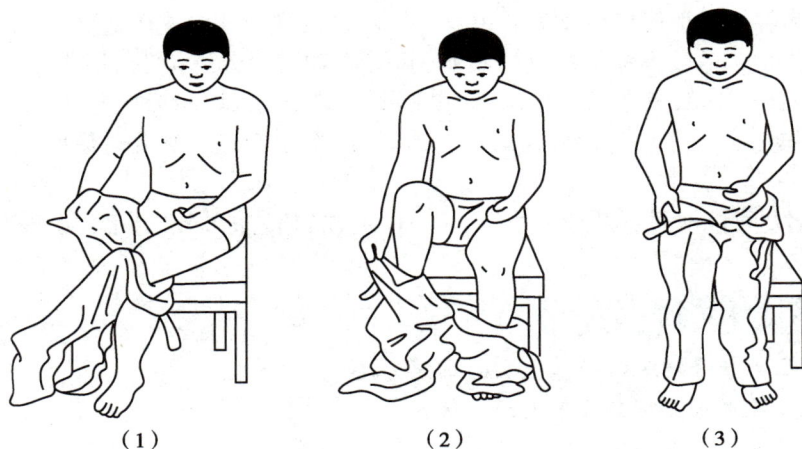

图 5-19　坐位穿裤

（四）坐位脱裤训练

患者坐位，松开腰带→抬起臀部，将裤自腰部脱至膝部→脱出健侧裤腿→再脱出患侧裤腿→整理好待用。

四、穿脱袜、鞋训练

（一）穿袜训练

患者取坐位，健手将患腿抬起放在健腿上→健手伸入袜口并张开，身体前倾，把袜子套在患侧足上→放下患腿，脚掌着地，身体重心转移至患侧→再将健腿放在患腿上→穿好健足的袜子，放下健腿（图 5-20）。下肢关节活动受限者可用穿袜自助具辅助（图 5-21）。

（二）脱袜训练

患者坐位，先把健足放在患腿上，脱袜，放下健腿。用健手抬患腿放到健腿上，脱袜，用健手托住患腿放下。

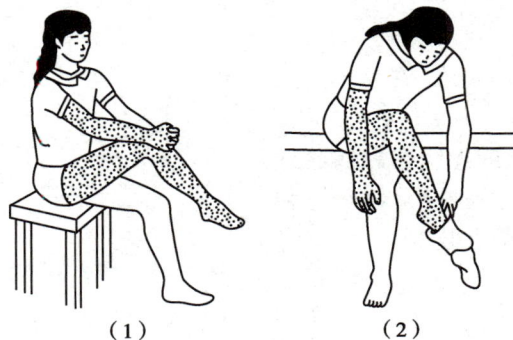

（1）　　　　　　　（2）

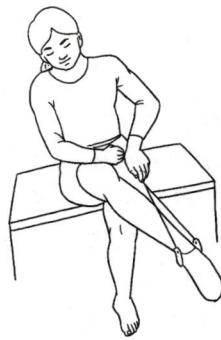

图 5-20　坐位穿袜　　　　　　图 5-21　用自助具辅助穿袜

（三）穿、脱鞋训练

穿、脱鞋的方法参考穿袜子的方法。单手系鞋带的方法是在鞋带的一端打一个结，持鞋带相继穿过鞋孔，单手完成打结。下肢关节活动受限者可用长柄鞋拔辅助。

五、注意事项

1. 以衣服宽松，穿着舒适、穿脱方便为原则。鞋袜大小、松紧合适。

2. 偏瘫患者穿脱衣服时应遵循先穿患肢，后穿健肢；脱衣服时先脱健肢，后脱患肢的原则。

3. 为穿脱方便，尽量不穿带拉链的衣服，可对衣物进行改造，纽扣换成尼龙搭扣或子母按扣，女性胸罩从前面开口，裤带改用松紧带，鞋以尼龙搭扣或浅口船形鞋为宜，不穿系带鞋。

4. 袜子和鞋应放在患者身边容易取放的地方，位置要固定。必要时借助长柄取物器、鞋拔子等辅助器。

5. 鼓励患者尽可能地利用健侧主动穿衣。对有认知障碍，如穿衣失用者，可在衣物上缝记标记。

？复习思考题

1. 简述偏瘫患者穿脱前开襟上衣的训练方法。
2. 简述偏瘫患者穿脱套头上衣的训练方法。
3. 简述偏瘫患者仰卧穿裤的训练方法。

第五节　个人卫生训练

个人卫生包括洗手、洗脸、刷牙、梳头、剃须、化妆、剪指甲、洗澡等活动。患者因上肢和颈部关节活动受限，肌力低下、协调性障碍、上肢偏瘫、认知和知觉障碍等原因导致洗漱活动困难，直接影响其精神状态和社会交往。因此，当患者病情稳定，具有坐位平衡和转移能力，能在轮椅上坐位坚持 30min 以上，健侧肢体肌力良好时，应尽早进行个人卫生训练，以提高自理生活的能力，增强患者的自信心。

一、洗漱能力训练

（一）洗脸、洗手

1. 患者坐在洗脸池前，用健手打开水龙头放水并调节水温，用健手将患侧上肢放入洗手池内，用健手清洗面部及患侧上肢。

2. 洗健侧时，用健手将毛巾铺在洗手池边缘，在毛巾上来回搓洗健手及前臂。

3. 拧毛巾时，可将毛巾套在水龙头上或缠绕在患侧前臂上（图 5-22），用健手将两端合拢，向一个方向拧干，擦干脸和患手。利用健侧上肢及躯干的屈伸再将健侧上肢擦干。

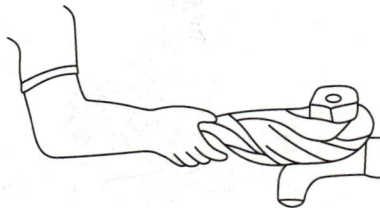

图 5-22　健手借助水龙头拧毛巾

（二）刷牙

1. 健手用牙杯接水放在洗刷台上，把牙刷放在洗刷台边缘，用患侧前臂固定牙刷柄。

2. 把牙膏夹在两腿之间，用健手将盖旋开，挤出牙膏到牙刷上，再把牙膏夹在两腿之间，用健手将盖拧上，放于洗刷台上。

3. 健手完成刷牙、漱口，清洗牙刷动作，用毛巾擦干口唇周围，整理用物。

4. 手抓握功能障碍者可进行手柄的改造，如加粗牙刷把。

5. 上肢和颈部关节活动受限者可进行牙刷手柄加长或成角的改造，也可用电动牙刷来代替。

6. 清洗义齿时，可将带有吸盘的毛刷固定在水池边缘，用健手持义齿对准毛刷转动刷洗。

（三）洗澡训练

1. 盆浴

（1）进浴盆：患者坐在紧靠浴盆外的轮椅或椅子上，尽量使用木制椅子，高度与盆浴边缘相当。脱去衣物,用健手托住患腿放入浴盆内,再用健手握住浴盆沿,健腿撑起身体前倾,抬起臀部移至浴盆内,再把健腿放入盆内;亦可用一块木板,下面拧两个橡皮柱固定在浴盆一端,患者将臀部移向盆内木板上,将健腿放入盆内,再帮助患腿放入盆内。

(2)洗澡:用健手持毛巾擦洗或将毛巾一端缝上布套,套于患臂上协助擦洗,也可借用长柄的海绵浴刷擦洗背部和身体的远端。

(3)拧毛巾:将毛巾压在腿下或夹在患侧腋下,用健手拧干。

(4)出浴盆:洗澡完毕,出浴盆,顺序与进浴盆步骤相反。

(5)擦干水,转移至干燥处穿好衣物。

2. 淋浴

(1)患者先脱去衣物,调节水温,坐在淋浴凳或椅子上进行。

(2)淋浴时,用健手持毛巾擦洗;用长柄的海绵浴刷擦洗背部和身体的远端;对于患侧上肢肘关节以上有一定控制能力的患者,将毛巾一端缝上布套,套于患臂上协助擦洗。

(3)拧干毛巾:将其压在腿下或夹在患侧腋下,用健手拧干。

(4)擦干水,转移到干燥处穿好衣物。

二、修饰能力训练

修饰是患者在完成洗漱后,对自身仪表的一种完善,主要包括梳头、剃须(男性)和剪指甲。

(一)梳头

患者应尽量保持平衡,可靠于小台上,或采取坐位。教会患者自己学习调整好镜子的角度。适当鼓励患者用健手、患手交替梳头。

(二)剃须

练习时尽量靠近镜子,采用坐位练习。调整好镜子的角度。固定剃刀,用健手去掉剃刀盖子,打开电源,剃须;剃净后,关闭剃刀电源;固定剃刀位置,盖好盖子。将剃刀放回原处。

(三)剪指甲

偏瘫患者用患手剪健侧手指甲时很困难,可用健手将大号指甲剪固定在小木块上,使剪刀口一端突出木块外沿,用健手将患手放在指甲剪上端,健手指放在指甲剪端口,利用患手掌部按压指甲剪,即可完成健侧手指甲的修剪。

三、如厕训练

在接受康复治疗的患者中,因关节活动受限、协调性障碍、认知功能障碍等原因引起的如厕障碍者较多见。如厕障碍给患者身心带来极大的影响,使之产生畏难情绪。因此,进行如厕训练,对提高患者生活质量、回归社会具有重要的意义。

(一)床边使用便器训练

将便器置于与床成直角的地面上→患者坐在床边,健手放在床边扶持→向前跨骑在便器上完成排便;或指导患者健手握住床栏杆或床边缘站起来,将臀部面向便器,坐下完成排便(图5-23)。

(二)如厕训练

此项训练要求患者躯体的运动要达到最基本的功能,至少能做到坐位与站立平衡、握持扶手、轮椅与坐厕转移等。对下蹲、起立困难者,需对厕所进行改进,安装扶手,并放置防滑垫。对于从轮椅转移到坐厕上排便的患者,应使坐厕高度与轮椅相当,高约50cm,两侧安装扶手。

1. 站立位训练

(1)患者站立位,两脚分开。

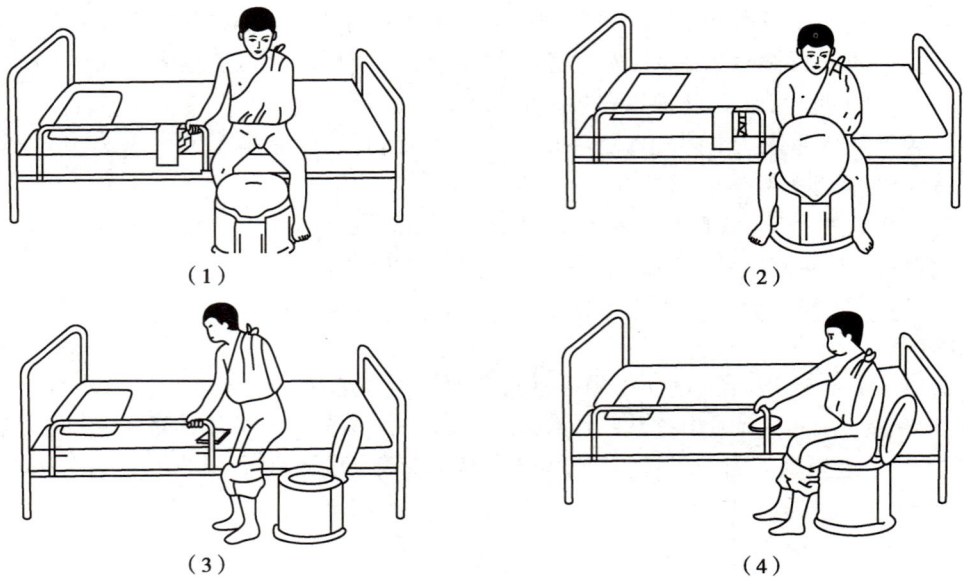

图 5-23　床边使用便器

（2）一手抓住扶手，一手解开腰带，脱下裤子。

（3）身体前倾，借助扶手缓慢坐下，便后自我清洁。

（4）一手拉住裤子，一手抓住扶手，身体前倾，伸髋伸膝，站立后系好腰带。

2. 坐厕上训练

（1）将轮椅从侧方靠近坐厕，刹住车闸，竖起脚踏板。

（2）身体前移至轮椅前缘，健侧靠近扶手站起，转身到坐便器前缘，健手解开裤带，顺势把裤子褪到大腿中部，然后坐在坐便器上。

（3）便后自我清洁。一手拉住裤子，一手抓住扶手站起，系好腰带。

四、注 意 事 项

1. 训练前做好各项准备。如帮助患者排空大、小便，避免训练中排泄物污染训练器具；固定好各种导管，防止训练中脱落等。

2. 训练从易到难，循序渐进，切勿急躁，可将动作分解为若干个细小的动作，反复练习，并注意保护，以防发生意外。

3. 根据季节调节浴室温度，一般在（24±2）℃，洗澡水温在40～45℃。

4. 患者必须要有足够的体力，方可进行盆浴训练。训练时应始终有人在旁保护，患者出入浴室应穿防滑拖鞋，洗澡时间不宜过长，以免发生意外。

5. 根据患者功能障碍情况，可使用自助用具，或将坐便器加以改装等。

6. 注意观察患者面色、脉搏等情况，如有异常及时处理。

？　复习思考题

1. 简述偏瘫患者洗脸、洗手训练方法。

2. 简述偏瘫患者刷牙训练方法。

3. 简述个人卫生训练的注意事项。

第六节 吞咽与进食训练

当患者意识清楚,全身状况稳定,具有张口、吸吮、咀嚼能力,能随意引发吞咽动作、咳嗽动作时,可进行进食训练。必须先做吞咽动作等基础性训练后再进行进食训练。

> **案例分析**
>
> 患者王某,男,60岁,近期做过心脏手术,手术后突发脑卒中。此次因吞咽障碍前来就诊,患者意识清楚。口颜面功能检查发现右侧面部肌肉无力,双唇不能闭拢。伸舌右偏,活动范围减小,进食时呛咳。
>
> 请问该患者如何配合治疗师进行吞咽与进食动作的基础训练?

一、基础性训练

(一)口腔器官运动训练

口腔器官运动训练的目的是加强唇、颌、舌运动及声带闭合运动控制,强化肌群的力量及协调,从而提高吞咽的生理功能。

1. 口腔、颌、面部肌肉运动控制训练 指导患者每日进行颌开合、咀嚼肌咬合、鼓腮训练,以改善口腔、颜面肌肉的紧张性,促进肌肉主动收缩。

2. 舌运动训练 进行舌的各方向运动,以增强舌肌的力量。

(1)舌被动运动训练:操作者用纱布包住自己的拇指和示指后,抓住患者舌尖向前、向后、向左、向右、向上、向下等不同方向做被动牵拉运动。

(2)舌主动运动训练:指导患者进行舌前伸、后缩、侧方顶颊部、舌齿间卷动转圈等主动运动,以利于提高舌运动的灵活性。

(3)舌部抗阻运动:指导患者将舌抵向颊后部,操作者用压舌板顶住其舌面某一部位,嘱患者用舌顶推做抗阻运动。

(二)咽部冷刺激与空吞咽训练

先将备好的湿棉棒冰冻,操作时将冰冻棉棒蘸少许水轻刺激软腭、舌根及咽后壁,能有效刺激吞咽反射,然后嘱患者做空吞咽动作,以促进吞咽力度。

(三)呼吸、咳嗽训练

可先让患者充分吸气憋住,做吞咽动作,再呼气,最后做咳嗽动作。这是利用停止呼吸后声门闭锁的原理进行训练。

二、进食训练

(一)食物及餐具摆放

将食物及餐具放在便于患者使用的位置上,碗、盘应用吸盘固定。

(二)进食体位选择

体位选择应使患者既能安全进食,又能有利于产生保护性反射和代偿吞咽动作的体位。

1. 常用进食体位 患者取床头抬高30°的半坐卧位,颈部前屈、患侧肩部垫高(图5-24)。护理人员站在健侧喂食。该体位利于重力作用下的食物摄入和吞咽。对于能够坐起者,鼓励坐位,头前屈,躯干倾向健侧30°,使颈前肌群放松,有利于吞咽。

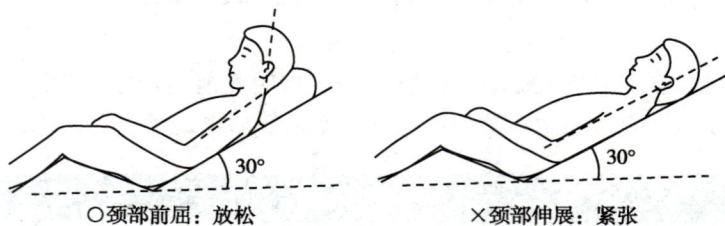

○颈部前屈:放松　　　　　　　　×颈部伸展:紧张

图5-24　30°半坐卧位进食体位

2. 口腔颜面部肌力低下者体位　应帮助患者端正头、颈与身体位置,以利于吞咽;必要时借助设备帮助患者维持头中立位稍前屈,躯干伸直,保持髋关节屈曲的进食体位。

3. 上肢肌力低下者体位　可使用代偿方法,如将肘关节放置在较高台面上以利于手到达嘴边送食物入口的体位。

(三)食物及餐具选择

1. 口饲食物训练的顺序　一般是半固体、固体的软食和普通食物开始。液体比固体容易误吸入气管,因此危险性较大。

2. 食物选择　食物应选择软硬度、黏度合适的均质胶冻状或糊状食物,易于口腔运送和吞咽,不易在黏膜上残留,如蛋羹、果冻、香蕉等食物。

3. 食量选择　控制一口摄入量,即每次最适于吞咽的入口量。帮助患者将食物送至口腔健侧,尽量把食物放在舌根以利于吞咽,要给患者充足的时间处理食团。一口进食量应根据患者吞咽情况从少量开始,以后酌情增加。

4. 餐具选择　观察患者使用餐具的能力,尽量选择适宜、得心应手的餐具,有助于顺利摄食。对于丧失抓握能力、协调性差或关节活动受限者,用刀、叉代替筷子;将叉、勺、刀等食具手柄加以改良,如加长、加粗或可旋转。勺子最好选择匙面小、凹陷部分小、难以黏上食物的汤匙。也可利用抗重力上肢支持设备,如活动性上肢支持板、腕关节背伸固定板、多功能固定带等。

三、饮水训练

饮水训练时,将饮水杯的边缘靠近患者的下唇,缓慢倾斜茶杯,以避免把水倒入口中,引起患者呛咳,应鼓励患者缓慢小口饮水。

知识链接

咽部残留食物清除法

1. 空吞咽　每次进食吞咽后,应反复做几次空吞咽动作,使残留食物全部咽下,然后再进食。

2. 交互吞咽　每次进食吞咽后,饮极少量的水(1～2ml),以刺激诱发吞咽反射和清除残留食物。

3. 侧方吞咽　进食吞咽后,让患者分别左、右侧转,做侧方吞咽,可除去咽部两侧梨状隐窝部的残留食物。

4. 点头式吞咽　进食吞咽后,让患者做颈部后仰、前屈形似点头的空吞咽动作,可除去会厌谷部位的残留食物。

四、注 意 事 项

1. 为患者创造一个良好的进食环境,减少各种外界因素的干扰,便于集中注意力进食。
2. 开始训练时间不宜过长,防止患者急躁和疲劳,以后视情况逐渐延长训练时间。
3. 培养良好的进食习惯,在进食前后清洁口腔,保持口腔卫生。
4. 根据患者个人情况选择餐具,鼓励患者尽可能自己进食。
5. 指导家属掌握吞咽训练、喂食的方法,食物的选择以及并发症的监测等。
6. 根据功能预后确定训练肢体。对于右利手患者,如预测能恢复为实用手,则训练右手进食;如预测仅能恢复为辅助手,则要训练左手进食,右手辅助;如预测只能恢复为失用手,则主要训练左手进食。

> **?** **复习思考题**
>
> 1. 简述吞咽障碍患者的舌运动训练。
> 2. 简述吞咽障碍患者的常用进食体位。
> 3. 简述吞咽与进食训练注意事项。

第七节　康复辅助器具的使用与护理

康复辅助器具是指能够有效防止、补偿、替代或减轻因伤病造成的功能减退或丧失的医疗产品、器械、设备或技术系统的总称。

一、假肢的使用与护理

(一)定义
假肢(prosthesis)是用于弥补人体肢体缺损和代偿失去的肢体功能而制造、装配的人工假体。

(二)分类
1. 按假肢结构分为壳式假肢和骨骼式假肢。
2. 按假肢用途分为装饰性假肢、功能性假肢、作业性假肢及运动假肢。
3. 按装配时间分为临时假肢和正式假肢。
4. 按动力来源分为自身动力源(肌电)假肢和外部动力源(电动、气动)假肢。
5. 按解剖部位分为上肢假肢和下肢假肢。

(1)上肢假肢:包括臂和手(图 5-25)。

1)按截肢部位分为:截指和经掌骨截肢假肢、手掌截肢假肢、腕关节离断假肢、前臂假肢、上臂假肢和肩关节离断假肢。

2)按假手的功能分为:机械手(具有手的外形,能完成抓握)、工具手(不具有手的外形,根据需要更换工具手)、装饰手(外形美观逼真,但无劳动能力)和外部动力手(有肌电动力手、气动手)。

(2)下肢假肢

1)按截肢部位分为:部分足假肢、跗骨截肢假肢、踝关节离断假肢、小腿假肢、大腿假肢、髋关节离断假肢(图 5-26)。

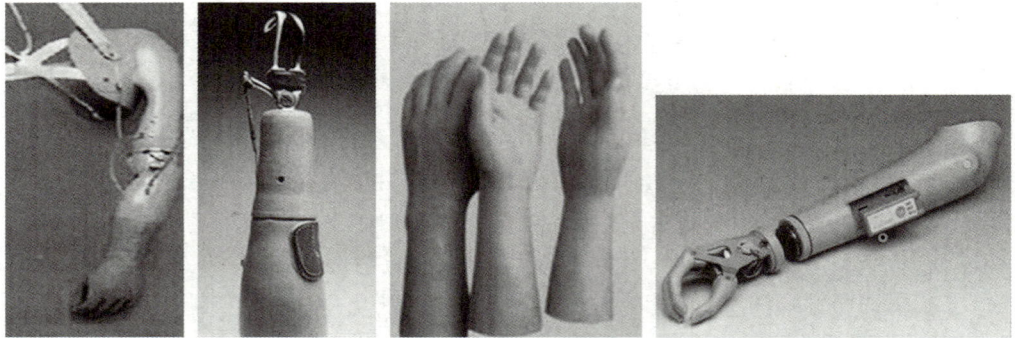

（1）机械手　　　（2）工具手　　　（3）装饰手　　　（4）肌电假手

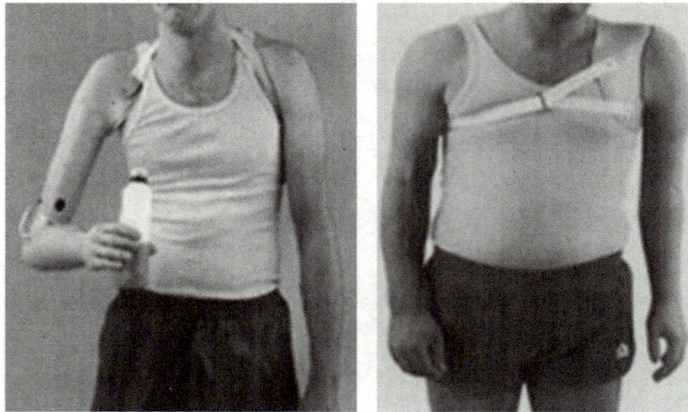

（5）上臂截肢假肢　　　（6）肩关节离断假肢

图 5-25　上肢假肢

2）按使用目的分为：训练用假肢、常用假肢、作业假肢等。

案例分析

　　患者张某，64 岁，因车祸导致左下肢损伤，急送医院即行左下肢截肢术，术后基本情况良好出院，1 年后为安装假肢再次入院。请思考，如何为该患者进行假肢安装前、后的康复护理？

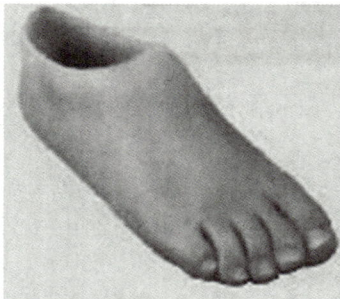
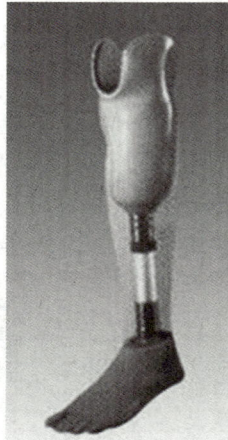
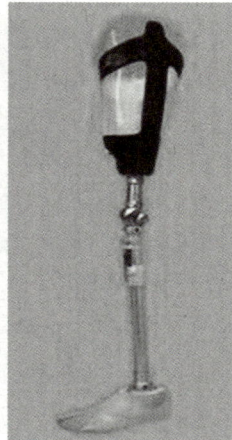

（1）假足　　　　（2）小腿假肢　　　　（3）大腿假肢

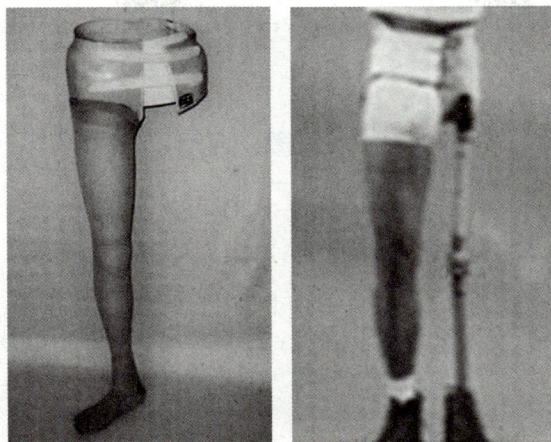

（4）髋关节离断假肢　　　（5）半骨盆切除假肢

图 5-26　下肢假肢

（三）装配假肢前的护理

装配假肢前期是从患者实施截肢术后到穿戴永久性假肢的阶段。此期康复目的主要是提供心理支持，积极促使残端组织充分愈合，尽早成熟定型，为穿戴假肢创造条件。

1. 做好心理护理　在装配假肢前应当对患者进行耐心的心理疏导，让他们了解安装假肢可最大限度地恢复生活自理能力，提高患者生活的信心。

2. 防止残肢肿胀　为了改善残肢远端静脉回流，减轻肿胀及皱缩松弛的组织，术后拆除缝合线即用弹力绷带加压包扎，每 4h 重新包扎 1 次，夜间持续包扎。

3. 保持残肢功能位　术后为防止残肢关节萎缩畸形，应将残肢固定在功能位，如膝下截肢者，应保持膝关节处于伸直位，以防屈曲畸形；膝上截肢者保持髋关节在伸直、内收位，以防止出现屈曲、外展、外旋畸形。

4. 残肢功能训练　术后患者病情稳定即可开始残肢的功能训练，以增强残肢肌力，保持近端关节的活动范围。

（四）装配假肢后的护理

1. 假肢的穿戴　装配假肢后必须学会使用，才能充分发挥其作用。

（1）壳式假肢的穿戴：穿假肢前，先在残肢上涂滑石粉，然后平整地穿好残肢袜或内衬套，最后将残肢穿进假肢接受腔中。

（2）骨骼式假肢的穿戴：穿假肢前，先将布带或丝带绕在残肢上，将带子的一端从假肢的阀门口拉出来，便于穿残肢，然后一边拽拉阀门口外的带子，一边将残肢穿进接受腔，穿好后压上接受腔的通气阀门。

2. 残端脱敏护理　通过残端负重、按摩、拍打、挤压等方法，消除残端感觉过敏，为安装假肢做准备。

3. 防止残端关节挛缩　截肢后易出现关节挛缩畸形，术后应注意将残肢摆放在功能位，并尽早进行关节运动训练。

4. 残端保护与假肢维护　为保证假肢使用安全，延长假肢的使用寿命，护理人员要教育患者个人养成残端保护和假肢维护的好习惯。

（1）保持清洁：每晚睡前仔细用温水清洗肢体残端、残肢袜或内衬套，应将接受腔的内表面擦洗干净，保持干燥。

（2）注意观察、及时处理：注意观察肢体残端皮肤的变化（如有无皮肤颜色、皮肤擦伤、水疱、血液循环异常等）；检查假肢的接受腔有无裂纹；假肢关节及结合部位有无松动、性能不佳、异常响声等异常情况。如有异常及时处理。

二、矫形器的使用与护理

（一）定义

矫形器（orthosis）是装配于人体四肢、躯干等某些部位，以预防和矫正畸形或辅助神经肌肉和骨骼系统功能特性或结构的一类体外使用装置的总称。其基本作用是通过外力的作用改善功能；预防、矫正畸形；稳定和支持关节，限制关节的异常运动；减轻疼痛和承重；固定和保护病变肢体。

（二）分类

1. 按所用材料 分为塑料矫形器、金属矫形器、皮质矫形器和木制矫形器。

2. 按所治疗疾病 分为小儿麻痹后遗症矫形器（儿麻矫形器）、马蹄内翻足矫形器、脊柱侧弯矫形器、先天性髋脱位矫形器、骨折治疗矫形器等。

3. 按作用和目的 分为临时用矫形器、保护用矫形器、稳定用矫形器、夜间用矫形器、功能用矫形器、牵引用矫形器、步行用矫形器。

4. 按装配部位 分为上肢矫形器、下肢矫形器、脊柱矫形器和矫形鞋。

（1）上肢矫形器：包括手矫形器、腕 - 手矫形器、肘 - 腕 - 手矫形器、肩 - 肘 - 腕 - 手矫形器（图 5-27）。

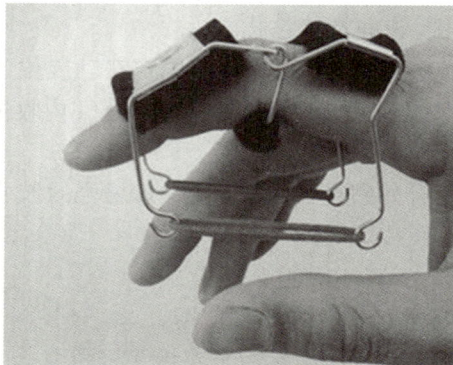

（1）手矫形器

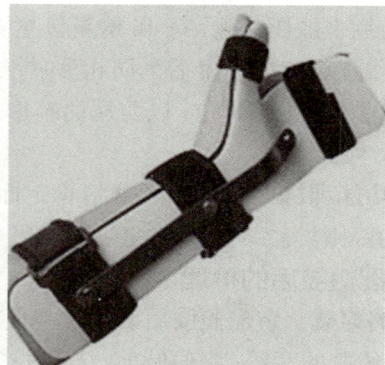

（2）腕手矫形器

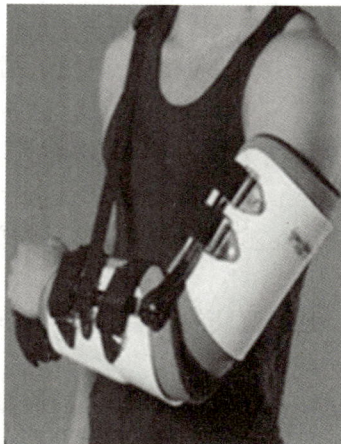

（3）肘关节矫形器

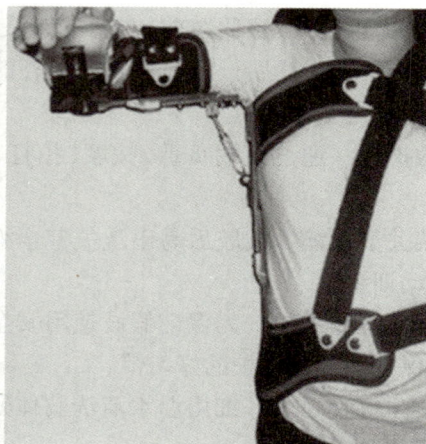

（4）肩外展矫形器

图 5-27 上肢矫形器

（2）下肢矫形器：包括足矫形器、踝 - 足矫形器、膝 - 踝 - 足矫形器、髋 - 膝 - 踝 - 足矫形器（图 5-28）。

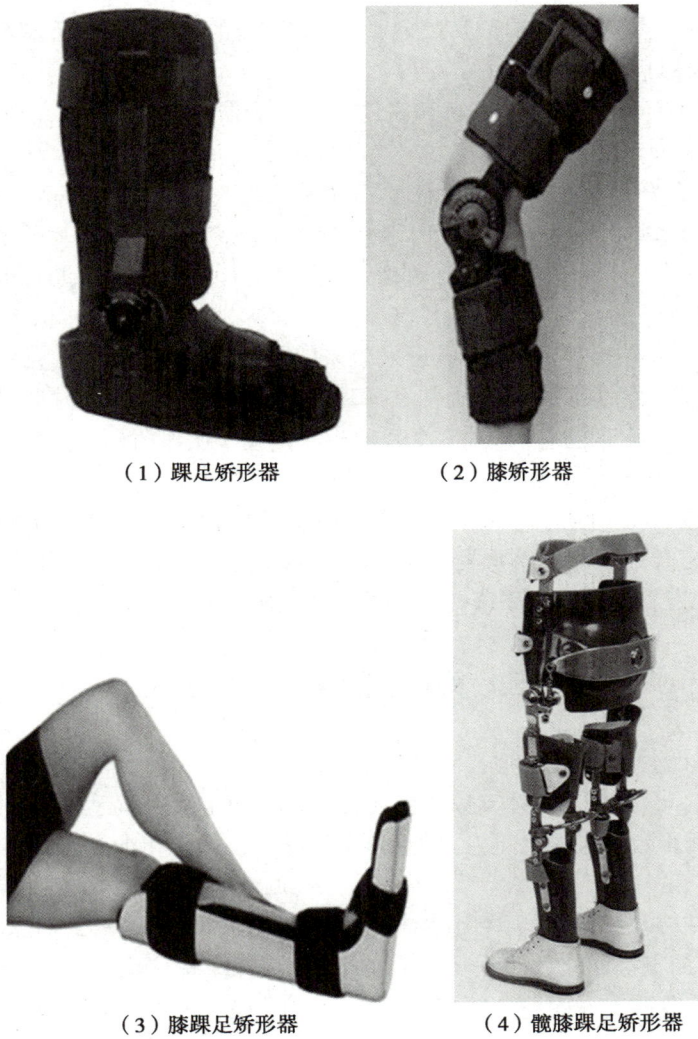

（1）踝足矫形器　　　　　　（2）膝矫形器

（3）膝踝足矫形器　　　　　　（4）髋膝踝足矫形器

图 5-28　下肢矫形器

（3）脊柱矫形器：包括颈椎矫形器、颈 - 胸 - 腰椎矫形器、腰 - 骶椎矫形器（图 5-29）。

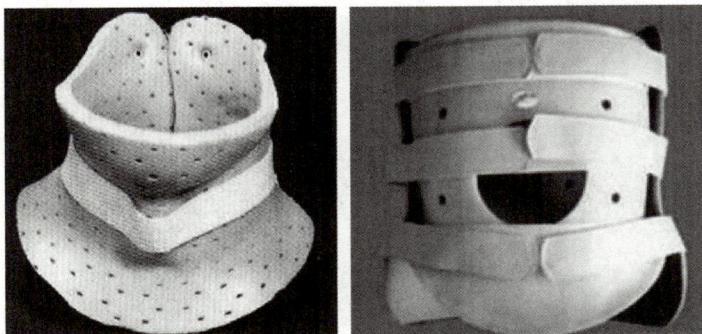

（1）颈椎矫形器　　　　　　（2）腰-骶椎矫形器

图 5-29　脊柱矫形器

（三）装配矫形器前的护理

1. 心理护理　装配矫形器前，应向患者和家属介绍矫形器的有关知识，以及使用矫形器对于康复的影响，做好患者装配矫形器前的心理准备，解除疑虑，取得配合。

2. 指导着装　指导患者穿袖口或裤腿宽大、易于穿脱的服装，方便矫形器的穿戴。

（四）装配矫形器后的护理

1. 指导矫形器的使用　认真向患者和家属介绍矫形器的结构和特点，教会患者掌握正确穿脱矫形器的方法。

2. 功能训练　做好装配矫形器后所需要的功能训练，如增强肌肉、改善关节活动等。训练佩戴下肢矫形器的患者进行保持身体平衡、起立、坐下、站立、行走以及上下楼梯等基本训练，对佩戴上肢矫形器的患者进行日常生活操作训练，必要时进行使用拐杖和助行器的训练。

3. 保持皮肤清洁　指导患者每日清洗局部皮肤，并保持干燥。在佩戴过程中应注意检查局部皮肤有无发红、疼痛、破损等，发现问题应及时采取有效措施。

4. 矫形器的保养　为保证矫形器正常发挥功能，延长使用寿命，应注意对矫形器的保养，如经常清洗，保持干燥，要定期随访，一般3个月或半年随访1次，了解使用矫形器的效果及病情变化，需要时应请矫形技师对矫形器做必要的调整。

5. 确保足够的佩戴时间　为保证治疗效果，矫形器要确保足够的佩戴时间。如用于治疗发育年龄阶段的原发性脊柱侧弯的矫形器，为保证疗效，要求患者除洗澡、体育活动时间外昼夜穿用，并随着患者生长发育，需要每隔1～2年更换1次新型号矫形器，直到疗程结束。

三、助行器的使用与护理

（一）定义

助行器（walking aid）是辅助人体支撑体重、保持平衡、稳定站立和行走的工具。对于各种瘫痪、下肢肌肉功能损伤和行走困难的老年人，助行器是帮助他们站立和行走的不可缺少的康复工具。

（二）分类

根据助行器的结构和功能不同，可分为杖和助行架两大类。

1. 杖　通过增加支撑面来改善人体站立与行走的平衡。根据不同患者需要又分为手杖、肘杖、前臂杖和腋杖。根据支撑面稳定程度，手杖分为单脚杖、三脚杖和四脚杖；根据长度的可调性分为可调式和不可调式两类。各种类型的杖见图5-30。

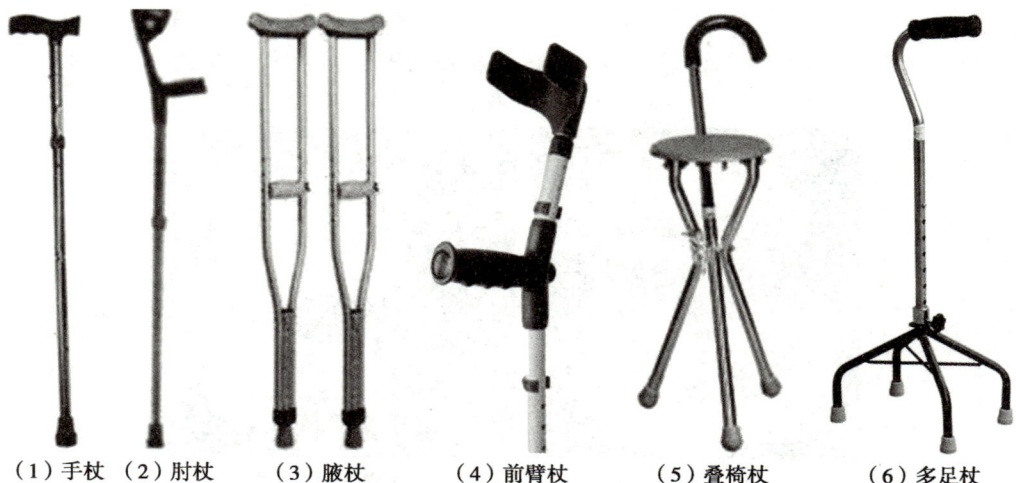

（1）手杖　（2）肘杖　　（3）腋杖　　　（4）前臂杖　　　（5）叠椅杖　　　（6）多足杖

图5-30　不同种类的杖

2. 助行架　也称步行器,具有稳定与较宽的支撑面,用来改善患者平衡,缓解下肢负重。分为步行式助行架、轮式助行架和有前臂托式助行架三种(图5-31)。

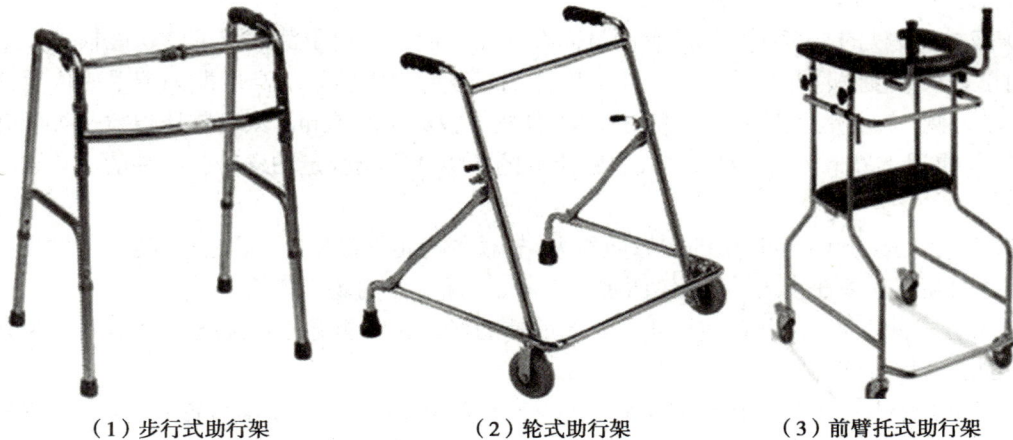

（1）步行式助行架　　　　　　（2）轮式助行架　　　　　　（3）前臂托式助行架

图5-31　不同种类的助行架

（三）助行器使用的护理

1. 选择合适的助行器　选择助行器时,应根据患者的病情需要、个体情况以及使用助行器的环境和患者学习使用助行器的能力等多方面因素综合分析(图5-32)。

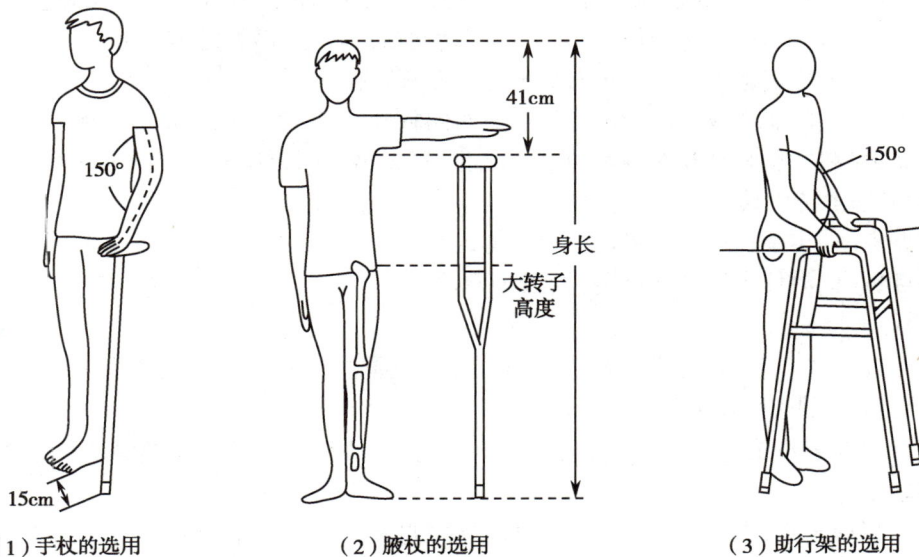

（1）手杖的选用　　　　　　（2）腋杖的选用　　　　　　（3）助行架的选用

图5-32　助行器的选用

（1）杖的选用:选择合适长度的杖是保证患者安全,最大限度发挥杖功能的关键。

1）手杖:是一种用单手扶持以助行走的工具。常用的手杖包括单足手杖、三足手杖和四足手杖。合适的长度是患者穿鞋持杖站立,手杖远端位于持杖人足小趾外侧15cm处至腕背伸手掌心握杖柄的距离。把手位置是肩部放松,肘关节屈曲30°的位置,相当于股骨大转子处的高度。

2）肘杖:肘杖是一种带有特殊设计的包绕前臂的前臂套和手柄,使用时可增强腕部力量,使肘部有更大的支撑稳定性。主要用于握力差和前臂力较弱的患者。长度测量方法同手杖,但应注意前臂套应松紧适中,太紧使杖难以移动,太松会失去杖的依托力。

3）前臂杖：在手杖的基础上增加了前臂支撑托槽，承重点由腕和手变为了前臂，较手杖有更大的支撑稳定性。常用于下肢无力而上肢的腕、手握力差的患者。长度测量方法同手杖，托槽应位于前臂近端 1/3 处。

4）腋杖：腋杖的高度应与使用者的身高臂长相适应。适用于截瘫或下肢功能损害较重的患者。测量腋杖长度最简单的方法是：身长减去 41cm，股骨大转子的高度即为把手的位置。或测量足小趾外侧 15cm 地面至腋窝前壁的距离，腋托与腋窝相距 5cm。太高常压迫臂丛神经并影响血液循环，出现上肢麻木感；太低则失去稳定肩的作用并影响行走的姿势。把手的测量方法与手杖相同。

（2）步行架的选用：步行架的支撑面积大，较杖的稳定性高，手位置是肩部放松，相当于股骨大转子处的高度。多在室内、走廊等面积较宽敞、地面平坦的场合使用。

1）步行式助行架：是一种使用非常普遍的辅助器。如单侧无力或截肢、身体软弱、长期卧床或患病的老人均可使用此种助行架。

2）轮式助行架：轮式助行架有两轮或三轮，附有携物的篮子、手闸装置等，很大程度地方便了患者。凡是无能力使用步行式助行架者均可选用此种类型。

2. 使用方法的训练   为确保安全，步态训练应首先在步行训练双杠内进行。然后再练习借助拐杖行走，最后才能独立行走。持杖行走的步态有多种，每种步态对身体能力的要求不同，因此训练时应按其规律进行。

（1）截瘫患者持腋杖步行法

1）摆至步：将左右两侧腋杖同时伸向前方支撑，两足同时摆动向前，到达两腋杖之间。

2）摆过步：方法与摆至步相似，两足同时摆动向前，到达两腋杖之前。

3）四点步：伸出左侧腋杖→迈出右足→伸出右侧腋杖→迈出左足。

4）三点步：先将肌力较差的一侧足和左右两侧腋杖同时伸向前，再将另一侧足迈向前。

5）两点步：将一侧腋杖和对侧足同时伸向前，再将另一侧腋杖和另一侧足同时伸向前。

（2）偏瘫患者持手杖步行法

1）三点步：伸出手杖→迈出患足→迈出健足。

2）两点步：同时伸出手杖和患足，再迈出健足。

（3）助行架步行法

1）助行架基本步态：提起助行架放在前方适当位置，上肢伸出一臂长，向前迈一步，落在助行架两后足连线水平附近，迈另一侧下肢。

2）助行架部分负重步态：将助行架与部分负重下肢同时向前移动，健侧下肢迈至助行架两后足的连线上。

3）助行架摆至步：将助行架的两侧同时前移，将双足同时迈至前移后的助行架双足连线处（图 5-33）。

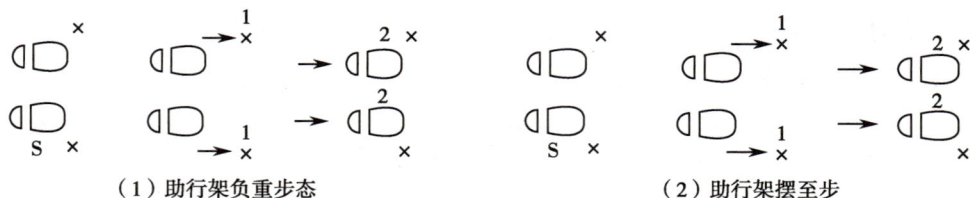

（1）助行架负重步态   （2）助行架摆至步

图 5-33　助行架步行法

4）交互式助行架步态模式（四点步）：将一侧助行架向前移→迈对侧下肢→移对侧助行架→移另一侧下肢。

四、轮椅的使用与护理

轮椅（wheelchair）是残疾者康复的重要代步工具。当残疾者行走的能力减低或丧失，需要户外活动、独立生活、参加社会活动时，轮椅就成为他们必须依靠的交通工具。

（一）轮椅的种类及使用范围

根据轮椅的结构和用途不同将轮椅分为普通轮椅、儿童轮椅（适合 6～9 岁儿童使用）、电动轮椅（以蓄电瓶为驱动能源，适用于双上肢力弱、手部畸形的患者）、单侧驱动式轮椅（适用于只有一侧手臂有驱动能力的患者）、站立式轮椅（可由坐位借助安全带变为站位姿势，适用于双上肢有力的截瘫患者）、体育运动轮椅（如竞速轮椅、篮球轮椅，适合体育运动的灵活性要求）等（图 5-34）。

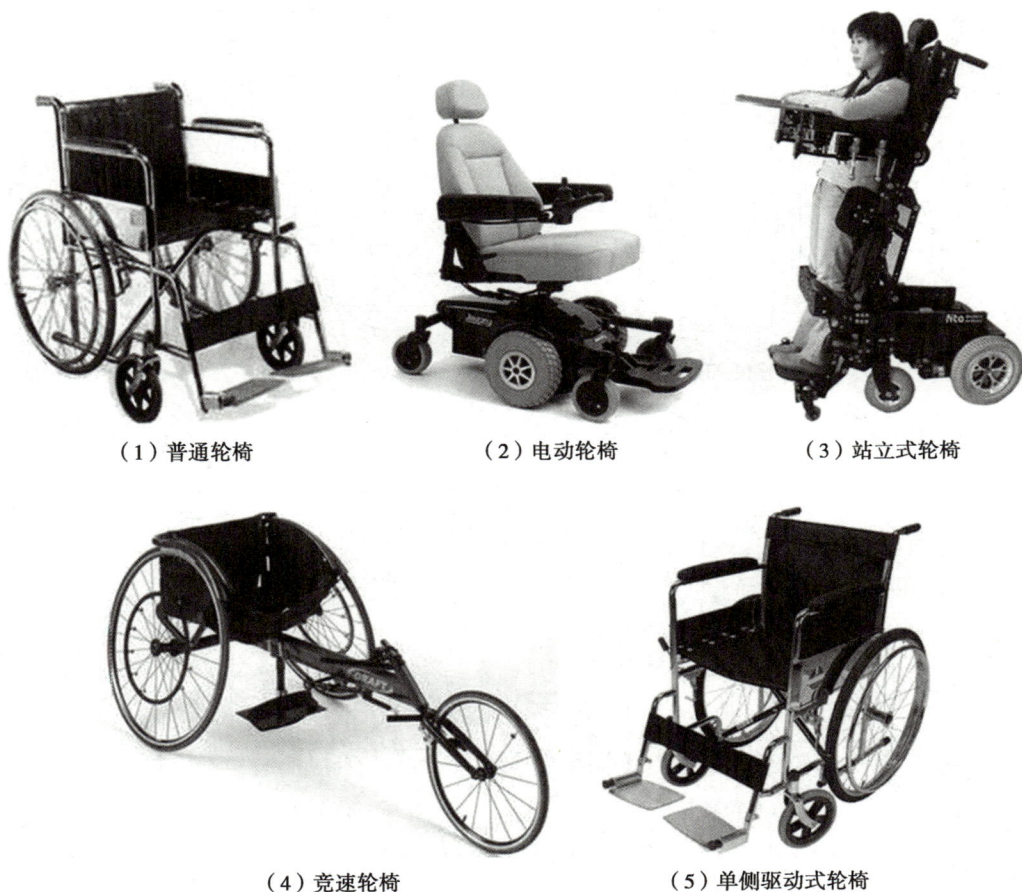

（1）普通轮椅　　　　　　（2）电动轮椅　　　　　　（3）站立式轮椅

（4）竞速轮椅　　　　　　（5）单侧驱动式轮椅

图 5-34　不同种类的轮椅

（二）普通轮椅的结构

普通轮椅一般由轮椅架、轮、椅座靠背、刹车装置及脚踏板五部分组成。

1. 轮椅架　有固定式（结构简单，结实耐用）和折叠式（便于携带）两种。

2. 轮　包括大轮（是轮椅主要的承重部位）、小轮（辅助支撑和在转弯时起导向作用）两对轮子。在每一大轮的外面还各装有可供手驱动车轮的手圈轮，是轮椅所特有的装置，一般由患者直接用手驱动。

3. 椅座靠背　轮椅的坐垫和靠背是直接与患者臀部和背部接触的部分，要使患者乘坐舒适,并能防止产生压疮,应具有良好的均压性,并且防湿、透气。目前新的坐垫、靠垫有固体凝胶、充水、充气等多种类型。

4. 刹车装置　即车闸,是确保轮椅使用安全的重要保证。患者在上下轮椅或在坡道上停止前进时都必须将车刹住,否则易造成危险。

5. 脚踏板　合适的脚踏板高度可以减轻坐骨结节的压力,防止压疮的发生。

乘坐轮椅者承受压力的主要部位是坐骨结节、大腿及腘窝部、肩胛区。因此,在选择轮椅时要注意这些部位的尺寸是否合适,避免皮肤磨损、擦伤及压疮发生。

（三）普通轮椅的测量

一般应综合考虑患者的病情需要、身材和适用范围来选择轮椅的尺寸、样式和材料等（图5-35）。

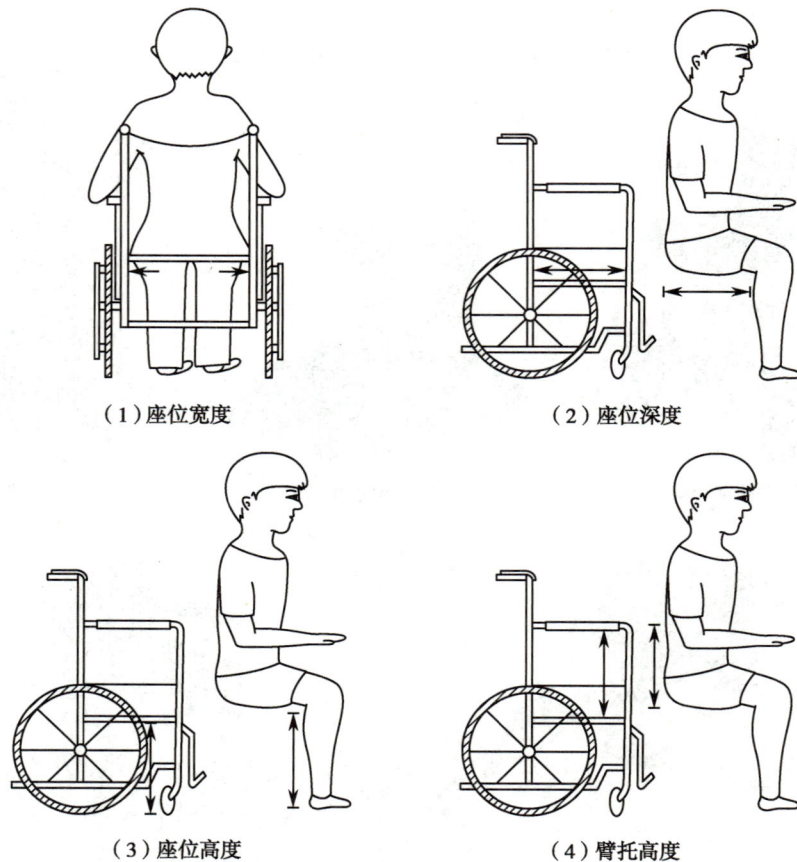

（1）座位宽度　　　　　（2）座位深度

（3）座位高度　　　　　（4）臂托高度

图 5-35　普通轮椅的测量

1. 座位宽度　测量坐下时两臀之间或两股之间的尺寸,再加上 5cm。即坐下后两边各有 2.5cm 的空隙。若座位过窄,患者上下轮椅不方便,易擦伤皮肤,甚至使臀部及大腿组织受到压迫;座位太宽患者不易坐稳,且进出门有困难,双上肢操纵轮椅易疲劳。

2. 座位深度　测量患者坐稳后臀部至小腿腓肠肌之间的水平距离,再减去 6.5cm。若座位太短,则使坐骨结节承压过大而产生压疮;座位太长,座位前缘压迫腘窝而影响血液循环。

3. 座位高度　测量坐下时足跟（或鞋跟）至腘窝的距离,再加 4cm。若座位太高,轮椅不能入桌旁;座位太低,坐骨承受重量过大。

4. 坐垫　为了舒服和防止压疮,轮椅的椅座上应放坐垫,常见的坐垫有 5～10cm 厚度的泡沫橡胶垫或凝胶垫。

5. 扶手高度　患者坐下时上臂垂直，屈肘 90°，前臂平放，测量椅面至前臂下缘的距离，再加 2.5cm。适当的臂托高度可保持正确的身体姿势和平衡，使患者舒适。扶手太高，上臂被迫上抬，易感疲劳；扶手太低，导致上身前倾，不仅容易疲劳，且可能影响呼吸。

6. 靠背高度　轮椅的靠背越高，患者乘坐越稳定，靠背越低，患者上半身及上肢的活动度就越大。一般靠背的高度为椅座面至腋窝的距离减去 10cm。高靠背的高度为椅面至肩部或后枕部的实际高度。

7. 脚踏板高度　放平后的脚踏板板面离地不少于 5cm。脚踏板板面过高，患者屈髋角度过大，坐骨结节处过度受压而易产生压疮。

（四）轮椅的使用训练

1. 正确的坐姿　患者坐于轮椅正中，抬头平视，背向后靠，髋关节保持在 90° 左右。自己操纵轮椅时，上身前倾，双上肢同时向前推动手圈轮。

2. 肌力训练　强化躯干的肌力和控制力训练，尤其要加强上肢肌力和耐力的训练，以保证上肢有足够的支撑力和推动力。可以使用哑铃、杠铃等训练患者肌力。

3. 减压训练　久坐轮椅易引起压疮，因此，教会患者每隔 15～20min 进行 1 次臀部减压。用双手支撑在轮椅扶手或轮上使臀部悬空 15s 左右。如患者上肢肌力弱不能完成，则可以使躯干向一侧倾斜，使一侧臀部离开垫子，片刻后再换抬另一侧，进行交替减压。

4. 操纵技能训练　练习独立操纵轮椅前进、后转、变换方向、进出门和绕过障碍物，保持轮椅行进中的平衡。

5. 转移训练　由轮椅到床之间的转移训练。

（周凤竹）

?　**复习思考题**

1. 简述装配假肢前的护理。
2. 简述矫形器的定义及作用。
3. 如何为患者选择合适的轮椅？

ER-5-3

扫一扫，测一测

第六章　常见问题的康复护理

学习目标

掌握痉挛的分类及康复护理评定，掌握压疮的主要康复问题及危险因素评定；熟悉排尿功能障碍、排便功能障碍主要康复问题及康复护理评定；了解疼痛、挛缩的主要康复问题及康复护理评定。

第一节　疼痛的康复护理

一、概　　述

（一）定义

1994年，国际疼痛研究学会（International Association for the Study Pain，IASP）将疼痛定义为：疼痛是一种与组织损伤或潜在组织损伤（或描述的类似损伤）相关的不愉快的主观感觉和情感体验。目前，IASP提出的疼痛新定义为：疼痛是一种与组织损伤或潜在组织损伤相关的感觉、情感、认知和社会维度的痛苦体验。

疼痛包含"痛觉和痛反应"两种成分。痛觉是一种意识现象，属于个人的主观知觉体验，会受到人的心理、性格、经验、情绪和文化背景的影响。患者表现为痛苦、焦虑。痛反应是指机体对疼痛刺激产生的一系列生理、病理变化，如呼吸急促、血压升高，出汗、骨骼肌收缩等。

> **知识链接**
>
> **对疼痛的认识**
>
> 对疼痛的研究已经成为全世界共同关注的焦点。1995年，美国疼痛学会首先提出"疼痛为继体温、脉搏、呼吸、血压之后的第五大生命体征"，希望借此提高医护人员对疼痛的认知度。2001年，在悉尼召开的第二届亚太地区疼痛控制学术研讨会提出"消除疼痛是基本的人权"。
>
> 机体的疼痛不适常会影响到患者的食欲、睡眠和日常生活活动。用于疼痛的医疗费用也在逐年上升。随着疼痛医学的发展，人们认识到疼痛不仅仅是一种症状，尤其是慢性疼痛，其本质就是一种严重的疾病，对慢性疼痛的有效控制已引起全世界的高度重视，不仅是改善患者症状、促进舒适的一项措施，更是预防患者功能障碍，维持正常生活、工作和社交，提高生命质量的重要任务。

（二）病因

疼痛的病因包括温度刺激、化学刺激、物理损伤、病理改变、心理因素等。痛觉感受器广泛存在于组织中的某些游离的感觉神经末梢，当伤害性刺激作用于机体后，引起损伤的组织细胞和神经末梢释放致痛物质,如缓激肽、前列腺素、5-羟色胺、组胺、白介素、阿片肽等,这些致痛物质作用于痛觉感受器(外周感受器),换能后转变成神经冲动(伤害性信息),进入中枢神经系统产生疼痛感觉和疼痛反应。

影响疼痛的因素分为主观因素和客观因素,前者与人们对过去经验的回忆、病因的分析、后果的预料、关注程度等心理活动有关;后者与患者的年龄、性别、性格、社会文化背景、个人经历、所处环境、治疗情况、注意力、情绪等个体差异有关。一般来讲,随着年龄增长,疼痛的阈值会增高,男性较女性有较大的耐受性,性格内向的人有较大的耐受性。

(三)分类

1. 按照发病情况　分为急性疼痛和慢性疼痛。

(1)急性疼痛:通常发生于伤害性刺激后短期内的疼痛。如急性软组织及关节损伤、手术后疼痛等。

(2)慢性疼痛:疼痛超过6个月或更多,包括慢性非癌性疼痛(如三叉神经痛、疱疹后遗症神经痛、椎间盘突出症疼痛)和慢性癌性疼痛(与肿瘤生长侵及神经、肿瘤压迫周围组织、抗癌治疗所致的疼痛)。

2. 按照躯体疼痛的部位　分为头痛、颌面痛、颈项痛、肩背痛、上肢痛、腹痛、下肢痛等。

3. 按照疼痛的性质　分为钝痛(酸痛、胀痛、闷痛、隐痛)、锐痛(刺痛、切割痛、灼痛、绞痛、撕裂样痛、爆裂样痛、钻顶样痛)、其他(跳痛、压榨样痛、牵拉样痛等)。

4. 按照疼痛的程度　分为微痛、轻痛、甚痛、剧痛。

> **案例分析**
>
> 患者,女,35岁,公司办公室职员,因腰部疼痛3天入院住康复科治疗。曾有腰部摔伤病史,腰痛2年,体位转换时加重。体检:直腿抬高及加强试验(+),4字试验(+)。行X线、CT检查,发现L4~L5节膨隆突出。诊断:腰椎间盘突出症。请对患者的疼痛进行评估,并制定合理的康复护理措施。

二、主要康复问题及康复护理评定

(一)主要康复问题

疼痛使患者精神痛苦,焦虑、抑郁、易怒,往往伴有体能下降、劳动力丧失,不仅在行为、工作效率、生活方式上发生变化,还会使人体各器官系统的功能发生紊乱,免疫力低下而诱发各种并发症。

1. 疼痛对躯体各系统的影响

(1)对消化系统的影响:疼痛可引起胃肠绞痛、腹胀、恶心、呕吐等反应。

(2)对心血管系统的影响:疼痛能导致血压升高、脉率加快、出汗、心肌耗氧增加等;疼痛可使心电图出现T波及ST段的变化,冠心病患者更应注意。

(3)对呼吸系统的影响:剧烈疼痛可引发低氧血症、高碳酸血症、咳嗽功能降低、肺活量降低等呼吸系统功能改变,与疼痛伴发的自主神经反应、出现呼吸运动改变有关。

(4)对内分泌系统的影响:急性疼痛可引起机体释放大量内源性物质,如儿茶酚胺、醛固酮和皮质醇、抗利尿激素、促肾上腺皮质激素、生长激素和高血糖素等。

(5)对中枢神经系统的影响:急性疼痛对中枢神经系统产生兴奋或抑制作用,长期慢性疼痛常导致精神抑郁。

（6）对免疫系统的影响：疼痛的应激反应可使患者抵抗力减弱，导致感染和其他并发症的发生率增高。

2. 疼痛对精神心理的影响

（1）焦虑：与疼痛无法解除或迁延不愈有关，长期疼痛的折磨还容易使患者产生悲观绝望的感觉。

（2）活动无耐力：疼痛刺激可引起机体全身不适，食欲减退，疲劳，从而使患者活动减少。上述症状又可加重疼痛造成恶性循环，从而延缓患者康复过程。

（二）康复护理评定

疼痛评定指在疼痛治疗前及过程中利用一定的方法测定和评价受检者的疼痛强度及性质的方法。对疼痛的评估具体内容包括疼痛产生的原因、类型、部位、持续时间、诱因、缓解因素，疼痛对饮食、睡眠和日常生活的影响，是否使用止痛药物、药物治疗效果和副作用以及患者满意度等。除详细询问病史外，还应进行全面的体格检查、实验室检查和影像学检查等。

技能要点

压力测痛法

根据给予受试部位皮肤的压力强度及反应剧烈程度，使用压力测痛仪以判断疼痛的性质与程度。压力测痛仪给出压力定量，达到一定强度（数字）至受检者出现疼痛反应为痛阈；继续加力至不可耐受时为耐痛阈。根据受检者的反应读出压力计上的数值，数值越大说明疼痛越严重。压力测痛法主要适用于肌肉系统疼痛的评定。

注意事项：

1. 评定应在疼痛较稳定时进行，不要在剧烈疼痛时进行。
2. 评定环境的温度不可过冷、过热，以免对疼痛的程度造成影响。
3. 最好采用一对一评定，避免第三者的干扰。
4. 检查者咨询受检者时应避免诱导性语言，应根据受检者主观感受进行评定。
5. 评定时应注意疼痛综合征问题。

各种疼痛量表用以量化评价疼痛情况，能帮助护理人员较为准确地了解患者的疼痛状况。

1. 视觉模拟评分法　视觉模拟评分法是用线段的长短表示疼痛程度的测量方法，视觉模拟评分法（visual analogue scale，VAS）是国内临床上通常采用的，是中华医学会疼痛学会监制的VAS卡。一面是从"0"到"10"进行标记的一条长约 10cm 的线段，带有可滑动的游标。"0"端代表无痛，"10"端代表难以忍受的疼痛。患者面对无刻度的一面，将游标放在当时最能反映自己疼痛程度的部位，评估者面对有刻度的一面，记录其疼痛程度（图6-1）。临床上以 0~2 分为优，3~5 分为良，6~8 分为可，>8 分为差。该方法简单有效、客观准确，用于 8 岁以上，能够正确表达自己感受和身体状况的患者。老年人、儿童、精神错乱和服用镇静剂的患者，以及晚期癌痛患者情绪不好时，一般难以完成 VAS 评价。

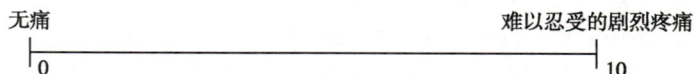

无痛 ├────────────────────────┤ 难以忍受的剧烈疼痛
　　0　　　　　　　　　　　　　　　10

图6-1　视觉模拟评分法

2. 语言分级评分法　语言分级评分法（verbal rating scale，VRS）采用形容词来描述疼痛的程度，最轻程度疼痛的描述以 0 分计，以后每级增加 1 分。患者的疼痛程度就是最适合其疼痛水平的形容词所代表的数字。有许多不同分级的 VRS，如 4 级评分、5 级评分、6 级评分、12 级评分和15级评分法（表6-1）。该方法的词语易于理解，可随时口头表达，沟通方便，但不适合语言表达障碍的患者。

表6-1　语言分级评分法

4级评分法	5级评分法	6级评分法	12级评分法	15级评分法
1.无痛	1.无痛	1.无痛	1.不引人注意的痛	1.无痛
2.轻度痛	2.轻度痛	2.轻度痛	2.刚刚注意到的痛	2.极弱的痛
3.中度痛	3.中度痛	3.中度痛	3.很弱的痛	3.刚刚注意到的痛
4.严重痛	4.严重痛	4.严重痛	4.弱痛	4.很弱的痛
	5.剧烈痛	5.剧烈痛	5.轻度痛	5.弱痛
		6.难以忍受痛	6.中度痛	6.轻度痛
			7.强痛	7.中度痛
			8.剧烈痛	8.不适性痛
			9.很强烈的痛	9.强痛
			10.严重痛	10.剧烈痛
			11.急剧疼痛	11.很强烈的痛
			12.难以忍受的痛	12.极剧烈的痛
				13.很剧烈的痛
				14.不可忍受的痛
				15.难以忍受的痛

3. 数字分级评分法　数字分级评分法（numerical rating scale，NRS）是VAS的数字直观表达法。患者被要求用0~10的数字表达疼痛的强度，根据个人疼痛感受在其中一个数字上做记号（图6-2）。优点是更为直观，患者易于理解和表达，已成为应用最广和简单有效的疼痛评价方法，不足之处是患者易受到数字的干扰，降低了准确性和灵敏性。

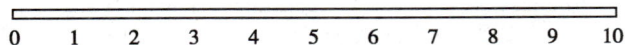

0　1　2　3　4　5　6　7　8　9　10

图6-2　数字分级评分法

4. Wong-Baker 面部表情量表　Wong-Baker面部表情量表（Wong-Baker faces pain rating scale）法，使用六张从微笑（代表不痛）或幸福直至流泪（代表无法忍受的痛）的不同表情的面部图像来表达疼痛的程度（图6-3），适用于交流困难的患者，如儿童（3~6岁）、老年人、意识不清或不能用言语表达者。

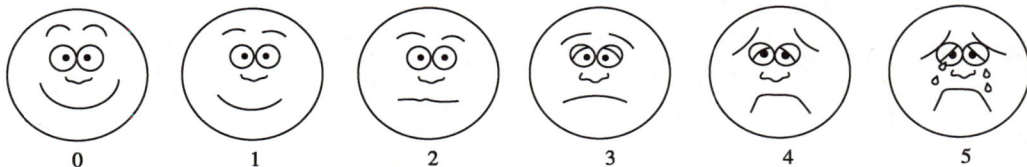

图6-3　表达疼痛程度的面部表情

5. McGill 疼痛问卷　McGill疼痛问卷（McGill pain questionnaire，MPQ）采用调查表形式，包括78个词汇，分为4大类20个亚类：第一大类，第1~10组按时间、空间、压力、温度和其他性质等描述疼痛的感觉特性的词汇；第二大类，第11~15组按紧张、恐惧和自主神经系统反应性质描述疼痛情感特性的词汇;第三大类,第 16 组为描绘主观疼痛强度的评定词;第四大类,第 17～20 组为非特异性类词汇。这是一种多因素疼痛调查评分方法。

MPQ 的评分指标是疼痛评估指数(pain rating index,PRI),根据描述语的排序数值计算,每个组内疼痛最轻的词的排序是 1,下一个词的排序依次为 2,计算所选出的词评分的总和,即可得出疼痛患者的 MPQ 总分。

MPQ 有效、可靠,在使用中可测定有关疼痛的多种信息和因素,适用于临床科研工作或较为详细的疼痛调查工作。但 MPQ 所使用的有些词汇比较抽象,难以理解,对患者的要求较高,费时较多,应用中具有一定的局限性。因此,Melzack 又提出内容简洁、费时较少的简式 McGill 疼痛问卷(short-form of McGill pain questionnaire,SF-MPQ)。SF-MPQ 是由 MPQ 中的 15 个代表词汇组成,11 个为感觉类,4 个为情感类,每个词汇 4 级评分,即 0＝无,1＝轻度,2＝中度,3＝严重(表 6-2)。同时,标准 McGill 疼痛问卷里的现存疼痛状况和视觉模拟评分也用于对总体疼痛状况的评估。

表 6-2　McGill 疼痛问卷简表

I. 疼痛评估指数(PRI)的评估			
A 感觉项	无痛	轻度	中度	重度
跳痛	0)＿＿＿	1)＿＿＿	2)＿＿＿	3)＿＿＿
刺痛	0)＿＿＿	1)＿＿＿	2)＿＿＿	3)＿＿＿
刀割痛	0)＿＿＿	1)＿＿＿	2)＿＿＿	3)＿＿＿
锐痛	0)＿＿＿	1)＿＿＿	2)＿＿＿	3)＿＿＿
痉挛痛	0)＿＿＿	1)＿＿＿	2)＿＿＿	3)＿＿＿
咬痛	0)＿＿＿	1)＿＿＿	2)＿＿＿	3)＿＿＿
烧灼痛	0)＿＿＿	1)＿＿＿	2)＿＿＿	3)＿＿＿
酸痛	0)＿＿＿	1)＿＿＿	2)＿＿＿	3)＿＿＿
坠胀痛	0)＿＿＿	1)＿＿＿	2)＿＿＿	3)＿＿＿
触痛	0)＿＿＿	1)＿＿＿	2)＿＿＿	3)＿＿＿
劈裂痛	0)＿＿＿	1)＿＿＿	2)＿＿＿	3)＿＿＿
B 情感项				
疲惫耗竭感	0)＿＿＿	1)＿＿＿	2)＿＿＿	3)＿＿＿
病恹样	0)＿＿＿	1)＿＿＿	2)＿＿＿	3)＿＿＿
恐惧感	0)＿＿＿	1)＿＿＿	2)＿＿＿	3)＿＿＿
受惩罚感	0)＿＿＿	1)＿＿＿	2)＿＿＿	3)＿＿＿

以上两项相加(S＋A)＝疼痛总分(T)

II. 视觉疼痛评分(VAS)

III. 现在疼痛状况(PPI)

0 无痛

1 轻痛

2 难受

3 痛苦烦躁

4 可怕

5 极度疼痛

知识链接

疼痛护理质量指标体系

1. 疼痛评估的准确性　包括 3 个二级指标，即评估内容、方法、结果的准确性。

2. 疼痛病情观察及时性　指护士评估疼痛的频率准确，在患者入院 8h 内完成首次评估，手术后评估麻醉是否失效，失效后根据麻醉方式由责任护士完成全面评估。

3. 疼痛护理记录质量　指疼痛相关护理记录是否全面、准确、连续、动态。

4. 疼痛干预有效性　包括 3 个二级指标，即患者的疼痛评分≤3 分；24h 疼痛的频率≤3 次；24h 内需要止痛解救药物≤3 次。

5. 疼痛管理满意度　采用《患者对疼痛管理的满意度问卷》（修订版）评价患者对疼痛治疗方式、住院期间疼痛照顾以及镇痛效果的满意度。

课堂互动

你记忆最深刻的一次疼痛是什么时候发生的？当时疼痛的部位、性质、程度、持续时间、诱因、缓解因素如何？请结合自己的经历，选择一种疼痛评估方法进行评定，同学之间也可以互评。

三、康复治疗与护理措施

（一）康复治疗措施

1. 物理止痛疗法　物理止痛是应用自然界及人工制造的各种物理因子作用于人体，以缓解痉挛，促进局部血液循环，加速致病物质的排出，从而达到止痛的目的。临床上常使用的方法有冷疗法、热疗法、电疗法、光疗法、超声波疗法、磁疗法、医疗体育疗法等。

（1）冷疗法与热疗法

1）冷疗法：可以降低肌张力，减慢肌肉内神经传导速度，从而缓解痉挛和减轻疼痛。不严重的损伤初期（48h 内）使用冷疗法，如冰袋、冰囊、冷湿敷、化学制冷等，可以预防和减少出血与肿胀。PRICE 即保护（protection）、休息（rest）、冰敷（ice）、加压（compression）和抬高患处（elevation），是临床治疗急性运动器官创伤的有效方法。冷疗法也用于术后止痛，如头痛、牙痛、轻度烫伤、早期肱骨外上髁炎等。

2）热疗法：热疗法缓解疼痛的原理是通过提高痛阈，延伸胶原纤维的长度，使肌梭兴奋性下降，放松肌肉；扩张血管，增加血液循环，减轻局部充血，促进炎症吸收，抑制疼痛。热疗法多用于亚急性或慢性疼痛。常用的浅表热疗法有电光浴、热水袋、热水浸泡、热水浴、热敷、蜡疗等；深部透热疗法可用超短波、微波、超声波等。某些严重疼痛的病症，热疗法和冷疗法可交替使用，比单用一种治疗效果更好。

（2）低频电疗法：应用 1 000Hz 以下的低频脉冲电流治疗疾病的方法称低频电疗法，包括直流电疗法、电水浴疗法、电离子导入疗法、神经肌肉电刺激疗法、痉挛肌电刺激疗法、经皮神经电刺激疗法（TENS）等。低频电疗法可以达到兴奋神经肌肉组织，镇痛和促进局部血液循环等作用。

2. 药物止痛措施　止痛药的应用是综合治疗中的重要环节。主要镇痛药物有三类。

（1）阿片类镇痛药：此类药物能提高患者的痛阈，从而减轻或消除疼痛，是中、重度疼痛治疗的首选药物。临床上常用药物包括吗啡、可待因、哌替啶、芬太尼、喷他佐辛、纳洛酮等。

（2）非阿片类镇痛药：此类药物具有解热、止痛和抗炎的作用，常用于缓解轻度疼痛，如肌肉痛、神经痛、关节痛、痛经等。常用药物包括阿司匹林、对乙酰氨基酚、吲哚美辛、布洛芬、酮咯酸、曲马多等。

（3）辅助用药：能够增强阿片类药物的止痛效果，或直接产生镇痛作用，常用于辅助治疗神经病理性疼痛、骨痛、内脏痛。包括抗惊厥类药物、抗抑郁类药物、皮质激素、N-甲基-D-天冬氨酸受体（NMDA）拮抗剂和局部麻醉药。

3. 神经阻滞及封闭疗法 通过药物麻醉和消炎作用，使组织松弛，紧张消失，炎症消除，疼痛缓解。

（1）常用药物：有镇痛药、麻醉药、激素及维生素 B_1、维生素 B_{12} 等。

（2）注射部位：应根据不同病症的性质而定，有周围神经、中枢神经和自主神经，最常用的是周围神经。

（3）注射方法：有经皮用药、痛点及激痛点注射、椎管内硬膜外封闭和神经根封闭。

4. 支具的使用 注意使用合适的支具，稳定和支持关节，减轻疼痛，如颈围、脊柱支具，上肢、下肢支具等。

（二）康复护理措施

1. 一般措施 提供舒适的病室环境，减少或消除引起疼痛的原因，解除疼痛刺激源，如对外伤引起的疼痛，应酌情给予止血、包扎、固定等伤口处理；胸腹部手术后伤口疼痛等，应帮助患者采取正确姿势，教给患者按住伤口后再行咳嗽和深呼吸，学会深部肌肉放松方法，以减轻疼痛。

2. 心理护理 研究证实，心理因素对疼痛的性质、程度和反应以及镇痛效果都会产生影响，加强心理护理对疼痛的缓解具有重要的意义。具体措施如下：

（1）建立信赖关系：与患者进行良好的情感沟通，关心安慰患者，使他们对护理人员产生信赖，并借助情感支持协助其克服疼痛。

（2）减轻心理压力：护理人员应鼓励患者表达其对疼痛的感受，认真倾听患者主诉并给予理解，可消除患者的焦虑和恐惧心理，增强对疼痛的耐受性。

（3）做好家属工作，争取家属的支持和配合。

3. 松弛疗法 通过分散患者的注意力达到缓解或消除疼痛和焦虑的目的，尤其适用于慢性持续性疼痛的患者。常采用的方法如下：

（1）组织兴趣活动：针对患者兴趣组织参加转移注意力的活动，如交谈、听音乐、看电视、做游戏、下棋、进行体育活动等。

（2）有节律地按摩：在患者疼痛部位或其他部位的皮肤上做环形按摩，能够使深部肌肉放松，从而减轻肌肉的紧张感。

（3）放松性缓慢深呼吸：指导患者有节奏地缓慢深呼吸，用鼻深吸气，然后再用嘴慢慢地呼出气体，反复进行，每次 3～5min。

（4）自我催眠法：可以结合放松练习一起进行。在整洁、温暖、安静的房间里，患者取仰卧位，两手放在腹部，开始深呼吸，增加放松感觉，从胸部开始向下至躯干、从手臂到下肢缓慢地放松，并注意自己两手的上抬和下降，同时配合想象愉悦的环境，如花园、山林、海滨等。放松思想，让想象渐渐淡去，然后默默边数数字边感觉眼皮沉重，全身肌肉放松，睡意出现，进入睡眠状态。

4. 用药护理 护理人员应熟悉药物止痛的基本原则，加强患者用药时的观察和用药后疗效的监测。①阿片类镇痛药主要不良反应包括便秘、恶心、呕吐、嗜睡、瘙痒、头晕、尿潴留、谵妄、认知障碍、呼吸抑制等。用药过程中,护理人员要严格掌握用药的时间、用药剂量、疗效,预防不良反应和依赖性的产生。②非阿片类镇痛药物常见的不良反应有消化性溃疡、消化道出血、血小板功能障碍、肝肾功能损伤等。宜饭后给药,护理人员要注意定时定量给药,并注意观察用药后的反应。③辅助用药:三环类抗抑郁药主要不良反应包括口干、便秘、视物模糊、排尿困难、尿潴留;糖皮质激素类药物主要是用于辅助治疗肿瘤侵犯中枢神经系统所致的疼痛。糖皮质激素用于生理剂量替代治疗时无明显不良反应。不良反应多发生于药理剂量治疗时,而且与用药疗程、剂量、用药种类、用法及给药途径等密切相关。

（三）康复护理教育

1. 疼痛知识教育　疼痛知识教育不仅能提高疼痛治疗疗效,而且可延长疼痛缓解时间,应针对不同患者的需要进行。护理人员应根据患者的情况,指导患者学习有关疼痛的知识,如疼痛产生的原因和机制、如何面对疼痛、缓解疼痛的各种措施等,增加安全感。告知患者大多数的疼痛可以得到有效治疗,减轻患者对疼痛的恐惧。很多慢性疼痛患者缺乏健身活动,如下腰痛患者常有躯干肌力减弱,护理人员应向患者说明躯干肌力训练是治疗下腰痛及防止反复发作的重要环节,使其积极加入到康复计划的实施中来。

2. 止痛药使用知识教育　向患者介绍药物治疗疼痛的安排,如告知患者合理用药、止痛药使用的原则,强调按时给药的重要性,避免滥用及成瘾;向患者说明各种止痛药物的药理作用及不良反应。

3. 非药物止痛方法教育　给患者介绍一些常用的非药物治疗方法,如心理疗法、松弛疗法、冷热疗法、按摩疗法、运动疗法等。包括关节活动和能量转换的技能练习内容,环境和工作场所的改造方法及其他一些生物及力学方面的原理。

？复习思考题

1. 简述疼痛的分类方法。
2. 疼痛常用评定方法有哪几种?
3. 缓解疼痛的松弛疗法有哪些?

第二节　挛缩的康复护理

一、概　述

（一）定义

挛缩是指各种原因引起的肌肉、肌腱、韧带、关节囊等软组织适应性短缩,导致关节活动范围受限,牵伸有明显的抵抗。

（二）病因

1. 关节病损　骨、关节、软组织创伤或手术后,早期为减轻损伤局部的出血、水肿、疼痛和炎症反应,可使关节结构破坏,使更多的纤维组织损伤修复,形成挛缩。

2. 长期制动　患者因长期卧床肌肉的收缩活动减少,长时间维持某一种体位,如烧伤患者两腿屈曲、双上肢交叉置于胸前、颈前屈、躯干屈曲,导致关节周围的软组织得不到牵拉而自动缩短，失去弹性，逐渐丧失活动性，形成挛缩。

3. 痉挛　各种原因所致的中枢神经系统瘫痪，引起肌肉痉挛，破坏了原动肌和拮抗肌之间的动态平衡。痉挛可造成静态下肌纤维长度缩短，使关节长期处于痉挛形成的特有体位，产生制动效应；还可使关节软骨承受的压力加大，易造成关节源性挛缩。痉挛是挛缩的原发因素，挛缩是痉挛的严重后果之一，形成恶性循环。

4. 肌无力　肌肉的创伤、感染、退行性病变等可引起肌肉结构和肌筋膜结构的改变，使肌膜弹性下降、硬化，肌肉的延展性下降，导致内在性肌肉挛缩；周围神经病损等可致肌肉失神经支配而引起弛缓性瘫痪，产生肌肉萎痪，横截面积减少，肌纤维挛缩。

5. 深度烧伤　烧伤的创面必须通过肉芽组织的形成来进行修复，而肉芽组织内有丰富的成纤维细胞和细胞外基质成分，其中胶原纤维增生，排序紊乱，产生大量瘢痕，导致皮肤挛缩，延展性下降；瘢痕挛缩的力量呈渐增性，可使关节结构破坏，引起更多的纤维组织损伤与修复，使瘢痕粘连广泛，加重关节挛缩。

（三）分类

1. 关节源性挛缩　挛缩直接由构成关节的组织如关节囊、软骨、滑膜等本身病变引起，如关节创伤、炎症、感染、制动或退行性病变等。上肢以肘、腕关节和手指畸形多见，下肢以膝、踝关节多见。

2. 软组织性挛缩　由关节周围软组织、肌腱、韧带、皮肤及皮下组织病变引起的挛缩。如跨越关节的烧伤后瘢痕形成和瘢痕挛缩、腱鞘及滑膜炎、韧带的撕裂伤及纤维化导致等。

3. 肌源性挛缩　由肌肉本身的疾病或肌以外的病变引起肌肉结构改变，导致挛缩。

（1）肌自身因素导致肌源性挛缩：①外伤性挛缩：与外伤出血、水肿、制动有关；②炎症性挛缩：如肌炎、肌皮炎时胶原纤维及结缔组织数量增多，肌纤维减少，形成挛缩；③变形性挛缩：如进行性肌营养不良中，随着肌变形，肌纤维变少形成挛缩；④缺血性挛缩：当血液循环障碍时，肌组织处于缺氧状态，使成纤维细胞增多，胶原纤维增加，形成挛缩。

（2）肌以外因素导致肌源性挛缩：①痉挛性瘫痪：如脑血管病、脊髓损伤等出现的痉挛，导致肌群间肌张力失衡；②弛缓性瘫痪：如周围神经损伤，由于瘫痪肌和正常的拮抗肌之间肌力失衡，如马蹄足；③力学因素：如截肢患者原动肌与拮抗肌之间肌力失衡，导致一侧软组织不能充分伸展，久之形成挛缩。

二、主要康复问题及康复护理评定

（一）主要康复问题

1. 运动功能障碍

（1）关节活动度受限：挛缩使肢体或关节固定于某种姿势状态，关节囊的柔韧度和弹性减低或消失，关节不能完成正常的活动，主动和被动运动范围均达不到正常值，终末端抵抗感明显，甚至不能活动。

（2）肌力下降：挛缩导致关节活动范围受限，关节不能产生理想的摆动，导致关节周围肌群长期处于收缩不充分的状态，肌容积减少，肌萎缩明显，肢体周径变小，关节稳定性下降，不能完成抗重力和/或抗阻力运动。

（3）加重瘫痪肢体功能障碍：挛缩使肢体不能完成功能性运动，影响平衡和协调功能，导致步态异常，加重瘫痪肢体的功能障碍。

2. 日常生活活动能力下降　挛缩可严重影响日常生活活动能力，上肢的挛缩会影响患者的个人卫生、穿衣、写字、进食、烹饪等日常生活能力；下肢挛缩会影响其行走、上下楼梯、如厕、乘坐交通工具等。

3. 疼痛　原发病及挛缩均可引起肢体疼痛,疼痛可为持续性,也可能是活动时加重,休息后减轻,使患者更不愿活动患肢而影响其功能的恢复。

4. 心理障碍　挛缩导致的以上功能障碍均会对患者造成不同程度的心理影响。加上原发病、长期的肌肉肌腱及关节的局部病理性改变所致的痛苦,烧伤瘢痕、关节功能障碍等会不同程度地影响个人形象,加重患者的心理负担。

(二)康复护理评定

对患者进行康复护理评定时应详细了解关节挛缩的致病原因、发生、发展的过程以及治疗情况,仔细检查关节周围挛缩瘢痕的情况及特点,对烧伤后的肥厚性瘢痕应注意其质地、弹性、色泽、感觉和厚度等,严重的关节挛缩和皮肤瘢痕常会引起关节脱位和畸形,应结合 X 线片,了解骨关节及挛缩周围组织的异常改变。

1. 运动功能评定

(1)关节活动度测量:关节活动度测量是评定挛缩最常用的方法。对烧伤所致关节挛缩的评定,如受累部位仅局限于单一关节,应对其关节活动度进行评价,如受累部位较多,还应进行上肢或下肢整体功能的评价。

(2)肌力评定:常采用徒手肌力评定法,按 0~5 级肌力记录检查结果,并与健侧对比,肌力达到 3 级以上时,可用器械测定法。

(3)痉挛评定:常采用改良 Ashworth 量表进行评定。

2. 日常生活活动能力评定　日常生活活动能力(ADL)评定包括躯体的日常生活活动能力(PADL)和工具性日常生活活动能力(IADL)。PADL 评定常用改良 Barthel 指数(modified Barthel index,MBI)量表,不仅可以评定功能,还可判断预后。IADL 常用修订后的功能活动问卷(FAO),需要全面评定 PADL 和 IADL 时,常采用功能独立性评定(FIM)量表。

3. 疼痛评定　常用视觉模拟评分法(VAS)。

4. 精神心理评定　常采用汉密尔顿焦虑量表(Hamilton anxiety scale,HAMA)和汉密尔顿抑郁量表(Hamilton Depression Scale,HAMD)评定患者的心理状态。

三、康复护理措施

(一)关节挛缩的预防

挛缩多因关节活动受限或肢体长期处于一种体位造成。挛缩一旦形成,治疗效果不理想,且病程长,引起的功能障碍多。如果早期能够减少导致挛缩的因素,应用体位摆放技术和关节活动度训练,即可预防或减少挛缩的形成。预防关节挛缩出现要比发生挛缩后的治疗与护理省时、省力,是保证运动功能的重要措施。

1. 体位摆放　体位摆放是防止不正确体位导致肌肉、韧带等长期处于短缩状态,失去伸展性和弹性所采取的预防措施。在早期卧床阶段,为了预防挛缩形成,应使关节处于正确的体位,使肌肉萎缩和关节囊的挛缩粘连处于最低限度,须 24h 连续进行,可借助枕头、毛毯等软性织物保持关节的位置。根据挛缩形成的疾病性质不同,正确的体位摆放可分为功能位和良肢位。

(1)功能位:从功能需要的角度出发而设计的可长期保持的体位,即使出现了关节的挛缩或强直也可以发挥肢体的最佳功能状态,多用于骨关节系统病变或外伤、手术后,周围神经系统病变或损伤后,烧伤和长期卧床患者。上肢各关节的功能位以便于完成个人卫生、进食等日常自理活动为目标,而下肢各关节的功能位以便于行走为目标。

（2）良肢位：为了预防或对抗中枢神经系统损伤后痉挛模式的出现，早期诱发随意运动而设计的一种临时性治疗性体位，患者运动功能达到分离运动阶段后即可不必再进行良肢位摆放。多用于中枢神经系统损伤的患者，如脑卒中、颅脑损伤等脑部病变或脊髓病变的患者。

2. 关节活动度维持训练　通过主、被动的关节活动度训练，保持肌肉和构成关节软组织的柔韧性，维持关节的正常活动范围，防止因长期制动而导致关节挛缩的形成。

（二）挛缩的康复护理

1. 被动运动　被动运动是矫治关节挛缩的最基本最简单的手段。通过被动运动防止纤维挛缩和松解粘连，既有预防作用，也有治疗作用。可应用 CPM 治疗仪进行持续被动运动，此方法能改善局部血液、淋巴循环，促进关节软骨再生和修复，促进韧带、肌腱的修复，预防制动导致的关节挛缩。

2. 被动牵伸　被动牵伸是通过外在力量拉长挛缩组织，以增加挛缩组织长度和关节活动范围的方法。因挛缩的组织弹性较小而脆性较大，开始牵伸时速度要慢，力度要小，逐渐增加运动量，切不可用力过大、过猛，以免造成新的损伤。牵伸力量的方向与挛缩的方向相反，在可动范围内缓慢活动肢体至关节活动受限处，并固定关节近端，活动关节远端以牵伸挛缩组织。对于严重的挛缩，被动牵伸前应配合蜡疗、红外线等，使组织加温到 40～43℃，以降低结缔组织的黏滞性，增加牵伸效果。

3. 关节牵引　是利用器械牵引的拉力作用，使挛缩和粘连的纤维产生更多的塑性延长，改善关节功能。常采用滑轮、绳索、墙壁拉力器等器械，在挛缩肢体远端施加适当重量进行牵引，一般中度挛缩可以每日牵引 2 次，每次 20～30min，严重时可增加次数和时间。

4. 肌力训练　从疾病急性期开始，在保证需制动关节稳定的情况下，未制动的关节即要开始主动运动，制动关节进行肌肉等长收缩训练。制动解除后，病变关节应立即开始进行关节活动训练和肌力增强训练，以增加关节活动范围和肌力。还可进行关节体操和日常活动训练，以改善肢体功能，增加耐力，提高生活自理能力。

5. 物理因子治疗　包括超短波、蜡疗、水疗和红外线等。这些方法能够促进血液循环，减轻组织水肿，促进损伤组织的修复，可以镇痛，缓解肌痉挛，软化瘢痕，松解粘连，改善胶原纤维韧性，增加挛缩组织的延展性。

6. 矫形器　矫形器是矫治挛缩的有效方法之一，利用挛缩组织蠕变的原理，逐渐降低结缔组织的抵抗，增加其可塑性和关节活动范围，尤其在关节被动牵伸后，应用矫形器将其固定于关节活动极限位，进行持续的牵伸，以巩固治疗效果。在制动早期将矫形器作为预防手段应用，效果更佳。

（1）静态矫形器（图 6-4）：如颈矫形器，可以预防颈部植皮后的瘢痕挛缩，膝-踝-足矫形器可以防止关节损伤、中枢神经系统病损或烧伤后造成的小腿三头肌挛缩。

（2）动态矫形器（图 6-5）：此类矫形器多有金属或塑料固定部分，附加橡胶带或弹簧牵引，其优点是既有按照需要定向持续加力的作用，又有在牵伸的同时进行主动运动的作用。

（3）低温热塑板材矫形器（图 6-6）：特别适用于手腕等小关节挛缩。作用原理是当被动运动达到运动极限时用热塑矫形器维持活动范围，2～3天后挛缩组织已蠕变时再进行第二次被动活动，增加关节活动度，然后重塑矫形器，如此反复进行。

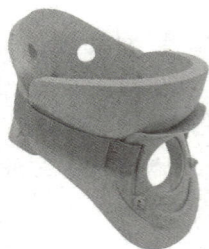

图 6-4　静态矫形器

7. 手术治疗　如果关节挛缩程度严重，限制了关节的功能，其他治疗无效，则需进行松解手术，根据挛缩的具体情况采用不同的手术方式。

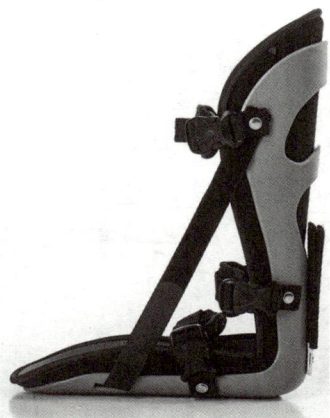

图6-5 动态矫形器

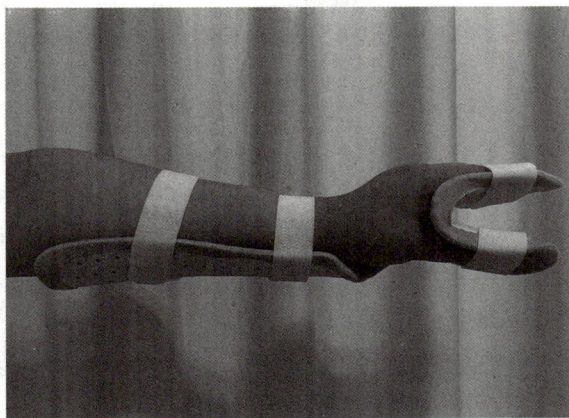

图6-6 低温热塑板材矫形器

? 复习思考题

1. 引起挛缩的病因有哪些？
2. 挛缩的康复问题有哪些？
3. 矫治挛缩的矫形器有几种？

第三节 痉挛的康复护理

一、概 述

（一）定义

痉挛（spasticity）是指上运动神经元损伤后，由于脊髓和脑干反射亢进而出现的肌张力异常增高，局部对被动运动的阻力增大的一种状态。皮质、脑干、脊髓疾病均可引起痉挛。痉挛是中枢神经系统疾病常见的功能障碍，严重的痉挛不仅导致运动功能的障碍，且易引发一系列并发障碍。

（二）病因

引发痉挛的病因是多方面的，主要见于脑卒中、颅脑损伤、脑性瘫痪、脊髓损伤、多发性硬化等中枢神经系统病损。

1. 脑卒中 在脑血管意外发生后，常因缺血或出血使病灶周围脑组织损伤，引起病灶对侧肢体瘫痪。随着疾病的恢复，瘫痪肢体出现对牵张反射兴奋性增高而形成痉挛。

2. 颅脑损伤 颅脑损伤常因脑损伤部位、范围和程度的不同导致不同程度和各种类型的肌张力障碍而出现痉挛。

3. 脑性瘫痪 主要见于痉挛型脑性瘫痪患儿，因病灶部位和范围不同，有单肢痉挛性瘫、双肢痉挛性瘫、三肢痉挛性瘫、截瘫和四肢痉挛性瘫。

4. 脊髓损伤 脊髓损伤患者主要为神经损伤平面以下脊髓所支配的骨骼肌发生痉挛性瘫痪。

5. 多发性硬化 多发性硬化是中枢神经系统白质脱髓鞘病变，导致一系列综合性中枢性功能障碍的同时引发阵挛、痉挛等障碍，且以下肢痉挛性瘫痪多见。

（三）诱发加重痉挛的因素

痉挛引起的肢体或躯体异常姿势，是患者在日常生活中需长期面对的问题。痉挛的出现和变化除了神经系统损害外同时受多种因素的影响，而一些因素的存在会诱发痉挛出现或加重痉挛程度，主要因素有精神紧张、情绪激动、疼痛及尿路感染、尿潴留、严重便秘、皮肤受压及不良刺激、外界感觉刺激增强等。特别对于截瘫患者，往往大小便的潴留、皮肤轻度的刺激都会引发明显的痉挛出现。解除诱因后，痉挛多数会明显减轻。在康复护理中可通过宣教使患者对此有足够的认识，以免痉挛的加重。

（四）分类

1. 脑源性痉挛 是指因脑部的各种疾病造成脑组织损伤从而引发的痉挛。当病变损害到锥体系和/或锥体外系及其下行运动纤维时，引发一系列不同的临床表现。

2. 脊髓源性痉挛 根据脊髓损伤的程度不同分为完全性损伤和不完全性损伤。因损伤的脊髓节段不同表现出不同部位的痉挛性瘫痪状态。不完全性脊髓损伤表现为病变同侧损伤水平以下痉挛性瘫痪。由于脊髓面积小，其病变常损伤双侧锥体束，尤其在完全性损伤时产生受损平面以下两侧肢体痉挛性瘫痪。病变位于颈膨大水平以上，产生四肢痉挛性瘫痪。颈膨大病变累及两侧前角与皮质脊髓侧束时，产生双上肢弛缓性瘫痪与双下肢痉挛性瘫痪。胸髓病变累及两侧皮质脊髓侧束导致痉挛性截瘫。

3. 混合性痉挛 多发性硬化多累及大脑髓质和脊髓的白质，从而出现运动通路不同水平的病变导致以痉挛为特征的综合征。

二、痉挛对人体的影响

痉挛对患者的活动和日常生活所造成的影响存在不利和有益两个方面。

（一）不利方面

因发生痉挛部位不同及痉挛程度的变化，会妨碍患者的基本运动功能和日常生活活动。常见继发的障碍如下：

1. 压疮 因瘫痪少动，引起长时间受压部位皮肤发生压疮。如脊髓损伤患者常会在运动功能障碍的同时合并感觉障碍。因痉挛少动，长时间地维持某一种体位容易导致皮肤出现压疮。压疮发生率最高的部位常为坐骨结节处，增加了日后康复训练的困难，且更易继发感染。

2. 活动受限 因痉挛部位肢体活动的阻力增大，使得其活动范围严重缩小而造成日常生活活动不能随意进行，甚至受到较大的限制。

3. 肢体畸形 因长期痉挛，使关节长期维持在特有姿势状态，引起关节囊和肌腱的胶原纤维挛缩致关节畸形。

4. 其他影响 严重的痉挛会引发疼痛，导致失眠。长期痉挛的存在易导致异位骨化、骨质疏松，增加发生骨折的危险。

（二）有益的方面

肢体痉挛在一定程度上可减慢肌萎缩的速度；阵发性的肌肉痉挛可促进血液循环，预防深静脉血栓形成；下肢伸肌痉挛有助于截瘫患者进行站立、转移，甚至步行。

三、康复护理评定

痉挛是在中枢神经系统病损过程中出现的，且为一种动态性现象。评定过程中应注意痉挛的出现、程度与其发病的时间、体位变化、功能训练与用药情况、情绪状况以及原发疾病的其他障碍等因素影响，综合考虑评定项目，分析评定结果。

（一）运动功能评定

1. 被动活动检查　被动活动检查（图6-7）可发现肌肉对牵张刺激的反应。肌张力正常时肢体很容易被移动，评定者很容易改变患者肢体的运动方向和运动速度；存在痉挛时，评定者会感受到肢体僵硬，难以改变速度，肢体有明显的抵抗。

2. 摆动检查　以肢体的一个关节为中心，被动地快速摆动，使其主动肌和拮抗肌交互收缩（图6-8）。观察摆动幅度的大小以评定痉挛的程度。肌张力低下时，摆动幅度增大，肌张力增高时，摆动幅度减小。

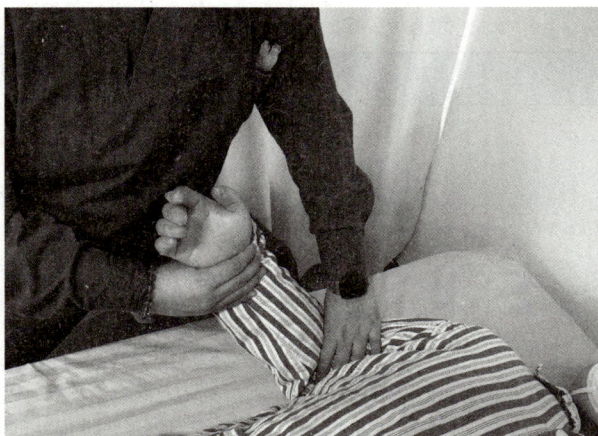

图6-7　被动活动检查

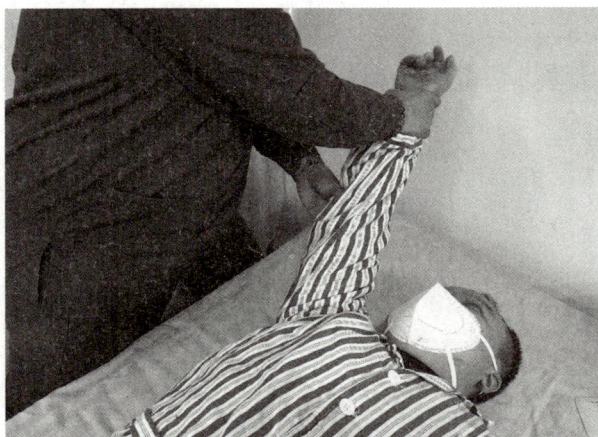

图6-8　摆动检查

3. 反射检查　检查各种肌腱反射，观察是否存在反射亢进。

（二）量表评定法

1. 改良 Ashworth 量表　是目前临床上应用最广的痉挛评定量表，具有较高的效度和信度。该方法将肌张力分为0～4级，使痉挛评定由定性转为定量。评定标准见表3-5。

2. Penn 分级法　以自发性痉挛发作频度评定痉挛的严重程度，评定标准见表6-3。

3. Clonus 分级法　以踝阵挛持续时间长短分级评价痉挛程度，见表6-4。

表 6-3   Penn 分级法评分标准

级别	评定标准
0 级	无痉挛
1 级	刺激肢体时,诱发轻、中度痉挛
2 级	痉挛偶有发作,<1 次/h
3 级	痉挛经常发作,>1 次/h
4 级	痉挛频繁发作,>10 次/h

表 6-4   Clonus 分级法标准

级别	评定标准
0 级	无踝阵挛
1 级	踝阵挛持续 1~4s
2 级	踝阵挛持续 5~9s
3 级	踝阵挛持续 10~14s
4 级	踝阵挛持续≥15s

(三)仪器评定

1. 便携式测力计   对长期痉挛的患者可采用此法评定。通过不同速度下的被动运动,记录达到被动运动终点时便携式测力计的读数,来表示痉挛的程度。

2. 等速装置评定   可分别用等速摆动试验和等速被动测试,对痉挛的速度依赖性做出评定。

3. 电生理评定   多通道动态肌电图用以检测痉挛,作为评定痉挛的补充方法和科研手段。

四、康复护理措施

痉挛的康复护理,最终目的是降低肌张力,改善异常的姿势,纠正异常运动模式,恢复患者维持姿势稳定和运动能力。

(一)减少伤害性刺激

1. 消除诱发肌痉挛的各种因素   在痉挛的康复护理中,要尽可能消除诱发肌痉挛的各种因素,如寒冷、精神紧张、情绪激动、尿路感染、尿潴留、便秘、皮肤受压、压疮等。颅脑损伤患者多有精神障碍,常因焦虑使瘫痪肢体痉挛加重,压疮的存在或便秘会使痉挛加重;脑瘫患儿多易发生激惹而情绪激动,使痉挛加重;截瘫患者会因皮肤刺激、衣服穿戴过紧、尿潴留或大便秘结加重痉挛。因此,对因上运动神经元损伤疾病所导致的瘫痪,康复护理中对可引发或加重痉挛的各种有害刺激要有充分的认识,同时指导患者及其家属在日常生活的各个方面要密切关注。

2. 学会自我护理,控制痉挛   可将各种抗痉挛体位、反射性抑制痉挛体位运用到日常生活活动中,学会自我控制痉挛,如合理的卧位、坐位姿势。对有尿潴留、习惯性便秘患者,能够进行自我导尿和物理手段排解大便,及时做好个人皮肤卫生清理以减少诱因。

（二）运动治疗

1. 神经生理学疗法

（1）Bobath 技术：采用关键点的控制、反射性抑制等治疗技术来缓解痉挛，降低肌张力，再实施神经易化技术建立正常的运动模式。如对重度痉挛型脑瘫患儿，在纠正因痉挛所致的异常姿势时，可用反射性抑制模式进行治疗。当躯干伸肌张力过高时，可将患者的头置于屈曲位，以提高屈肌张力，反射性地降低躯干伸肌张力；对于躯干屈肌张力过高的患儿，将其头放置于过伸位，以增加伸肌张力，降低屈肌张力；而对于躯干伸肌和屈肌同时增高的患儿，可在稳定其骨盆的基础上通过旋转躯干来降低肌张力。

（2）Brunnstrom 技术：Brunnstrom 将因中枢损伤引起的运动障碍恢复分为六个阶段。痉挛的发生和发展相当于 Brunnstrom 的 Ⅱ～Ⅳ 阶段，其降低痉挛的治疗方法是应用紧张性颈反射和紧张性迷路反射，以及运用共同运动和联合反应来抑制偏瘫侧肢体的痉挛。

（3）Rood 技术：①挤压法：如对因为肩带肌的痉挛引发的肩胛后缩、肩关节内收、外旋、疼痛时，可采用挤压盂肱关节的手法使肌群张力降低，疼痛缓解；对于痉挛型脑瘫可用轻压背部骶棘肌的手法以放松全身肌张力；对颅脑损伤、脑卒中或脊髓损伤等各类中枢性瘫痪所致的痉挛，可采用肌腱加压法，在相应痉挛肌的腱部垂直持续加压可引起肌肉的放松。②牵拉法：持续牵拉或将已经延长的肌肉保持在被延长的位置上数分钟、数天甚至数周（应用系列夹板）以抑制或减轻痉挛。③促进运动的控制能力：分别用关节的重复运动、关节周围肌群的共同收缩、远端固定近端活动和技巧性动作等训练来抑制痉挛，促进正常的运动模式。

（图中二维码）
ER-6-3
Rood 技术
（视频）

2. 被动牵伸和按摩

采用温和、缓慢、持续的牵伸手法对痉挛的肢体进行牵拉，可降低肌张力。此外，可配合中医的按摩手法。较长时间的肌肉按摩对缓解痉挛有一定的帮助，如推法、按揉法、擦法和挤压法等综合应用以降低肌痉挛。

（三）物理因子疗法

1. 温热疗法

温热疗法具有止痛及扩张末梢循环的作用，同时有抑制痉挛的作用，常用的有温水浴、沙疗、中药热敷、红外线等。

2. 冷疗法

寒冷刺激能够抑制肌梭的活动，使神经传导速度降低。常用的冷疗法有冷水槽法和冰块致冷法。冷水槽法是将患肢直接浸泡在冰水中 15～20s，然后用毛巾擦干，反复 5～6 次至皮肤发红；冰块致冷法是用冰块在痉挛部位的皮肤上反复快速刺激至皮肤发红，有一过性缓解痉挛的效果。

3. 生物反馈疗法

运用相应的声、光仪器仪表的反馈信号系统，让患者直观地看到自身瘫痪肢体的痉挛问题并促使其尝试放松痉挛的肌群，努力根据反馈指示进行主动活动。

4. 功能性电刺激

常采用对痉挛肌的拮抗肌群进行电刺激，通过神经的交互支配反射性地降低痉挛肌的张力。

（四）矫形器

矫形器通过对痉挛肌的持续牵伸，达到保持骨骼、关节的稳定，减缓肌痉挛、预防和/或矫正畸形、防止关节挛缩、促进正常运动模式建立的作用。可将痉挛的肢体固定在抗痉挛体位或功能位，将挛缩的危险降到最小。如针对手指屈曲、腕掌屈痉挛的分指板，能够固定腕关节背伸、拇指伸展、手指保持外展和指关节伸展位；踝足矫形器对纠正足的跖屈内翻保持足中立位有效。

（五）药物治疗

药物是治疗痉挛的常用方法之一。

1. 巴氯芬

是一种肌肉松弛剂，可抑制脊髓单突触和多突触神经元之间的传递，达到缓解痉挛的目的。

2. 盐酸替扎尼定　为中枢性肌肉松弛药,通过抑制神经末梢兴奋性氨基酸的释放,以抑制引起肌张力过高的多突触反射,达到缓解痉挛的作用。

(六)肉毒毒素局部注射

目前临床主要使用的是 A 型肉毒毒素(BTXA),主要作用于神经肌肉接头处(运动终板),以抑制突触前膜对神经递质的释放,使痉挛的骨骼肌松弛。

(七)神经化学阻断疗法

对于严重的痉挛患者,可用神经化学阻断疗法。在痉挛肢体的末梢神经干或痉挛肌的运动点,经皮注入酚剂阻滞传导。

(八)手术治疗

当痉挛的严重状态不能用药物或以上各种治疗方法缓解时,可选用手术治疗。常用的手术治疗有肌腱切断术、周围神经切断术、选择性神经后根切断术和脊髓切断术等。

> **？　复习思考题**
>
> 1. 引发痉挛的病因有哪些?
> 2. 痉挛对人体的不利影响有哪些?
> 3. 痉挛有几种类型?

第四节　压疮的康复护理

一、概　　述

压疮(pressure sore)又称压力性溃疡,是指局部组织长时间受压,血液循环障碍,持续缺血、缺氧、营养不良而致的软组织溃烂和坏死。

压疮是瘫痪、昏迷、年老体弱、消瘦、大手术后等不能自主更换体位患者的最常见并发症之一。一旦发生压疮,将增加患者痛苦,延长病程,严重时可因感染导致败血症,危及患者的生命。因此,做好压疮的预防和护理,是保证康复质量的重要措施。

二、主要康复问题及康复护理评定

(一)主要康复问题

1. 皮肤完整性受损　压疮的炎性浸润期,受压皮肤呈紫红色,皮下有硬结,可形成大小不一的水疱甚至破溃;压疮的溃疡期皮肤破溃,组织坏死,形成溃疡。

2. 疼痛　患者由于皮肤持续受压或皮肤出现水疱、破溃、组织坏死,形成溃疡时,出现不同程度的疼痛。

3. ADL 能力下降　患者由于皮肤、皮下组织、肌肉的溃烂甚至骨骼的破坏,以及其他原因如肢体活动障碍、全身乏力等,导致日常活动受限,如穿脱衣、刷牙、洗脸、梳头等日常活动感到困难。

4. 心理障碍　主要表现为焦虑、烦躁、抑郁等,担心压疮能否愈合。

5. 合并症　压疮溃疡期,严重者细菌进入血液,可引起败血症,危及患者生命。

案例分析

患者，男，65岁，因长期卧床，骶尾部皮肤呈紫红色，触之局部有硬结，并在表面有数个大小不等的水疱。

请问：1. 该患者出现了什么并发症？属于哪一期？

2. 应如何对该患者进行护理？

（二）康复护理评定

1. 危险因素评估

（1）易发生压疮的高危人群

1）昏迷、瘫痪患者：自主活动能力丧失，长期卧床、大小便失禁等。

2）年老、体弱患者：活动能力差、骨突处的皮下组织薄。

3）肥胖患者：因体重过重，造成承重部位较大的压力。

4）水肿患者：因水肿降低皮肤抵抗力，并增加了承重部位的压力。

5）营养不良患者：消瘦，骨突处缺乏脂肪、肌肉组织的保护；抵抗力下降。

6）高热多汗患者：体温高增加了组织耗氧量，皮肤经常受潮湿刺激。

7）疼痛患者：为避免疼痛，患者常处于强迫体位，使局部受压过久。

8）服用镇静剂患者：自主活动减少。

9）石膏固定、骨牵引患者：翻身、活动受限。

（2）压疮危险因素评估表：护理人员通过评分的方式，对压疮易发人群，其发生压疮的危险性进行评估。评分≤16分，易发生压疮，分数越低，发生压疮的危险性越高（表6-5）。

表6-5　压疮危险因素评估表

分值项目	4	3	2	1
营养状况	好	一般	差	极差
精神状态	清醒	淡漠	模糊	昏迷
活动情况	活动自如	扶助行走	依赖轮椅	卧床不起
运动状况	运动自如	轻度受限	重度受限	运动障碍
排泄控制	能控制	尿失禁	大便失禁	二便失禁
体温	36.6～37.2℃	37.2～37.7℃	37.7～38.3℃	>38.3℃
循环	毛细血管再灌注迅速	毛细血管再灌注减慢	轻度水肿	中度至重度水肿
使用药物	未使用镇静剂或类固醇	使用镇静剂	使用类固醇	使用镇静剂和类固醇

知识链接

压疮好发于受压和缺乏脂肪组织保护、无肌肉包裹或肌层较薄的骨隆突处。好发部位与体位有密切关系。

1. 仰卧位　好发于枕骨粗隆、肩胛部、肘部、脊椎体隆突处、骶尾部、足跟等。

2. 侧卧位　好发于耳郭、肩峰、肘部、髋部、膝关节的内外侧、内外踝等。

3. 俯卧位　好发于面颊、耳郭、肩峰、女性乳房、肋缘突出处、男性生殖器、髂前上棘、膝部、足尖等。

4. 坐位　好发于坐骨结节、肩胛部、肘部、足跟等。

2. 压疮分期　根据压疮的发展过程和损伤程度,可分为三期。

(1)瘀血红润期:压疮发生的初期,受压部位皮肤出现暂时性血液循环障碍。表现为红、肿、热、触痛或麻木,解除压力30min后,症状仍存在,肤色无法恢复正常。此期皮肤的完整性未破坏,为可逆性改变,如及时去除致病原因,可阻止压疮的发展。

(2)炎性浸润期:红肿部位继续受压,血液循环仍得不到改善,静脉回流受阻,局部静脉瘀血。受压皮肤呈紫红色,皮下有硬结。皮肤因水肿而变薄,并有炎性渗出,形成大小不一的水疱。水疱破溃后,露出潮湿红润的创面,患者有痛感。此期仅限于表皮和真皮层破损。如不积极采取措施,压疮继续发展。

(3)溃疡期:静脉回流严重受阻,局部瘀血导致血栓形成,组织缺血、缺氧。皮肤破溃,组织坏死,形成溃疡。根据组织坏死程度可分为浅度溃疡期和坏死溃疡期。①浅度溃疡期:表皮水疱破溃,真皮层疮面有黄色渗出液,感染后表面有脓液覆盖,浅层组织坏死形成溃疡,疼痛加剧;②坏死溃疡期:溃疡侵入真皮下层和肌肉层,感染向周边及深部组织扩展,可深达骨面,坏死组织发黑,脓性分泌物增多,有臭味。严重者细菌进入血液,可引起败血症,危及患者生命。

三、康复护理措施

(一)压疮的预防

预防压疮的关键在于消除诱发因素。因此,对存在易发因素的高危人群,护士要做到七勤:勤观察、勤翻身、勤按摩、勤擦洗、勤更换、勤整理、勤交班。交接班时严格细致地交接局部皮肤情况及护理措施落实情况。避免局部组织长期受压,解除压迫是预防压疮的关键措施,也是治疗压疮的先决条件。

1. 定时翻身,减少组织压力　经常翻身是间歇性地解除局部组织承受压力,预防卧床患者发生压疮最简单和有效的方法。应鼓励或协助患者经常更换卧位。翻身间隔时间视患者病情和局部皮肤情况而定,一般每隔2h翻身1次,必要时1h翻身1次。建立床头翻身卡,翻身后记录翻身时间、所取体位及局部皮肤情况。有条件时可使用翻身床。

2. 降低骨隆突部位所受压力　对易发生压疮的患者,体位安置妥当后,可在其身体空隙处、骨隆突处和易受压部位垫软枕、海绵垫、气垫、水褥等,以扩大支撑体重的面积,降低骨隆突部位皮肤所受的压力。有条件时可使用气垫床、悬浮床等器具,使患者身体各处均匀受压。长期坐轮椅的患者,坐骨结节是最容易发生压疮的部位,应每20~30min移动一次受压部位,协助患者在椅内前倾、后仰、侧斜,或使用电动轮椅自动调节体位。

3. 正确使用矫正用具　对使用石膏绷带、夹板和骨牵引的患者,固定松紧应适宜,在骨突处应垫衬垫,衬垫应平整、柔软。仔细观察局部皮肤和指(趾)甲颜色、温度的变化,认真听取患者的反应,尤其要注意骨骼突起部位有无痛感。如发现石膏绷带过紧或凹凸不平,应立即通知医生,及时处理。

4. 避免局部皮肤受理化因素的刺激

(1)保持皮肤清洁干燥:对大小便失禁、出汗和分泌物多的患者,应及时擦洗干净,必要时涂凡士林软膏保护皮肤。伤口若有分泌物,要及时更换敷料;小儿应及时更换尿布。

(2)保持床铺清洁干燥:定期更换床单、被套,及时更换污湿的被单,不可让患者直接卧于橡胶单(或塑料布)上;对排泄物污染的褥单,及时更换清洗,保持床铺清洁、干燥、平整和无碎屑。

（3）操作轻柔，以防擦伤皮肤：使用便器时，应选择无破损便器，抬起患者腰骶部，不要强拉硬塞，便器边缘应垫上纸或布垫，以防擦伤皮肤；协助患者翻身或搬运患者时，应将患者抬起，再挪动位置，避免拖、拉、推等动作；患者平卧需抬起床头时，一般不应高于30°；取半坐卧位时，应摇高膝下支架，屈髋30°，防止患者下滑。

5. 促进局部血液循环

（1）全范围关节运动：对于长期卧床的患者，协助患者进行全范围的关节运动，维持关节的活动度和肌肉的张力，促进血液循环。

（2）温水擦浴：定期为患者温水擦浴不仅能清洁皮肤，还能刺激皮肤血液循环，但水温不能过高，以免损伤皮肤。

6. 改善机体营养状况　营养不良是发生压疮的原因之一，又可影响压疮的愈合。因此，在病情允许的情况下，给予患者高热量、高蛋白、高维生素饮食，补充矿物质，以增强抵抗力及组织修复能力。不能由口进食者，应通过静脉补充营养。对于易发生压疮的患者还应补充维生素C及锌，助其伤口的愈合。另外，水肿患者应限制其水和盐的摄入，脱水患者应及时补充水和电解质。

课堂互动

请回答压疮瘀血红润期的皮肤特点？

（二）压疮的康复护理

1. 全身治疗和护理　压疮发生后，积极治疗原发病，以去除导致压疮的危险因素；增加全身营养，提高患者抵抗力和组织修复能力；局部感染明显者应遵医嘱抗感染治疗，预防败血症；加强心理护理。

2. 局部治疗和护理

（1）瘀血红润期护理：治疗护理原则是去除危险因素，加强预防措施，避免压疮继续发展。

1）避免局部继续受压，增加翻身次数。局部可使用半透膜敷料或水胶体敷料加以保护。

2）避免摩擦、潮湿和排泄物的刺激，保持床铺清洁、干燥、平整和无碎屑，保持受压部位皮肤干燥，去除危险因素，避免压疮进一步发展。

3）改善局部血液循环，维持适宜的温度，局部可用红外线灯或烤灯照射。

（2）炎性浸润期护理：治疗护理原则是保护皮肤，避免感染。继续加强预防压疮的各项措施。

1）小水疱：减少摩擦，防破裂，可用无菌厚层敷料包扎，让其自行吸收。

2）大水疱：用0.5%～2%碘伏消毒局部皮肤，用无菌注射器抽吸泡内液体后，再用无菌湿敷料包扎，保持水疱皮肤完整，避免疮面再受压。也可用红外线照射，每天1～2次，每次30min，保持疮面干燥。

3）水疱破裂尚未感染：伤口边缘至周围2cm处可用0.5%碘伏消毒，稍干后可选用保湿敷料水凝胶等封闭伤口，超过边缘2cm。第一周隔日更换1次，1周后，3～5d更换1次。水凝胶敷料能抵御细菌的入侵、防止感染，透湿、透气，使疮面处于湿润又不积液的环境。在湿润的环境下，水凝胶不会粘连疮面，避免了更换敷料带来的二次损伤，且有利于疮面上皮细胞的形成和疮面的愈合。

（3）溃疡期护理：护理原则是解除压力，清洁疮面，去除坏死组织，促进肉芽组织生长和疮面愈合。

1）疮面处理：疮面感染较轻者，可用 0.9% 氯化钠溶液或 1∶5 000 呋喃西林溶液清洗疮面，按外科换药法给予相应处理。可选用透气性好的水胶体、水凝胶、泡沫类或银离子等新型敷料，促进伤口湿性愈合。也可采用新鲜鸡蛋内膜、纤维蛋白膜、骨胶原膜等贴于疮面，1～2 天更换敷料 1 次，保持疮面湿润，便于新生的上皮细胞覆盖伤口，使疮口逐渐愈合；对于溃疡较深、引流不畅者，可用 3% 过氧化氢溶液冲洗，以抑制厌氧菌生长，再外敷抗生素（按药物敏感试验结果选用药物）等。

2）物理疗法：采用鹅颈烤灯或红外线灯照射疮面，每日 1～2 次，每次 20～30min，可使疮面干燥、改善局部血液循环。照射后按外科无菌换药法包扎疮面。

3）局部氧疗：可局部隔绝空气后进行持续吹氧：用塑料袋罩住疮面并密封四周，通过一小孔向袋内灌氧，氧流量为 5～6L/min，每日 2 次，每次 15min。治疗完毕，疮面用无菌纱布覆盖或暴露均可。局部氧疗是利用纯氧抑制疮面厌氧菌的生长，提高疮面组织供氧，改善局部组织代谢并利用氧气流干燥疮面，形成薄痂，利于愈合。

4）药物治疗：每周采集疮面分泌物做药物敏感试验，选用敏感抗生素进行局部和全身治疗。可选用清热解毒、活血化瘀、去腐生肌作用的中药膏剂、散剂进行局部治疗，如烧伤湿润膏、珍珠散、生肌玉红膏等，以促进伤口新生血管、胶原纤维形成，加速压疮愈合。

5）外科手术皮瓣移植：对大面积深度压疮和久治不愈者，手术清除坏死组织，进行带血管蒂的肌皮瓣或筋膜皮瓣转移修复压疮伤口，以加速压疮愈合。

？ 复习思考题

1. 压疮的主要康复问题有哪些？
2. 易发生压疮的高危人群有哪些？
3. 压疮的预防措施有哪些？

第五节　排尿功能障碍的康复护理

一、概　述

膀胱护理主要应用于脊髓损伤、脑卒中、颅脑损伤等导致的神经源性膀胱功能失调患者。目的是恢复和改善患者的膀胱功能，降低膀胱内压力，减少残余尿，控制和消除泌尿系统并发症的产生。脊髓损伤造成的神经源性膀胱，其表现在脊髓休克期为无张力性膀胱，排尿反射消失致尿潴留，休克期过后，可有微弱逼尿肌收缩但无排尿反射，或有不随意的反射性排尿、尿量不等导致尿失禁。

神经源性膀胱功能失调是控制膀胱的中枢或周围神经发生病变后引起的排尿功能障碍，主要表现为尿潴留和尿失禁，是康复医学中常见的合并症之一。

二、主要康复问题及康复护理评定

（一）主要康复问题

1. 排尿功能障碍　主要表现为尿潴留和尿失禁两大症状。

2．心理障碍　患者因尿液潴留或排尿失禁，可能会出现紧张、焦虑情绪。有些患者会感觉自尊受损，心理压力比较大，期望能得到他人的理解和帮助。

3．社交功能障碍　患者因排尿不受意识控制，不愿意与人交往，严重影响个人的社交生活。

4．感觉不适　患者主要因尿液潴留可出现下腹胀痛。

5．合并症　因尿液的刺激，皮肤潮湿没有及时清洁，可能会出现皮肤发红、压疮等问题。

（二）康复护理评定

1．尿流动力学检查　尿流动力学检查（urodynamics study）是借助流体力学及电生理学方法研究尿路输送、贮存及排泄尿液功能的检查方法，可为排尿障碍患者的诊断、治疗方法选择及疗效评定提供客观依据。常用的尿流动力学检查主要包括尿流率测定、膀胱压力容积测定、尿道压力分布测定等。

（1）尿流率测定：单位时间内自尿道外口排出的尿量称为尿流率（urinary flow rate，UFR），单位是 ml/s。此项检查可反映下尿路贮尿、排尿的总体功能情况，主要参数有最大尿流率（男性为 $20\sim25ml/s$，女性 $25\sim30ml/s$）、平均尿流率、排尿时间、尿流时间及尿量等。尿流率受性别、年龄、排尿量等因素的影响。尿量在 200ml 以上时，测定数值较准确，老年人随年龄增长，数值相应减低。

（2）膀胱压力容积测定：膀胱压力容积测定（cystometrogram）是通过测定膀胱内压力与容积的关系，反映膀胱的功能。正常膀胱压力容积测定结果为：①无残余尿；②膀胱充盈期内压恒定维持在 $5\sim15cmH_2O$，顺应性良好；③膀胱没有无抑制性收缩；④膀胱充盈过程中，最初出现排尿感觉时的容量约为 $100\sim200ml$；⑤膀胱容量为 $350\sim500ml$；⑥在收缩期能够有意识地主动收缩逼尿肌，膀胱内压迅速上升达 $80\sim100cmH_2O$，以及抑制逼尿肌收缩，使膀胱内压迅速降低，恢复到收缩前水平。

（3）尿道压力分布测定：主要参数有最大尿道压（男、女性分别为 $50\sim130cmH_2O$ 及 $60\sim70cmH_2O$）、功能性尿道长度［男、女性分别为 $(5.4\pm0.8)cm$ 及 $(3.7\pm0.5)cm$］。

2．影响排尿活动因素的评估

（1）年龄和性别：婴儿排尿因反射作用而进行，3 岁以后才能自我控制；老年人因膀胱张力降低，常有尿频现象；老年男性因前列腺增生而压迫尿道，常引起排尿困难；女性在月经期、妊娠期时，排尿活动也有改变。

（2）排尿习惯：排尿的时间常与日常作息有关，如晨起、睡前排尿等。排尿的姿势改变、如厕不能自理、排尿间隔时间及排尿时间不充裕和环境不适宜等都会影响排尿活动。

（3）饮食种类：饮食种类直接影响尿量和排尿的频率，液体摄入量多，导致尿量增多，如摄入咖啡、茶、酒类等。

（4）气候变化：气温高时，因排汗多，体内水分相对减少，导致尿量浓缩和尿量减少；寒冷时身体外周血管收缩，循环血量增加，可反射性地抑制抗利尿激素的分泌，使尿量增加。

（5）心理因素：心理因素对正常排尿影响很大，如情绪紧张、恐惧可促进排尿，出现尿频、尿急，有时也会抑制排尿而出现尿潴留。另外，排尿还受暗示影响，任何视觉、听觉或其他身体感觉刺激均可诱发排尿。

（6）治疗及检查：某些治疗和检查直接影响排尿活动，导致排尿障碍和尿量的变化。

（7）疾病：神经系统的损伤和病变，使排尿反射的神经传导和排尿的意识控制障碍，出现尿失禁和尿潴留；肾脏疾病可使尿液生成障碍，导致少尿或无尿；泌尿系统的结石、肿瘤、狭窄等可造成排尿功能障碍，出现尿潴留。

（8）辅助排尿情况：有无留置尿管、间歇导尿等。

　　患者刘某，36 岁。患者行子宫肌瘤手术后，次日早晨 7 时出现排尿困难，主诉下腹部胀痛。经医生检查诊断为尿潴留。如何为该患者进行康复护理？

三、康复护理措施

（一）排尿功能障碍的康复护理

　　1. 尿潴留的康复护理　　膀胱内潴留大量尿液而又不能自主排出，称为尿潴留。患者主要表现为下腹胀痛、排尿困难。体检可见耻骨上膨隆、扪及囊样包块、叩诊实音。尿潴留的护理目的是促使膀胱排空，减轻患者痛苦。其护理方法如下：

　　（1）心理护理：护理人员对于尿潴留患者应尽量稳定患者和家属的情绪，并配合医生尽快地采取解决尿潴留的措施，消除其焦虑和紧张情绪。

　　（2）提供隐蔽的排尿环境：关闭门窗，使用屏风遮挡，请无关人员回避。

　　（3）调整体位和姿势：根据病情和残疾状况，尽量协助患者以习惯姿势排尿，如男性患者取站立位，女性患者取蹲姿；能够坐起者可扶助取坐姿；对需要绝对卧位者或某些手术后患者，应训练床上排尿，以避免术后不适应排尿姿势的改变而造成尿潴留，增加患者痛苦。

　　（4）排尿反射训练：采用让患者听流水声，或温水冲洗会阴，轻轻敲打耻骨上区，摩擦大腿内侧，捏掐腹股沟等措施，诱导反射排尿。

　　（5）屏气法：病情允许时，让患者取坐位，身体前倾，快速呼吸 3～4 次，做 1 次深吸气，然后屏住呼吸，向下用力做排尿动作，促使尿液排出。但对于心功能不全者禁用此法（图 6-9）。

　　（6）手压法：先用指尖对膀胱区进行深部按摩，以增加膀胱张力。再用双手或者单手握拳，由脐部向耻骨方向滚动推压，并改变加压方向，直至有尿流（图 6-10）。

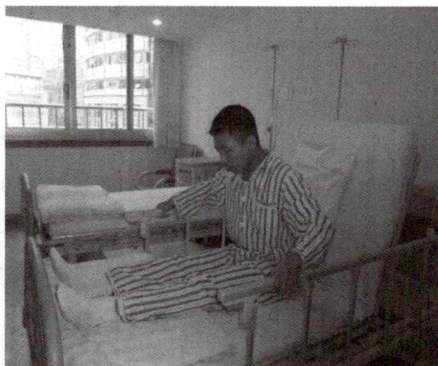

图 6-9　屏气法

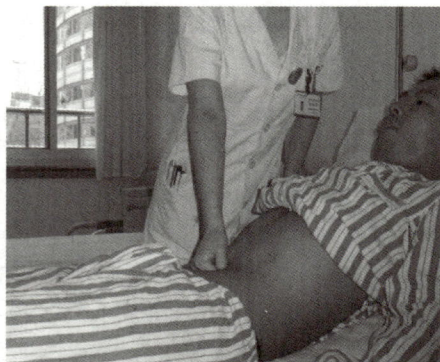

图 6-10　手压法

　　（7）间歇性清洁导尿：清洁导尿能使膀胱周期性地扩张与排空，维持近似正常的生理状态，降低感染率，促使膀胱功能恢复，目前临床已推广应用。需要长期使用时，应耐心教会家属或患者本人行间歇性自行导尿。对施行间歇性清洁导尿的患者，每日液体摄入量应严格限制在 2 000ml 以内，并要求能够逐步做到均匀摄入。导尿时用一次性塑料导管，每 4～6h 导尿 1 次。

　　具体方案：限制入液量，早、中、晚各 400ml，可在上午 10 点、下午 4 点及晚 8 点饮水各 200ml，晚 8 点到次日晨 6 点，不再饮水。

两次导尿之间能自动排尿 100ml 以上，残余尿量 300ml 以下时，每 6h 导尿一次。

两次导尿之间能自动排尿 200ml 以上，残余尿量 200ml 以下时，每 8h 导尿一次。

当残余尿量少于 100ml 或膀胱容量 20% 以下时，即膀胱功能达到平衡后，方可停止导尿。

（8）留置导尿：对无法接受间歇性清洁导尿的患者，如昏迷、泌尿系统疾病手术后、会阴部有损伤时，可留置导尿管持续导尿。为防止泌尿系感染，要注意加强对留置导尿管的管理，如：严格遵守无菌操作原则，及时清倒尿液，注意观察尿量、颜色和性状，尿道口每日清洗消毒 2 次，贮尿袋每日更换 1 次，尿管每周更换 1 次，保持引流管通畅，防止尿液逆流。留置导尿期间应鼓励患者每日摄入水分在 2 000ml 以上，包括口服和静脉输液等。

课堂互动

尿失禁的患者如何护理？

---

2. 尿失禁的康复护理　排尿失去控制，尿液不自主地流出，称为尿失禁。尿失禁的护理目的主要是解除原发疾病，进行盆底肌肉锻炼，促使膀胱储尿，减少漏尿的发生。

（1）心理护理：尿失禁患者因尿液刺激和尿液异味等问题，常感到自卑和忧郁，心理压力较大。因此应尊重、关心患者，并给予理解和安慰。

（2）尿意习惯训练：帮助患者建立规律的排尿习惯，每天规定特定的排尿时间，如餐前 30min、晨起或睡前鼓励患者如厕排尿。一般白天每 3h 排尿 1 次，夜间 2 次，并根据具体情况适当调整。对体能障碍或年老体弱无法如厕者，应提供便器，定向力差者给予如厕帮助。

（3）盆底肌肉锻炼：指导患者取合适体位，站立、坐位或卧位，缓慢收缩耻骨、尾骨周围盆底肌肉（会阴及肛门括约肌），再缓慢放松，每次持续 10s，重复 10 次，每日数次，以不疲劳为宜。

（4）接尿措施：可使用外部集尿器装置，男性用阴茎套型集尿装置，或用长颈尿壶置于外阴接取尿液；女性用固定于阴唇周围的乳胶制品或尿垫，亦可用女式尿壶紧贴外阴接取尿液。

（5）留置导尿：根据患者病情可给予留置导尿管持续导尿或定时放尿，现多用气囊导尿管连接封闭式集尿袋，一般每 3～4h 放尿 1 次。应注意加强护理，预防感染。每周更换导尿管 1 次，导尿管应放置妥当，避免受压扭曲等造成引流不畅，每日用消毒棉擦洗尿道口 1～2 次，鼓励患者多饮水以利排尿，达到自行冲洗的目的。

（6）皮肤护理：尿失禁患者常因尿液刺激造成皮肤损伤。因此，保持皮肤清洁干燥，及时用温水清洗会阴部，衣服、被单应勤洗勤换，以避免尿液刺激皮肤，去除不良异味，防止感染和压疮的发生。

（二）注意事项

1. 严格遵守无菌操作　操作手法力求轻柔熟练，并需润滑导尿管，以免损伤尿道黏膜。

2. 严密观察患者　如出现突发性血压升高、皮肤潮红、出汗、头痛等反应。通常是因膀胱压力过高引起自主神经反射亢进所致，应及时排空膀胱，缓解压力。

ER-6-4

间歇性导尿术
（拓展阅读）

❓ 复习思考题

1. 简述排尿障碍的主要康复问题。
2. 简述尿潴留的康复护理。
3. 简述尿失禁的康复护理。

第六节 排便功能障碍的康复护理

一、概 述

大肠是参与人体排便活动的主要器官，分为盲肠、结肠、直肠和肛管四个部分。排便活动受大脑皮质控制，意识可促进或抑制排便。如果个体经常有意识抑制便意，则会使直肠渐渐失去对粪便压力刺激的敏感性，加之粪便在大肠内停留过久，水分被吸收过多而易发生便秘。肠道疾病或其他系统的疾病均可影响正常排便，出现排便功能障碍。

肠道护理技术的目的是帮助患者建立定期排便的规律，消除或减少由于大便失禁造成的日常生活不便，预防因便秘、腹泻及大便失禁导致的并发症，从而提高患者的生活质量。

案例分析

患者张某，56 岁，因"排便困难、排便不尽感 5 年"就诊。患者于 5 年前出现排便费力，便质稍干，表面有裂缝，常有排便不尽感和肛门坠胀感，轻度腹胀。服果导片、番泻叶 1 年余，停药后症状加重，有时须手法帮助排便。请判断患者的肠道障碍类型并为其制定肠道护理的措施。

二、主要康复问题及康复护理评定

（一）主要康复问题

1. 排便功能障碍 主要表现为便秘和大便失禁两大症状。

2. 心理障碍 患者因便秘和大便失禁，可能会出现紧张、焦虑情绪，常感自卑和忧郁。

3. 社交功能障碍 大便失禁患者因排便不受意识控制，影响个人社交生活。

4. 感觉不适 便秘患者因大便干燥，排便困难，排便时会感觉疼痛不适。大便失禁者，如果排便次数较多，可能会刺激肛周皮肤。

5. 合并症 因粪便的刺激，皮肤没有及时清洁，可能会出现皮肤发红、压疮等问题。

（二）康复护理评定

1. 排便功能综合评定 在评定患者的排便功能时应评估以下几种情况：①患者是否能自理，排便的体位姿势有无影响，有无使用手指刺激、肛门栓剂排便，或服用缓泻药及灌肠法排便等辅助排便情况；②每次大便耗时多少及粪便情况，正常情况每次大便应在半小时内完成，且量及稠度均适中；③每次大便间隔时间是否基本固定，有无大便失禁。

2. 影响排便活动因素的评估

（1）年龄：2～3 岁以下的婴幼儿由于神经肌肉系统发育不全，不能控制排便。老年人因腹部肌肉张力下降，胃肠蠕动减弱，肛门括约肌松弛，使肠道控制能力降低，易发生排便异常。

（2）食物与液体摄入：均衡饮食与足量的液体是维持正常排便的重要条件。富含纤维的食物可提供必要的粪便容积，加速食糜通过肠道，减少水分在大肠内的再吸收，使大便柔软而能轻易排出。每日摄入足量液体，可以液化肠内容物，使食物能顺利通过肠道。当摄食量过少、食物中缺少纤维或水分不足时，无法产生足够的粪便容积和液化食糜。食糜通过回肠速度减慢、时间延长，水分的再吸收增加，导致粪便变硬、排便减少而发生便秘。

（3）长期卧床：适当的活动可维持肌肉张力，刺激肠道蠕动，有助于维持正常的排便功能。当个人生活习惯由于环境的改变而无法维持时，可能影响正常排便。如各种原因所致长期卧床、缺乏活动的患者，可因肌肉张力减退而导致排便困难。

（4）治疗和检查：某些治疗和检查会影响个体的排便活动，例如腹部、肛门部位手术，会因为肠壁肌肉的暂时麻痹或伤口疼痛而造成排便困难；胃肠 X 线检查常需灌肠或服用钡剂，也可影响排便。

（5）心理因素：心理因素是影响排便的重要因素之一。精神抑郁可导致活动减少，导致便秘；情绪紧张、焦虑可增加肠蠕动，易发生腹泻。

三、康复护理措施

（一）排便功能障碍的康复护理

1. 便秘的康复护理　便秘指正常的排便形态改变，排便次数减少，排出过干、过硬的粪便，且排便不畅、困难，排便频率减少。

（1）饮食与运动：多进food水果、蔬菜及粗粮等高纤维素、富含营养的食物，多饮水。指导患者适当运动，增强身体耐力，进行增强腹肌和骨盆底肌肉训练。

（2）选择适宜的排便环境：为患者提供单独隐蔽的环境及充裕的排便时间，如关闭门窗、拉上窗帘或使用屏风遮挡，避开查房、治疗、护理和进餐时间等，保证环境隐蔽，时间充裕且无精神负担，充分放松。

（3）选取适宜的排便姿势：指导患者选取适宜的排便姿势，最好采取蹲位或者坐位排便，嘱患者深吸气，往下腹部用力。如在床上用便盆时，可视情况将床头抬高成高斜坡卧位，有助于排便。厕所应装置扶手，便于扶撑。

（4）腹部环形按摩：让患者仰卧位，屈膝放松腹部，护士用手掌自右向左沿着患者的结肠解剖位置（升结肠、横结肠、降结肠、乙状结肠）方向，即自右下腹→右上腹→左上腹→左下腹做顺时针环状按摩。一般可进行 5～10min，促进肠道蠕动，从而加速粪便的排出。

（5）药物使用：遵医嘱药物可使用简易通便剂，如开塞露、甘油栓等，软化粪便，润滑肠壁，刺激肠蠕动而促进排便；给予口服缓泻剂，如便乃通；慢性便秘者选用蓖麻油、番泻叶、酚酞（果导）、大黄等接触性泻剂。以上方法都无效时，遵医嘱给予小量不保留灌肠促进排便。

2. 大便失禁的康复护理　大便失禁是指肛门括约肌不受意识控制而不自主地排便。导致大便失禁有两方面的原因：①病理方面：多见于神经肌肉系统的病变或损伤、严重腹泻；②心理方面：多见于情绪失调、精神障碍等。

（1）心理护理：尊重、安慰、支持、关心患者，使其树立信心，重新获得最佳的生理、心理状态。

（2）饮食指导：清淡、规律饮食，禁烟、酒，避免导致大便松散、油腻辛辣及高纤维食物。

（3）肠道功能训练：对认知能力好、有自控能力的患者可做腹肌和骨盆底肌的训练，增强对排便的控制能力。同时了解患者的排便规律，养成定时排便的良好习惯。

（4）皮肤护理：保持床单、衣被干净，保证肛周、臀部皮肤清洁干燥，防破损。如肛周发红，可涂氧化锌软膏。

（二）注意事项

1. 肠道训练时间要符合患者的生活规律，并根据患者情况进行调整和评价。

2. 建立起良好的排便规律，尽量少用或不用药。

3. 保持室内空气新鲜，去除不良气味，开窗通风。

（蒋　玮）

复习思考题

1. 简述影响排便活动因素的评估。
2. 简述大便失禁的康复护理。
3. 简述便秘的康复护理。

第七章　脑卒中的康复护理

> ## 学习目标
>
> 　　掌握脑卒中的康复护理评定、康复护理措施；熟悉脑卒中的主要康复问题、康复护理教育；了解脑卒中的病因、危险因素和分类。

第一节　概　　述

一、定　　义

　　脑卒中（stroke）又称脑血管意外（cerebrovascular accident，CVA），是指突然发生的、由脑血管病变引起的局限性或全脑功能障碍，持续时间 >24h 或引起死亡的临床综合征。持续时间不足于 24h 者称为短暂性脑缺血发作（transient ischemic attack，TIA）。

　　脑卒中严重危害人类健康，存在"四高"特点（高发病率、高致残率、高复发率、高病死率）。全球疾病负担研究（GBD）数据显示，2019 年我国脑卒中发病率为 201/10 万，《2019 中国卫生健康统计年鉴》显示，2018 年我国脑卒中粗死亡率农村居民为 160/10 万，城市居民为 129/10 万，存活者中 70% 以上有不同程度的功能障碍。脑卒中的预防和康复已成为全球性高度重视的公共问题。

二、病　　因

（一）血管病变

1. 动脉硬化　如高血压性脑小动脉硬化、脑动脉粥样硬化。

2. 先天性血管疾病　如颅内动脉瘤、脑血管畸形。

3. 血管损伤　如外伤、颅脑手术、插入导管、穿刺等。

（二）心脏病及血流动力学改变

1. 心脏病　如心功能不全、传导阻滞、心律失常、心瓣膜病等。

2. 血流动力学改变　如高血压、低血压、血压急剧波动等。

（三）血液成分和血液流变学改变

1. 高黏滞综合征　如脱水、红细胞增多症、白血病、高纤维蛋白血症等。

2. 凝血机制异常　如应用抗凝剂、服用避孕药、弥散性血管内凝血等。

（四）其他原因

如空气、脂肪、癌细胞和寄生虫等栓子、脑血管痉挛、外伤等。

三、危 险 因 素

1. 不可改变的因素　如种族、家族史、年龄、性别等。
2. 可改变的因素　如吸烟、酗酒、不良饮食习惯、过度肥胖等。
3. 可调控的因素　如高血压、高脂血症、心脏病、动脉硬化、糖尿病等。

四、分　　类

脑卒中分为缺血性脑卒中和出血性脑卒中。
　　1. 缺血性脑卒中　包括脑血栓形成、脑梗死。约占脑卒中的 80%，因血液循环障碍导致局部脑组织缺血、缺氧而发病。
　　2. 出血性脑卒中　包括脑出血和蛛网膜下腔出血。

第二节　主要康复问题及康复护理评定

一、主要康复问题

（一）运动功能障碍

运动功能障碍是脑卒中患者最常见的功能障碍之一，也是致残的重要原因。多表现为一侧肢体瘫痪，即偏瘫。偏瘫患者典型的痉挛姿势为：头轻度旋转，面朝向健侧；上肢表现为肩下沉、肩关节内收、内旋；肘关节屈曲伴前臂旋前或旋后；腕关节掌屈、手指屈曲；拇指屈曲内收。下肢表现为髋关节外展外旋、膝关节伸展、足下垂、内翻。

（二）感觉功能障碍

脑卒中患者因病变部位、性质及范围的不同，可伴有不同程度和不同类型的感觉障碍，以偏瘫侧浅感觉（如痛觉、温度觉、触觉）和深感觉（如位置觉、运动觉、振动觉）障碍最常见。

（三）共济障碍

共济障碍又称共济失调，是指四肢协调动作和行走时的身体平衡发生障碍。多见于小脑、脑干病变的患者。

（四）言语功能障碍

1. 失语症　是由于大脑半球优势侧（通常为左半球）语言区损伤，引起患者听、说、读、写等交流能力障碍。

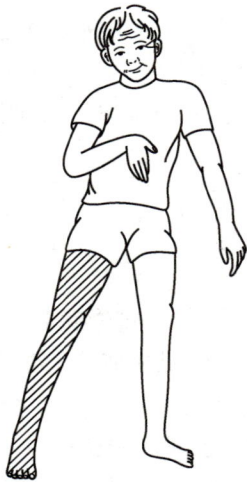

图 7-1　典型偏瘫痉挛姿势

2. 构音障碍　脑卒中后发音器官本身或支配发音器官的中枢损害导致舌、喉、唇、颊部等构音器官运动障碍或协调能力下降，出现发声困难，发音不准，吐字不清，声响、音调、速度及节律异常，鼻音过重等言语特征改变。

（五）认知功能障碍

部分脑卒中患者可出现认知功能障碍，不同病变部位可有不同症状。主要包括意识障碍、智力障碍、失认症（视觉失认、听觉失认、触觉失认、躯体失认）、失用症（意念性失用、结构性失用、运动性失用、穿衣失用、步行失用）等。

（六）摄食与吞咽功能障碍

摄食与吞咽功能障碍是由于脑卒中患者舌、软腭、咽喉和食管括约肌功能受损，导致食物从口运送到胃的过程受限，表现为进食呛咳、食物摄取困难、食物通过受阻而鼻腔反流等，患者易发生营养不良、吸入性肺炎等。

二、康复护理评定

（一）脑损害严重程度的评定

1. 格拉斯哥昏迷量表（Glasgow coma scale，GCS） GCS 是根据患者睁眼反应（1～4分）、运动反应（1～6分）和言语反应（1～5分）三个方面来判定患者脑损害的程度。GCS 3～8分为重型，呈昏迷状态；GCS 9～12分为中型；GCS 13～15分为轻型。

2. 脑卒中患者临床神经功能缺损程度评分标准 评分为0～45分，0～15分为轻度神经功能缺损；16～30分为中度神经功能缺损；31～45分为重度神经功能缺损。

3. 美国国立卫生研究院脑卒中量表（NIHSS） NIHSS 是国际上使用频率最高的脑卒中评分量表，包括意识与定向力水平、凝视、视野、面瘫、上肢运动、下肢运动、肢体共济失调、感觉、语言、忽视、构音障碍11项检测内容。得分低说明神经功能损害程度轻，得分高说明神经功能损害程度重。

（二）运动功能评定

Brunnstrom 6 阶段评定法 由瑞典学者 Brunnstrom 提出，是目前脑卒中患者常采用的评定方法。根据肌张力和运动的变化进行评定（表7-1）。

表7-1　Brunnstrom 6 阶段评定法

阶段	上肢	手	下肢
Ⅰ期	弛缓，无任何随意运动	弛缓，无任何随意运动	弛缓，无任何随意运动
Ⅱ期	开始出现痉挛、共同运动模式	仅有极轻微的屈指动作	仅有最小限度的随意运动
Ⅲ期	痉挛加剧，可随意引起共同运动	能全指屈曲，钩状抓握，但不能伸展	①随意引起共同运动②坐位和立位时有髋、膝、踝的共同屈曲
Ⅳ期	痉挛开始减弱，出现一些脱离共同运动的活动：①手能置于腰后部②上肢前屈90°（肘伸展）③屈肘90°前臂能旋前、旋后	能侧方抓握及拇指带动松开，手指能半随意、小范围伸展	开始脱离共同运动，出现分离运动：①坐位，足跟触地，踝能背屈②坐位，足可向后滑动，使屈膝>90°，踝能背屈
Ⅴ期	痉挛减弱，基本脱离共同运动，能完成分离运动：①上肢外展90°（肘伸展，前臂旋前）②上肢前平举及上举过头（肘伸展）③肘呈伸展位，前臂能旋前、旋后	①用手掌抓握，能握圆柱状及球形物，但不熟练②能随意全指伸开，但范围不等	从共同运动到分离运动：①立位，髋伸展位能屈膝②立位，膝伸直，足稍向前踏出，踝能背屈
Ⅵ期	痉挛基本消失，协调运动大致正常	①能进行各种抓握②可全范围伸指③可进行单个指活动，但速度和精确度比健侧稍差	协调动作大致正常：①立位，伸膝位，髋能外展②坐位，髋可交替进行内、外旋，并伴有踝内、外翻

（三）感觉功能评定

感觉功能评定主要包括浅感觉如痛觉、触觉、温度觉；深感觉如关节觉、振动觉、位置觉；复合感觉如皮肤定位觉、两点辨别觉等（具体方法详见第三章康复护理评定）。

（四）摄食和吞咽功能评定

1. 吞咽功能评定 临床上最常用的评定方法为洼田饮水试验。具体操作如下：患者取坐位，嘱患者像平常一样饮用30ml温水，注意观察患者饮水过程及有无呛咳，并记录所用时间。评价标准见表7-2。

表7-2 洼田饮水试验评定

分级	表现
Ⅰ级（优）	能顺利一次性将水咽下，无呛咳
Ⅱ级（良）	分2次以上，能不呛咳地咽下
Ⅲ级（中）	能一次咽下，但有呛咳
Ⅳ级（可）	分2次以上咽下，但有呛咳
Ⅴ级（差）	频繁呛咳，不能全部咽下

（1）临床评价标准：正常（Ⅰ级）：一饮而尽，无呛咳，5s之内喝完。可疑（Ⅱ级）：5s以上喝完或分2次以上喝完，无呛咳。异常（Ⅲ～Ⅴ级）：有呛咳或分2次以上喝完。

（2）疗效判断标准：治愈：吞咽障碍消失，饮水试验评定为Ⅰ级。有效：吞咽障碍明显改善，饮水试验评定为Ⅱ级。无效：吞咽障碍改善不明显，饮水试验评定为Ⅲ级以上。

2. 摄食—吞咽过程评定 分为五期（表7-3）。

表7-3 摄食—吞咽过程评定

分期	评定内容
先行期	意识状态、有无高级脑神经功能影响、食速、食欲
准备期	开口、闭唇、摄食、食物从口中洒落、舌部运动（前后、上下、左右）、下颌（上下、左右）、咀嚼运动、进食方式变化
口腔期	吞送（量、方式、时间）、口腔内残留
咽期	喉部运动、噎食、咽部不适感、咽部残留感、声音变化、痰量有无增加
食管期	胸口憋闷、吞入食物逆流

（五）平衡功能评定

1. 三级平衡检测法 三级平衡检测法在临床上经常使用。Ⅰ级平衡是指在静态下不借助外力，患者可以保持坐位或站立位平衡；Ⅱ级平衡是指在支撑面不动（坐位或站立位），身体某个或几个部位运动时可以保持平衡；Ⅲ级平衡是指患者在外力作用或外来干扰下仍可以保持坐位或站立平衡。

2. Berg平衡量表（Berg balance scale） Berg平衡量表是脑卒中临床康复与研究中最常用的量表，一共有14项检测内容，每项评分0～4分，满分56分，得分高表明平衡功能好，得分低表明平衡功能差。

（六）其他功能障碍评定

部分脑卒中患者可出现言语功能障碍、认知障碍、日常生活活动障碍、心理障碍及大、小便控制障碍等，具体康复护理评定方法参见第三章相关内容。

第三节　康复护理目标与措施

一、康复护理目标

1. 最大限度减轻障碍,预防潜在并发症。
2. 提高患者日常生活能力,学习使用辅助器具。
3. 改善步态,恢复步行能力。
4. 加强肢体协调性及精细运动,提高生活质量。

二、康复护理措施

(一)床上正确体位的摆放

正确的体位摆放又称良肢位,是为抑制异常运动模式、对抗痉挛、促进分离运动出现而设计的一种治疗体位。临床通常采取患侧卧位、健侧卧位及仰卧位三种体位(详见第五章康复护理技术)。

(二)翻身与局部按摩

定时翻身是预防压疮的重要措施。开始以被动翻身为主,待患者掌握翻身动作要领后由其主动完成,一般日间每 2h、夜间每 3h 变换一次体位。每次翻身后注意观察受压部位是否有皮肤发红及破损,翻身后可采用按摩手法促进局部血液循环(详见第五章康复护理技术)。

ER-7-3

主动向健侧、患侧翻身训练(视频)

(三)床上运动训练

1. 肢体关节被动运动　如患者病情较稳定,应尽早被动活动其四肢关节,以预防关节肿胀和僵硬,被动活动以偏瘫肢体为主。活动顺序应从近端关节至远端关节,活动幅度由小到大,一般每日 2～3 次,每次 5min 以上。注意动作缓慢轻柔,切忌粗暴。

2. 肢体关节自助运动

(1)上肢关节自主运动:患者仰卧位,双手叉握,患侧手拇指放于健侧手拇指掌指关节之上,即 Bobath 握手(图 7-2)。在健侧上肢的帮助下,做双上肢伸肘,肩关节前屈、上举运动。

(2)上肢控制能力训练:患者仰卧,治疗师或护理人员帮助患者将患侧上肢置于前屈 90°位,让患者上抬患侧肩带使手伸向天花板并保持一定时间,或让患者用患手触摸自己的前额、后枕、对侧肩等部位,以抑制上肢屈曲痉挛,促进肩胛骨的前伸及上抬的运动。

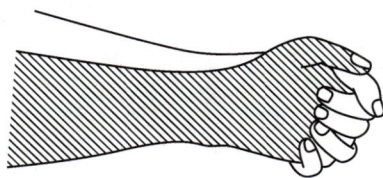

图 7-2　Bobath 握手

(3)下肢自助运动:患者仰卧位,用健侧下肢插入患侧下肢的膝下方,带动患侧下肢做髋关节的屈伸、内收、外展,以及膝关节屈伸的自助运动。每个关节运动进行 5～6 遍,每日 2～3 次。

3. 桥式运动

桥式运动分为双桥运动和单桥运动训练,可根据患者功能选择(图 7-3)。

(1)双桥运动:取仰卧位,帮助患者双腿屈曲,双足踏床,让患者伸髋将臀部抬离床面,骨盆两侧保持同一水平,每次维持一段时间,然后臀部慢慢放下。

(2)单桥运动:当患者能完成双桥运动后,可让患者伸展健腿,由患腿单独完成屈膝、伸髋、抬臀的动作。

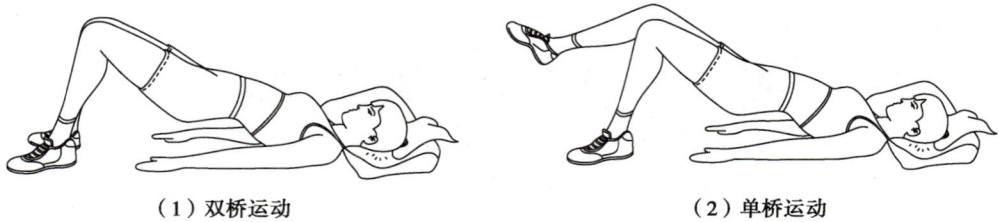

（1）双桥运动　　　　　　　　　　　　（2）单桥运动

图 7-3　桥式运动

4. 摆髋与夹腿运动　摆髋与夹腿运动是早期髋控制能力的重要训练。患者仰卧位，双下肢屈曲，双膝靠拢，双足踏床，左右反复摆髋数次；同一体位，可做夹腿动作，即两膝先缓慢分开，再向一起并拢，反复数次。同时，治疗师或护理人员可在健膝内侧施加阻力，以加强患侧髋关节的内收、内旋运动。

5. 下肢控制能力训练

（1）髋、膝屈曲训练：患者仰卧位，治疗师或护理人员一手握住患侧踝关节前上方，另一手扶持患侧膝关节，使患者足跟不离床面，指导患者主动或抗阻做屈髋、屈膝运动，然后将下肢伸直。如此反复训练。

（2）踝背屈训练：患者取仰卧位，双腿屈曲，双足踏床。治疗师或护理人员一手虎口握住患侧踝关节前上方，用力向下按压，一手握住足底使之背屈，指导患者做主动或抗阻的踝背屈练习。

（四）坐位训练

1. 床上坐起适应性训练　为了防止发生直立性低血压，从抬高床头 30°，坐位保持 5min 开始训练。如无不良反应，逐渐增加倾斜的角度（45°、60°、90°）和延长坐位的时间，如能在 90°坐位下保持 30min，则可进行床边坐起训练。

2. 床边坐起训练　当患者在床上能坐 30min 时，可练习床边坐起，分别训练从健侧翻身起坐、从患侧翻身起坐两种方式。

3. 正确坐姿训练　患者面朝前方，头保持中立位，躯干直立，髋关节及膝关节屈曲 90°左右，双臀同等负重。如果患者不能保持正确坐姿，可在患者的面前放置高度合适的桌子或在轮椅扶手上安装支撑板，让患者将双上肢前伸，手放在桌面或支撑板上，协助患者调整姿势，保持正确坐姿（图 7-4）。

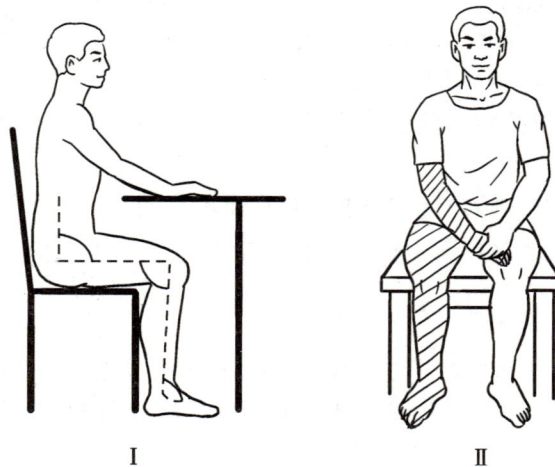

Ⅰ　　　　　　　　　　　　　　　　Ⅱ

图 7-4　正确坐姿

4. 坐位三级平衡训练 患者在治疗师或护理人员的帮助下,平衡训练应从静态到自我动态再到他人动态的顺序逐渐进行。

(1)一级静态平衡训练:要求患者无支撑坐在床边或椅子上,挺直背部,双侧髋关节和膝关节屈曲90°,足踏在地面上。护理人员应协助并调整患者躯干和头保持中间位,足底与地面充分接触姿势下,保持坐位静态平衡。

(2)二级自动动态坐位平衡训练:当患者能够完成静态平衡后,让患者双手交叉抓握,伸肘分别向前、左、右、上、下活动上肢,以引发身体重心的相应移动。

(3)三级他动动态坐位平衡训练:当患者能够对抗他人一定外力的推拉时,仍能恢复到稳定状态并保持坐位平衡。

5. 床—椅转移 患者有一定的躯干控制能力,在护理人员的协助下完成床—椅之间转移动作(详见第五章康复护理技术)。

(五)立位训练

1. 辅助站起与坐下训练 患者挺直躯干,双足分开与肩同宽,双手交叉,上肢搭放在护理人员肩上。护理人员站在患者对面,用自己双膝分别抵住患者的患膝两侧,用双手抓住患者腰部或扶持髋两侧,让患者屈髋,身体前倾,重心移至双腿,抬臀站起,随负重能力增加逐步过渡到自行站立。当患者能够完成由坐位向站位转换后,应进行由站位向坐位的训练。

2. 站立适应性训练 可先采用起立床训练,先从30°开始,站立5min,无头晕不适时逐渐加大角度和延长时间。每日增加15°,直到站立90°,然后练习扶站或平行杠内站立。

3. 站立三级平衡训练

一级静态站位平衡训练:患者在没有支撑的情况下能自己保持站立。

二级自动动态站位平衡训练:患者能保持静态站位平衡后,让患者将重心逐渐向患侧移动,训练患腿的负重能力,同时让患者的双手交叉抓握,伸向各个不同方向触及目标物,并伴有躯干相应的摆动,且能保持平衡。

三级他动动态平衡训练:患者在外力的推拉下,仍能对抗外力完成站位平衡。

训练时要注意患者站姿,纠正患者低头、屈髋和膝过伸现象,尽量用患腿负重站立,保持两腿同等负重用力各达身体1/2体重。

(六)步行训练

1. 步行前准备 让患者在下肢支撑位时练习患腿的负重,并维持一定的时间;然后进行患腿负重下的健腿前后迈步及平衡调节练习。条件允许最好在平行杠中进行,可以让患者手扶平行杠,提高安全性和稳定性。

2. 扶持步行 护理人员位于患者的患侧,一手从患者腋下穿过,托住患侧肩以支持肩胛带向上,另一手握住患者的手,使之保持伸肘、伸腕、伸指的抗痉挛状态(图7-5)。切忌用力牵拉患上肢或将患上肢搭放在扶持者肩上的扶持方式,以免造成肌肉拉伤或肩关节半脱位。

3. 平行杠内和持杖步行 对于老年人和独立行走恢复差的患者,可先在平行杠内练习向前、向后、转身、侧方的行走,或给予使用手杖的三点步或两点步训练,也可用助行器辅助步态训练。如在平行杠内练习行走时,让患者站在平行杠内,健手握平行杠,治疗师站在患侧,指导患者向前行走的顺序为:健手前移→患足→健足;持杖步行的顺序为:健手持杖前移→患足→健足。

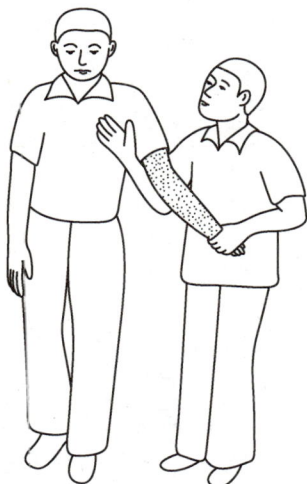

图7-5 扶持步行

（七）上下楼梯训练

上下楼梯时应遵循健足先上、患足先下的原则。

1. 上楼梯训练　患者用健手抓住扶手，健足上台阶，伸直健腿，将患腿抬到同一台阶。需要帮助时，护理人员在患者后方（比患者低一台阶）给予扶持和保护，一手抓握其腰带，一手帮助患足抬起，屈髋、屈膝至上一台阶。

2. 下楼梯训练　健手握住前下方扶手，用健侧手和足支撑身体，患足先下一级台阶，然后健足迈下到同一台阶。护理人员站在患者前方（仍比患者低一台阶）抓握其腰带给予扶持和保护（图 7-6）。

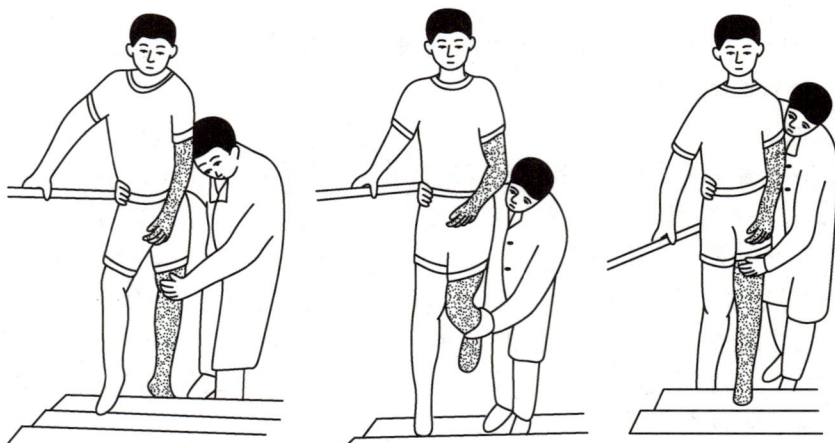

（1）辅助上楼梯

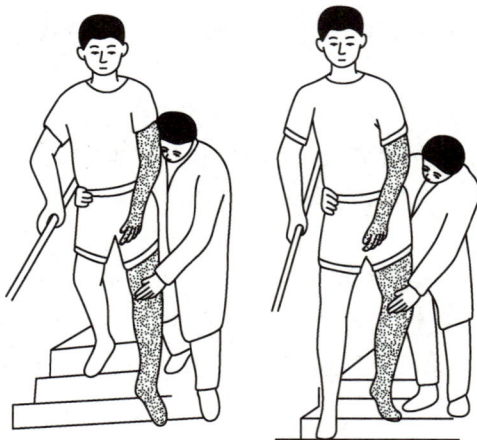

（2）辅助下楼梯

图 7-6　辅助上下楼梯

（八）手功能训练

脑卒中患者常伴有手功能障碍，严重影响患者的日常生活。康复早期重点是抑制异常运动模式，诱发上肢特别是手的分离运动，后期康复重点是改善手的精细操作功能，提高运动速度。

1. 作业性手功能训练　如编织、绘画、抓取物品等，可训练两手协同操作能力。

2. 手的精细动作训练　如打字、拧螺丝、拾小钢珠等，以及与日常生活动作有关的训练，可提高患手的综合能力。

（九）言语治疗

高达 40% 的卒中后患者合并交流障碍，其中最常见的交流障碍是失语和构音障碍。早期失语症患者的康复目标主要是促进交流的恢复，帮助患者制定交流障碍的代偿方法，以及教育患者周围的人们，促使其与患者积极交流，满足患者的愿望和需求。早期可针对患者听、说、读、写、复述等障碍给予相应的简单指令训练、口颜面肌肉发音模仿训练、复述训练，口语理解严重障碍的患者可以试用文字阅读、书写或交流板进行交流。

（十）心理康复护理

脑卒中患者常会伴随抑郁状态，表现为沉默寡言、失眠等，严重者甚至有自杀倾向。护理人员应与患者多沟通，利用各种方式促使患者倾诉及宣泄，具体解决患者的实际问题，充分发挥他们的生活能力，帮助患者以积极的心态面对现实，树立战胜疾病的信心，鼓励其积极康复治疗，必要时按照医嘱给予抗抑郁药物治疗。

（十一）单侧忽略的康复护理

单侧忽略是脑卒中患者对大脑损伤对侧身体或空间呈现的刺激不能做出反应。患者的房间布置应注意尽可能使患者接受更多忽略侧的刺激，如将床头桌、椅及患者所需要的东西放在忽略侧，护理人员与患者交谈时也应站在忽略侧；将手机等物品放在忽略侧的口袋里，通过取放物品训练患者的注意力。

（十二）吞咽障碍的处理

对合并吞咽功能障碍的脑卒中患者应尽早完成标准的吞咽功能临床评价。饮水试验可作为卒中患者误吸危险首选的筛选方法。吞咽评估之后可以采用改变食物性状和代偿性进食方法（如调整姿势和手法等）以改善患者吞咽状况。对于有吞咽障碍的患者可应用口轮匝肌训练、舌运动训练、增强吞咽反射能力的训练、咽喉运动训练、空吞咽训练、神经肌肉电刺激等方法进行吞咽功能训练。对于不能经口维持足够营养和水分的患者应考虑经鼻胃管肠内营养，患者情况好转可拔出胃管。

（十三）并发症的护理

1. 肩手综合征　早期保持患肢的正确摆放，避免长时间手下垂。卧位时适当抬高患侧上肢，坐位时把患侧上肢放在面前的小桌上或扶手椅的扶手上。加强患侧上肢主被动运动，但不能持重。常用的治疗方法有向心性气压治疗或线缠绕加压治疗、手部冷疗、药物治疗等。

2. 肩关节半脱位　在进行上肢的被动活动时应保持肩关节的正常活动范围。加强肩关节周围稳定肌群的活动及肩胛骨的主动运动训练。卧位时，将患肩用软枕垫起，防止肩胛骨后缩。坐位时，可将患侧上肢放在轮椅扶手上，防止重力作用对肩部产生不利影响，同时，双手十指交叉握手练习双上肢前伸、上抬。站位时，可用吊带将患肢托起等方法，以纠正肩胛骨的位置。

3. 痉挛　对痉挛的处理要从发病早期开始，常用的治疗方法有抗痉挛体位和手法的应用、被动活动与主动参与、矫形器固定等。必要时可用手术治疗（详细参见第六章常见问题的康复护理）。

三、康复护理教育

1. 指导患者及家属主动控制危险因素，改变不良生活方式，戒烟限酒，控制体重。

2. 教育患者积极参与康复训练并持之以恒。

3. 教育患者按时服药，定期复查，保持血压稳定，维持血糖、血脂在正常范围，避免脑卒中复发和加重。

（陈　林）

? 复习思考题

1. 简述脑卒中的危险因素有哪些？
2. 简述坐位三级平衡训练内容。
3. 简述偏瘫患者上、下楼梯的康复训练原则和方法。

第八章　颅脑损伤的康复护理

学习目标

　　掌握颅脑损伤的康复护理评定、康复护理措施；熟悉颅脑损伤的主要康复问题、康复护理教育；了解颅脑损伤的病因及分类。

第一节　概　　述

一、定　　义

　　颅脑损伤（traumatic brain injury，TBI）是指头颅部受到钝力或锐器作用后造成的脑部损伤，可导致意识障碍、记忆缺失、神经功能障碍等，包括头部软组织损伤、颅骨骨折和脑损伤。

二、病　　因

　　颅脑损伤是一种高发病率、高死亡率、高致残率的损伤。平时产生颅脑损伤的常见原因有交通事故、工伤事故、运动损伤、意外坠落、跌倒、自然灾害等。其中交通事故所致颅脑损伤占大多数，极易致死致残。战时导致颅脑损伤的主要原因有爆炸、枪伤等火器伤，房屋或工事倒塌致伤等。

三、分　　类

（一）按外伤后脑组织是否与外界相通
　　按外伤后脑组织是否与外界相通分为闭合性损伤和开放性损伤。前者指头部接触较钝物体或间接暴力所致，头皮、颅骨和硬脑膜三者中至少有一项保持完整，脑组织不与外界相通，无脑脊液漏；后者多为锐器或火器直接造成，伴有头皮、颅骨、硬脑膜、脑组织损伤，脑组织与外界相通，有脑脊液漏。

（二）按损伤范围
　　按损伤范围分为局部脑损伤和弥漫性脑损伤。当造成损伤的外力作用于局部脑组织时，可导致额叶、顶叶、颞叶、脑干等部位的损伤，出现相应的临床表现；当外力较强致脑组织损伤广泛时，出现弥漫性脑组织损伤，患者表现为深度昏迷、自主功能障碍，植物状态持续数周。

（三）按损伤性质
　　按损伤性质分为原发性损伤和继发性损伤。前者指在头部受到暴力作用时直接造成的脑损伤，如脑震荡、脑挫裂伤、弥漫性轴索损伤、原发性脑干损伤；后者是在原发性损伤的基础上因颅内压增高或脑组织受到压迫而出现的一系列病变，如脑水肿、颅内血肿等。

（四）按损伤的程度

按损伤的程度可分为轻型、中型和重型。国际上普遍采用格拉斯哥昏迷分级计分作为判断依据。昏迷的深度和持续时间是判断 TBI 严重程度的重要指标。

第二节　主要康复问题及康复护理评定

一、主要康复问题

（一）认知功能障碍

认知是人们认识和理解事物过程的总称，包括感知、识别、记忆、思维、推理、言语等。颅脑损伤时常累及大脑皮层，出现各种认知功能障碍，如意识的改变、失认症、记忆障碍、听力理解异常、忽略症、空间辨认障碍等。

（二）运动功能障碍

颅脑损伤导致的运动功能障碍通常以高肌张力多见，出现痉挛、偏瘫、共济失调、姿势异常、手足徐动等。

（三）言语功能障碍

常见的有构音障碍和言语失用。言语失用患者表现为言语表达能力完全丧失，不能数数，不能说出自己的姓名，复述、呼名能力均丧失，不能模仿发出言语、声音等；构音障碍患者表现为言语缓慢、用力、发紧，辅音不准，吐字不清，鼻音过重，分节性言语等。

（四）精神心理障碍

颅脑损伤后常会发生心理障碍，重型颅脑损伤的患者可出现精神障碍，出现谵妄、幻觉、妄想、狂躁不安、人格改变等。

（五）日常生活能力受限

由于患者认知及运动功能障碍，在日常生活活动中，如修饰、穿脱衣、二便、上下楼梯等，不能自理。

二、康复护理评定

（一）意识状态的评定

格拉斯哥昏迷量表（表 8-1）是颅脑损伤评定中最常用的一种国际性评定量表，是判断急性期颅脑损伤患者损伤严重程度的一个可靠指标。该量表包括睁眼反应、言语反应和运动反应三项指标。

表 8-1　格拉斯哥昏迷量表（GCS）

项目	试验	患者反应	评分
睁眼反应	自发	自己睁眼	4
	言语刺激	大声向患者提问时患者睁眼	3
	疼痛刺激	捏患者时能睁眼	2
	疼痛刺激	捏患者时不睁眼	1
运动反应	口令	能执行简单命令	6
	疼痛刺激	捏痛时患者拨开医生的手	5

续表

项目	试验	患者反应	评分
运动反应	疼痛刺激	捏痛时患者撤出被捏的手	4
	疼痛刺激	捏痛时患者身体呈去皮质强直（上肢屈曲，内收内旋；下肢伸直，内收内旋，踝屈曲）	3
	疼痛刺激	捏痛时患者身体呈去大脑强直（上肢伸直，内收内旋，腕指屈曲；下肢去皮质强直）	2
	疼痛刺激	捏痛时患者毫无反应	1
言语反应	言语	能正确会话，并回答医生他在哪、他是谁及年和月	5
	言语	言语错乱，定向障碍	4
	言语	说话能被理解，但无意义	3
	言语	发出声音，但不能被理解	2
	言语	不发声	1

GCS 总分为 15 分。根据 GCS 计分和昏迷时间长短分为：轻型：GCS 13～15 分；中型：GCS 9～12 分；重型：GCS 3～8 分。数值越低，预示病情越重。

（二）认知功能评定

认知功能评定的前提条件是患者意识处于清醒状态，GCS 总分达到 15 分，患者才能配合检查者进行评定。

1. 记忆能力评定　记忆障碍是颅脑损伤患者最常见、最持久的认知缺陷，不同程度颅脑损伤均可导致记忆障碍。主要应对瞬时、短时以及长时记忆评估，其中长时记忆评估包括情节和语意评估。临床常用评定工具有韦氏记忆量表。

2. 注意能力评定　注意是对事物的一种选择性反应。根据参与器官不同分为听觉注意、视觉注意等。评估方法有视跟踪、形态辨认、字母删除测试、声辨认、数或词的辨别注意测试等（详见第二十一章阿尔茨海默病的康复护理）。

3. 思维能力评定　思维是心理活动最复杂的形式，是认知过程的最高级阶段，是脑对客观事物概括和间接的反映。按思维活动所依赖的活动基础分为动作思维、形象思维和抽象思维。思维的过程极为复杂，包括分析、综合、比较、抽象、概括、系统化、具体化等。

思维能力的评定，可选用认知功能成套测验中某些分测验，如韦氏成人智力量表中的相似性测验和图片排列测验、Halstead-Reitan 神经心理成套测验中的范畴测验等。

（三）感知觉功能评定

1. 失认症的评定　失认症是患者对自己以往熟悉的事物不能以相应感官感受加以识别，这种现象称为失认症。失认症包括视觉失认症、听觉失认症、触觉失认症和躯体失认症。根据不同障碍类型进行评定，如触觉失认评定方法为在确认患者没有感觉功能障碍和命名性失语后，在桌上摆上生活中的常见物品，如钥匙、勺子、铅笔、杯子、书等，让患者闭上眼睛，检查者让患者触摸其中一样后，把物品放回原处，然后让患者指出该物。

2. 失用症的评定　失用症是指患者因脑部受损而不能随意进行其原先能够进行的正常活动。失用症包括结构性失用、意念运动性失用、穿衣失用、意念性失用、运动性失用等多种类型。不同类型评价方法不同，如穿衣失用可通过观察患者的穿衣过程，看患者能否分清衣服上下、里外的关系，能否与身体相应部位对应。

（四）运动功能评定

颅脑损伤患者的运动功能障碍根据受伤部位和临床症状不同选择相应的评定方法，如肌力评定、ROM 评定、平衡与协调功能评定等。

（五）精神心理功能评定

心理评定是运用心理学的理论和方法对康复对象的心理品质及状态做出鉴定。心理障碍可用智力测验、人格测验、神经心理测验等，若患者出现抑郁或焦虑，前者采用汉密尔顿抑郁量表进行评定，后者采用焦虑自评量表进行评定。

（六）行为障碍评定

1. 发作性失控　往往是颞叶内部损伤的结果，发作时脑电图有阵发异常，是一种无诱因、无预谋、无计划的突然发作，直接作用于最近的人或物，如打破家具、向人吐唾液、抓伤他人、放纵地进行其他狂乱行为等。发作时间短，发作后有自责感。

2. 额叶攻击行为　又称脱抑制攻击行为，因额叶受损引起。特点是对细小的诱因或挫折发生过度的反应，其行为直接针对诱因，最常见的是间歇性的激惹，并逐步升级为一种完全与诱因不相称的反应。

3. 负性行为障碍　常因额叶和脑干部位受损引起。特点是精神运动迟滞，情感淡漠，失去主动性，患者往往不愿活动，即使日常生活中最简单、常规的活动也完成得十分困难。

第三节　康复护理目标与措施

一、康复护理目标

根据患者不同障碍程度，制定早期、恢复期和后遗症期康复训练及护理目标，使患者早日回归家庭，重返社会。

（一）早期康复目标

抢救生命，提高患者的觉醒能力，预防并发症，促进功能恢复。

（二）恢复期康复目标

提高记忆、注意、思维、组织和学习能力，最大限度地恢复感觉、运动、认知、语言功能和生活自理能力，提高生存质量。

（三）后遗症期康复目标

指导督促功能锻炼，增强康复信心，使患者学会应对功能不全状况，学会使用新的辅助器具代偿功能，使患者最大限度地回归社会。

二、康复护理措施

（一）早期康复护理措施

1. 稳定病情的治疗　包括支持疗法、药物治疗及必要的手术治疗，目的是减轻脑水肿，维持营养，提高机体免疫力，促进创伤恢复及神经组织的修复和功能重建。

2. 保持呼吸道通畅　保持呼吸道通畅是颅脑损伤患者护理的重要环节。气管插管或气管切开行人工呼吸或呼吸机辅助呼吸的患者，要严格进行呼吸道观察，按时吸痰、雾化、湿化等，严格管理呼吸机管路，防止误吸、窒息和呼吸道感染。

3. 促醒康复　严重颅脑损伤患者会出现不同程度的意识障碍，除应用药物外，还可以给予各种感觉刺激，帮助患者苏醒，恢复意识。

（1）听觉刺激：定期播放患者喜爱和熟悉的歌曲、音乐和广播等。亲属定期与患者谈话，谈话内容包括患者喜欢或关心的话题、既往遇到过的重要事件等。通过患者的面部表情或脉搏、呼吸、睁眼等变化观察患者对听觉刺激的反应。

（2）肢体运动觉和皮肤感觉刺激：肢体关节位置觉、皮肤触觉刺激对大脑皮质有一定的兴奋作用。可由治疗师或患者家属每天给患者进行肢体按摩、关节被动活动，用毛巾、毛刷等从肢体远端至近端进行皮肤刺激。

（3）穴位刺激：选用头针刺激感觉区、运动区、百会、四神聪、人中、合谷、内关、涌泉、十宣等穴位，采用提插泻法，连接电针仪加用电刺激，起到开窍醒脑的作用。

4. 良肢位摆放　防止患侧上肢屈肌痉挛、下肢伸肌痉挛和足下垂。偏瘫患者进行良肢位摆放才能预防关节畸形的发生，包括仰卧位、患侧卧位和健侧卧位。

5. 定时翻身叩背　每 2h 翻身叩背 1 次，预防压疮、坠积性肺炎等并发症。翻身时注意防止牵拉瘫痪的上肢，预防肩关节半脱位的形成。

6. 关节被动活动　每天对四肢关节进行 1～2 次的被动活动，对跟腱等容易挛缩的软组织每天进行 2 次牵伸训练，以保持关节、软组织的柔韧性。

（二）恢复期康复护理措施

1. 认知障碍的康复　认知康复是在脑功能受损后，通过训练和重新学习，使患者重新具有有效的信息加工和执行行动的能力。认知功能训练是提高智能的训练，应贯穿治疗的全过程。

（1）记忆障碍的康复训练：记忆分为短期记忆和长期记忆。短期记忆是指保持记忆 1min 到 1h 的能力；长期记忆是保持记忆 1h 或更长时间的能力。对于以记忆障碍为主的患者，应当是逐渐增加或延长刺激与回忆的间隔时间，最终使患者在相对较长时间后仍能够记住应当进行的特定作业或活动，提高日常生活活动能力的独立程度。

常用的记忆力训练方法有内在记忆训练法、外在记忆训练法和 PQRST 法，对患者进行言语记忆、视空间记忆、人像记忆、听觉记忆、前瞻性记忆、情节记忆等训练。

技能要点

记忆力训练要点

1. 训练时进度要慢，从简单到复杂，将记忆作业化整为零，然后逐步串接。

2. 每次训练的时间要短，开始要求患者记住的信息量要少，信息呈现的时间要长，以后逐步增加信息量。

3. 患者成功时应及时强化，给予鼓励，增强信心。如此反复训练，提高记忆力。

4. 调整生活环境，减轻记忆的负荷，如房间要整洁，家具杂物不宜过多，常使用的物品要放在固定的位置上，便于使用。

（2）注意障碍的康复训练

1）猜测作业：取两个透明玻璃杯和一个弹球，在患者注视下，治疗师将一个杯子扣在弹球上，让患者指出有弹球的杯子，反复数次，无误后就改用不透明的杯子，重复上述操作过程。

2）删除作业：在纸上写几个数字、图形或字母，让患者删除指定的数字、图形或字母，成功之后改变数字、图形或字母的顺序、大小，反复多次无误后，可增加难度。

3）时间作业：给患者一只秒表，要求按口令启动秒表，并于 10s 停止；然后不让患者看表，启动秒表后 10s 停止；以后将时间由 10s 逐渐延长到 2min 停止。当每 10s 误差不超过 1.5s 时，改为一边与患者交谈，一边让患者进行上述作业，目的是观察患者在注意力分散的情况下，能否完成任务。

（3）思维能力的康复训练：根据患者存在的不同思维障碍进行针对性的训练。常用的训练方法如下：

1）提取信息的训练：取一张当地的报纸，首先问患者关于报纸首页的信息，如大标题、日期、报纸的名称等。如回答无误，再请患者指出报纸中的专栏，如体育、商业分类广告等，回答无误后再训练患者寻找特殊的信息，可问其两个球队比赛的比分如何，当日的气象预报如何等。让患者找出尽可能多的、不同种类的信息。

2）排列数字：给患者 2 张数字卡，让其按由低到高的顺序排列好，然后每次给患者 1 张数字卡，让其根据数字的大小插进已排好的卡间，正确无误后再给患者几张数字卡，让其找出其中有什么共同之处，如有些数是奇数、偶数，有些数可以互为倍数。

3）物品分类：给患者 1 张列有 30 项物品名称的清单，并告知这 30 项物品分别属三类（如食品、家电、衣服）物品中的一类，要求患者给予分类，如不能进行，可给予帮助。训练成功后，进而要求患者对上述清单中的某类物品进行更细的分类，如初步分为食品后，再细分植物、肉、奶品等。成功后另外给患者一张清单，列出成对的，有某些共同之处物品的名称，如椅子—床、牛排—猪肉、书—报纸等，让患者分别回答出每一对中的共同之处。答案允许多于一个，必须有共同之处。还可以进行从一般到特殊的推理和做开支预算等思维方面的训练。

4）从一般到特殊的推理训练：从动物、植物、交通工具、国家、职业等内容中选择一项，让患者通过向治疗者提问的方式，推导出物品的名称。如告诉患者是食物，患者问是不是水果，再问是什么颜色，什么形状及什么味道，最后推导出水果的名称。

2. 感知觉障碍的康复训练　感知觉康复训练的方法是采用反复多次的训练，通过给予患者特定的感觉刺激，使大脑对感觉输入产生较深影响，从而提高感知能力。

（1）失认症的康复训练：通常针对不同的失认状态如单侧忽略、视觉空间失认、颜色失认、身体失认等，通过重复刺激、物体参照物对比、强调正确的答案及其他感觉的方式促进认识。

1）视觉失认训练：在抽屉内、床头柜上只放少数最常用的物品，对其中使用最多的物品用鲜艳颜色标出，使用语言性提示和触摸，多次重复进行练习，并练习从多种物品中找出特定的物品；练习对外形相似的物体进行辨认，并示范其用途。

2）空间关系辨认训练：适当的分级活动可帮助患者恢复掌握空间关系的能力，先练习从包含两项内容的绘画中选择一项适当的内容，再从包含三项内容的绘画中选择一项适当的内容，最后从一整幅绘画中选择一项适当的内容，逐渐升级到较为正常的刺激水平。

3）面容失认训练：先用亲友的照片让患者反复看，然后把亲友的照片混放到其他无关的照片中，让患者辨认出亲友的照片。

4）方向失认训练：让患者自己画钟表、房屋，或在自己居住地的地图上画出回家的路线。

（2）失用症的康复训练：失用症的治疗一定要根据患者的损伤和相应功能障碍有针对性地进行。

1）运动性失用的训练：如训练患者刷牙，治疗师可先把刷牙的动作分解后给患者示范，然后教患者一步一步完成，训练时可给予语言或动作提示。反复训练，改善后可减少提示，并加入复杂动作。

2）结构性失用的训练：让患者按治疗师的要求用火柴、积木、拼版等拼出不同的图形，先由治疗师向患者演示拼积木图案，然后要求患者按其排列顺序拼积木，如正确后再加大难度。也可训练患者对家庭常用物品有顺序地摆放，训练时给予提示，逐渐增加难度。

3）穿衣失用的训练：可给予语言或动作提示指导患者穿衣，甚至可一步一步手把手教患者穿衣，在上衣、裤子和衣服的左右标上明显的记号引起患者的注意。

4）意念性失用的训练：患者不能按指令要求完成系列动作，如令其倒一杯茶，患者常常会出现顺序上的错误，即不知道先要打开杯盖，再打开热水瓶塞、然后倒水这一顺序等。训练时可通过视觉暗示帮助患者，将每一步骤分解开，演示给患者看，然后分步进行训练，在上一个动作要结束时，提醒下一个动作，启发患者有意识地活动，或用手帮助患者进行下一个活动，反复练习，直到患者改善或基本正常为止。

3. 行为障碍的康复护理　　行为异常的治疗目的是设法消除他们不正常、不为社会所接受的行为，促进他们的亲社会行为。

（1）躁动不安行为的康复护理：排除引起躁动不安的原因，如头痛、呼吸道不通畅、尿潴留、便秘、大小便浸湿被服、肢体受压等，经临床分析后给予处理；避免过于限制或约束患者的行动能力，避免治疗时间过长，次数过多；对恰当的行为提供积极的反馈，对不安的情绪提供宣泄的方式，如散步或其他体力性活动。

（2）易冲动行为的康复护理：提供一个安全、布局合理、安静的房间；设法吸引患者注意力；控制患者的不良行为，对所有恰当的行为进行奖励，用简单的奖励方法如实物、代币券等教会患者自我控制。

4. 心理障碍的训练与护理　　颅脑损伤患者心理变化大，多经历震惊期、否认期、抑郁期、努力期和承受期，各期时有交错，常出现消沉、抑郁、悲观、焦虑等负面情绪，甚至会产生轻生或其他异常的行为举止。因此，医护人员、患者家属应当给予患者更多的关心、支持和帮助，使患者能积极面对自身功能障碍，建立健康行为，逐渐生活自理，融入社会。

（三）后遗症期康复护理措施

1. 日常生活能力训练　　应利用家庭或社区环境继续加强日常生活活动能力的训练，强化患者自我照料生活的能力，逐步与外界社会直接接触。学习乘坐交通工具、理财购物、看电影等。

2. 复职前训练　　颅脑损伤患者中有部分是青壮年，其中不少在功能康复后尚需重返工作岗位，部分可能要转变工作，应尽可能对患者进行有关工作技能的训练。

3. 矫形支具与轮椅的训练　　有些患者需要应用矫形器改善功能。对运动功能障碍患者可能需要使用各种助行工具、轮椅。

三、康复护理教育

1. 按时服药　　对伴有外伤性癫痫的患者，应在医生指导下按时服药，控制症状发作。

2. 坚持训练　　教会患者简单有效的家庭康复训练方法，使患者坚持自我康复训练。在日常生活安全方面应注意防止跌倒和碰撞损伤，特别是残留有下肢功能障碍的患者。

3. 注意安全　　对于颅骨缺陷的患者，应注意保护患者的缺陷部位，外出时戴安全帽，避免太阳暴晒和碰撞。

（陈　林）

?　**复习思考题**

1. 简述颅脑损伤的分类。
2. 简述颅脑损伤患者促醒康复的主要措施。
3. 颅脑损伤患者注意障碍的康复训练方法有哪些？

扫一扫，测一测

第九章　小儿脑瘫的康复护理

　　掌握小儿脑瘫的病因、分类及主要康复问题;熟悉小儿脑瘫康复治疗与护理目标;了解小儿脑瘫的康复护理教育。

第一节　概　　述

一、定　　义

　　脑性瘫痪(cerebral palsy,CP)是一组综合征,引起非进行性瘫痪、共济失调或不随意运动。既不是一种特定的疾病,也不是单一的综合征。大约 0.1%～0.2% 的儿童有脑性瘫痪综合征;早产儿发生率可高达 15%,以中枢性运动障碍和姿势异常为主要表现,并常伴感觉、知觉、认知、交流和行为等多种功能障碍。

案例分析

　　患儿,女,4岁,34周出生,生后2天出现黄疸,持续20多天。现患儿运动发育迟缓,髋关节内收,走路时呈"剪刀样"步态。入院诊断为脑瘫。请分析:该患儿属于哪种类型脑瘫? 患儿在运动训练中应采取哪些康复护理措施?

二、病　　因

　　脑性瘫痪的直接病因是脑损伤和脑发育缺陷,其发生时间可分为三个阶段:出生前因素、出生时因素和出生后因素。

　　1. 出生前因素　如孕期感染,遗传因素,孕期大量酗酒、吸烟、用药等。

　　2. 出生时因素　如早产、难产、产伤、新生儿窒息缺氧等。

　　3. 出生后因素　如小儿高热惊厥、头部外伤、脑膜炎、颅内出血、脑缺血、脑缺氧等。

三、分　　类

(一)按运动障碍性质分类

　　1. 痉挛型　是最常见的一种类型,约占所有脑瘫的 60%～70%。主要损伤在锥体束。主要特点如下:

　　(1)肌张力增高:表现为被累及肌肉张力不同程度增高,姿势异常,被动活动患儿肢体时有

"折刀样"张力增高感觉。坐位时出现拱背样坐式或"W"样坐式。

（2）上肢姿势异常：表现为肩关节内收和内旋，肘关节屈曲、前臂旋前，腕关节及手指屈曲、拇指内收。

（3）下肢姿势异常：表现为髋关节伸展和内收，膝及踝关节伸展，足内翻或外翻，扶立及行走时足尖着地，大腿内收肌紧张，下肢呈交叉姿势，走路时呈剪刀步态。

2. 手足徐动型 为不随意运动型，约占所有脑瘫的20%。主要损伤部位在锥体外系，主要表现有姿势异常、吞咽困难、言语功能障碍以及平衡功能低下。

（1）全身性不自主运动：患儿难以用意志控制头、面部、肢体等部位的运动，肌张力变化不定，动作不稳，发音和构音器官受累，常伴有流涎、咀嚼吞咽困难、语言障碍、挤眉弄眼、表情奇特。

（2）肌张力变化不定：当进行有意识、有目的的活动时，表现为手足徐动，患儿会有自己无法控制的颤抖及不自主运动，不协调和无效运动增多，由于上肢摇动不定，可使躯干和下肢失去平衡，容易摔倒。

（3）面部不随意运动：如皱眉、眨眼、张口、颈部肌肉收缩、脸歪向一侧。

3. 共济失调型 此型少见，主要病变在小脑。

（1）患者平衡能力差，缺乏稳定性和协调性，走路时呈醉酒步态。

（2）眼球震颤、头及手轻微震颤，语言缺少抑扬顿挫。

（3）指鼻、指—指、跟—膝—胫协调等试验都难以完成。

4. 肌张力低下型 通常表现为肌张力低下，四肢呈软瘫状，自主运动少。

5. 混合型 某两种类型以上症状同时出现，此型常提示脑部病变广泛，以痉挛型和共济失调型出现为多见。

（二）按病情程度分类

1. 轻度 症状轻微，日后不需依赖他人照顾，可独立完成一切日常生活活动。

2. 中度 症状较重，治疗后仍需借助于支具和自助具才能进行日常活动。

3. 重度 有严重的运动功能障碍，常伴有语言、智力障碍，治疗十分困难，日后很难独立生活，必须终身被照顾。

第二节 主要康复问题及康复护理评定

一、主要康复问题

（一）运动功能障碍

1. 发育迟缓 脑瘫患儿的翻身、起坐、爬、站、走等粗大运动发育常落后于同龄正常小儿。

2. 肌张力异常 由于肌张力不恒定，表现为肌肉痉挛或肌张力低下。影响患儿头、躯干和肩部正确位置的保持，妨碍患儿充分使用上肢和手，不利于独立生活。

3. 反射异常 原始反射延迟消失，平衡反应延迟出现，使正常的躯体反射调节异常，而出现异常的运动模式及姿势，妨碍功能性运动的完成。

（二）日常生活能力低下

由于运动、感觉等多种功能障碍，以致患儿的日常活动能力低于正常小儿，表现为进食、穿衣、如厕等日常生活活动出现困难。

（三）感觉功能障碍

患儿常伴有感觉功能障碍，且由于运动功能差，很少与外界接触，缺乏对外界事物的体验，感觉形成功能差,眼—手协调困难,基本手技术及复杂手技术丧失,无法在负重下使用上肢。

(四)言语功能障碍

患儿多有言语发育迟缓,以吸吮、吞咽和咀嚼困难为先导,表现为发音困难,构音不清,不能正确表达,不能成句说话等。

(五)癫痫

比较常见。发作时一般以意识丧失和全身抽搐为特征,口吐白沫,呼吸增快以及大小便失禁等。

(六)伴随障碍

部分患儿常伴随有智能障碍、听力障碍、视觉障碍(斜视、眼睑下垂、视神经萎缩);情绪行为异常,表现为好哭、任性、固执、孤僻等。

二、康复护理评定

(一)一般状况

一般状况包括患儿体重及身高增长情况,是否按时预防接种,有无外伤史、脑炎等情况。

(二)躯体运动功能评定

1. 粗大运动功能评分 粗大运动发育主要指反射发育及姿势运动发育。包括抬头、翻身、坐、爬、站、走、跑、跳等大运动。影响粗大运动发育的因素有脑损伤和脑发育障碍。因此,对患儿的粗大运动评估可以及早发现异常。

2. 精细运动功能评定 精细运动能力是在人体获得了基本的姿势和移动能力发育的基础上发展起来的,包括对患儿的视觉追踪、上肢关节活动能力、抓握能力、操作能力、手—眼协调能力进行评估。

3. 肌力及关节活动度的评定 详见第三章康复护理评定。

(三)肌张力评定

肌张力低者身体发软,自发运动减少,呈蛙位、倒"U"字形姿势;肌张力亢进者身体发硬,被动运动困难,角弓反张等,可通过改良 Ashworth 量表进行评定。对于年龄小的患儿常做以下检查。

1. 硬度 通过触诊了解肌张力。肌张力低时触诊肌肉松软,被动运动无抵抗感;肌张力增高时肌肉硬度增加,被动运动有紧张感。

2. 摆动度 固定肢体近端,使远端关节及肢体摆动。肌张力增高时肢体摆动幅度小;肌张力低下时无抵抗,肢体摆动幅度大。

3. 关节伸展度 被动伸屈关节时观察伸展、屈曲角度。肌张力增高时关节伸屈受限;肌张力低下时关节伸屈过度。常用的检查方法有内收肌角,腘窝角、足背屈角及足跟耳试验。

(四)感觉与协调功能评定

1. 特殊感觉评定 检查患儿有无斜视、弱视、屈光不正、散光等视觉障碍以及听觉障碍等。

2. 协调功能评定 通过对患儿协调功能的评定可了解四肢的共济活动,协调能力及手指基本功能状况。患者对指试验、指鼻试验、轮替动作、指—指试验、跟—膝—胫试验常常难以完成。

(五)儿童 ADL 评定

目前国内主要采用中国康复研究中心制订的脑瘫患儿日常生活活动能力评定表(表9-1)。

表 9-1　脑瘫患儿日常生活活动能力评定表

项目	得分	项目	得分
一、个人卫生动作		1.大小便会示意	
1.洗脸、洗手		2.会招手打招呼	
2.刷牙		3.能简单回答问题	
3.梳头		4.能表达意愿	
4.使用手绢		（7岁后）	
5.洗脚		1.书写	
二、进食动作		2.与人交谈	
1.奶瓶吸吮		3.翻书页	
2.用手进食		4.注意力集中	
3.用吸管吸吮		七、床上运动	
4.用勺叉进食		1.翻身	
5.端碗		2.仰卧位—坐位	
6.用茶杯饮水		3.坐位—膝立位	
7.水果剥皮		4.独立坐位	
三、更衣动作		5.爬	
1.脱上衣		6.物品料理	
2.脱裤子		八、转移动作	
3.穿上衣		1.床—轮椅或步行器	
4.穿裤子		2.轮椅—椅子或便器	
5.穿脱袜子		3.操作轮椅手闸	
6.穿脱鞋		4.乘轮椅开关门	
7.系鞋带、扣子、拉链		5.移动前进轮椅	
四、排便动作		6.移动后退轮椅	
1.能控制大小便		九、步行动作	
2.小便自我处理		1.扶站	
3.大便自我处理		2.扶物或步行器行走	
五、器具使用		3.独站	
1.电器插销使用		4.单脚站	
2.电器开关使用		5.独行 5m	
3.开、关水龙头		6.蹲起	
4.剪刀的使用		7.能上下台阶	
六、认识交流动作		8.独行 5m 以上	
（7岁前）			

注：

（1）评分标准：50 项，满分 100 分。能独立完成，每项 2 分；能独立完成，但时间较长，每项 1.5 分；能完成，但需他人辅助，每项 1 分；2 项中完成 1 项或即便辅助也很困难，每项 1 分；不能完成，每项 0 分。

（2）障碍程度：轻度障碍 75～100 分；中度障碍 50～74 分；重度障碍 0～49 分。

第三节　康复护理目标与措施

一、康复护理目标

1. 采用综合治疗手段,最大限度地减少功能障碍,减少继发性残疾。
2. 纠正异常姿势,使肌张力正常化。
3. 加强营养,预防感染。
4. 促进正常生活技能的发育,提高交流能力和社会适应能力。

二、康复护理措施

(一)创建安全的护理环境

应注意康复环境的创建,尤其是要考虑环境设施的安全性,防止发生意外事故,确保患儿的安全。如患儿的病床应有护栏,以防坠床;房间内应有无障碍设施,方便患儿与轮椅活动;病房地面应防滑,过道安装扶手、呼叫器等;暖水瓶放置在远离患儿的地方,防止烫伤患儿;病房墙壁可采用粉红、橘红等颜色来代替白色墙面,以减少患儿对医院的恐惧感。

(二)纠正头颈部异常姿势训练

1. 痉挛型患儿头颈部控制能力的训练　由于受紧张性迷路反射的影响,痉挛型脑瘫患儿可能会出现角弓反张,表现为头向后仰,双肩旋前上抬姿势。因此加强头颈部的控制能力,是最先需要纠正的异常姿势之一。应尽早从仰卧位、俯卧位、坐位下保持头颈部正中及直立反应的训练。如患儿仰卧位时的头颈部控制能力训练,操作者可用双前臂轻压患儿双肩,同时双手托住患儿头部两侧,使患儿颈部伸展至水平位,再用双手轻轻向上抬起患儿头部;也可用双手抓住患儿肘部,将上肢抬高并往外旋,把患儿拉坐起来,即可将其头抬高而保持正中位(图9-1)。

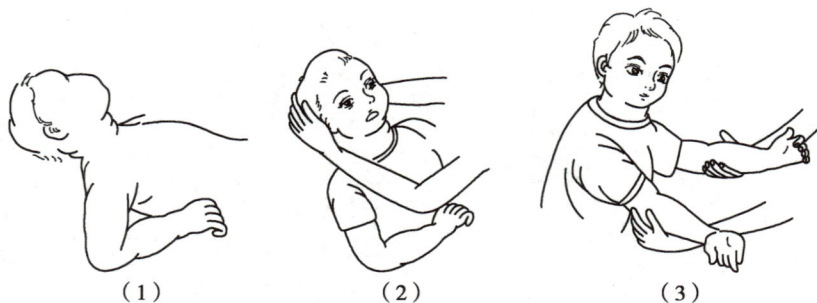

（1）　　　　　　（2）　　　　　　（3）

图 9-1　痉挛型患儿头颈部控制能力的训练正中位

2. 弛缓型患儿头颈部控制能力的训练　患儿头无法控制在正中位,可对其进行俯卧位视觉调整反应易化训练。将患儿放在床上呈俯卧位,用前臂支撑身体,操作者利用玩具、奶瓶、响声等吸引患儿抬头。对障碍严重的患儿,操作者可帮助患儿抬头,并维持头与躯干成直线的位置,也可用手指叩击其颈后诱导抬头,如此反复训练。

(三)翻身训练

翻身旋转训练可提高患儿对腹外斜肌的控制能力,作为爬行、起坐练习的前期准备训练。训练方式有两种。

1. 利用上肢诱发翻身训练法　患儿处于仰卧位，操作者使患儿双下肢屈曲，操作者用自己膝关节予以固定，双手握住患儿的双上肢上举过头左右交叉，然后辅助患儿用上肢带动其身体旋转为左或右侧卧位，从头肩部旋转→肩胛带→躯干→骨盆→下肢的顺序协助其完成躯干旋转动作（图9-2）。

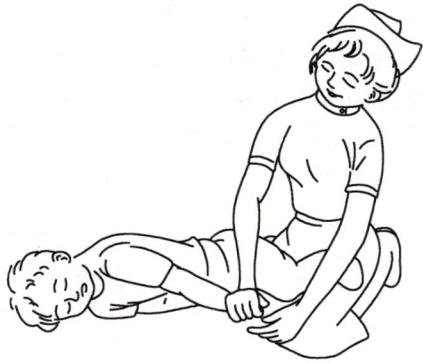

2. 利用下肢诱发翻身训练法　患儿仰卧位，操作者用双手分别握住患儿双足踝部左右交叉，辅助患儿用下肢带动患儿身体旋转向左（或右）侧卧位，从下肢开始旋转→骨盆→躯干→肩胛带→头部的顺序协助其完成躯干旋转动作（图9-3）。

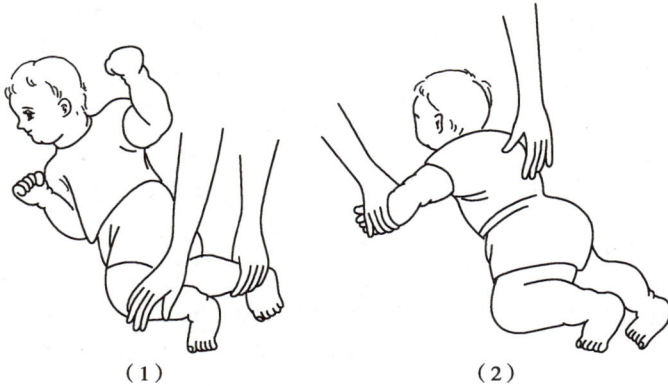

图 9-2　上肢带动翻身训练

（1）　　　　　　　　（2）

图 9-3　下肢带动翻身训练

（四）骨盆控制训练

通过桥式运动进行骨盆控制训练，即患儿仰卧位，双下肢屈曲，上抬骨盆，反复训练。这是决定以后爬行、坐位、立位与行走的基础。

（五）爬行训练

通过训练爬行，提高患儿控制身体和四肢的能力，扩大活动范围，也为将来的站立及行走打下基础。先练习辅助爬行，再练习独自爬行。辅助爬行时，患儿用双手和双膝支撑身体，操作者辅助患儿髋部，帮助患儿爬行（图9-4）。另外，也可采用辅助踝部进行爬行训练，操作者位于患儿后方，双手握住患儿脚踝，诱导患儿向前移动，令患儿先伸出一只手，然后前移对侧下肢，左右肢体交替进行训练。

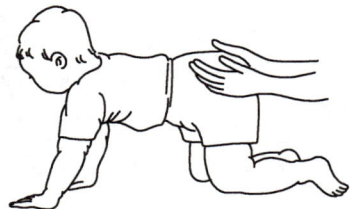

（六）髋关节的内收、外展控制训练

髋关节内收、外展的异常运动姿势较多，如由于肌张力较高造成肌肉挛缩，双下肢会出现内收、内旋的"剪刀"样姿势，要尽可能早地对髋关节的外展、外旋肌进行牵拉训练，以维持其正常的活动度或扩大受限的关节活动范围。

图 9-4　辅助髋部爬行训练

（七）正确体位控制训练

由于患儿姿势异常及不对称，训练时应注意保持正确的姿势和体位，抑制原始反射、防止异常姿势和痉挛的强化。

1. 正确卧姿　正确的卧姿可以有效抑制或改善全身痉挛的状态。如侧卧位是痉挛患儿最佳床上卧位，可促进患儿双上肢前伸，保持双手靠近放在胸前，髋、膝屈曲向前，以利于降低肌张力；俯卧位有利于训练患儿抬头的控制力，也可在其胸前放一枕头，使其双臂向前伸出，增强上肢支撑力，促进患儿双手在胸前的活动；仰卧位时，将患儿头肩垫起，屈髋屈膝，以防患儿身体过伸引起伸肌痉挛，也可根据悬吊床中间凹陷的特点，将患儿放置到悬吊床里，保持其头部在中线位置，限制患儿头背屈曲和四肢过于伸展（图9-5）。

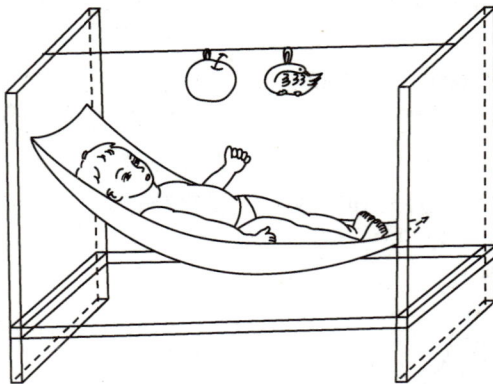

图9-5　悬吊式床

2. 正确抱姿　如果抱的姿势不正确，异常姿势就会强化，根据患儿的自身活动能力及异常特点，采用不同的抱姿。抱患儿时应使患儿头、颈、脊柱竖直，尽可能使其双上肢和手保持正中位。

（1）痉挛型脑瘫患儿的抱姿：抱者与患儿面对面（图9-6）。让患儿双手分开放于抱者肩上，再将患儿双下肢外展分开放于抱者身体两侧，此抱姿有利于降低下肢肌张力，纠正双下肢交叉或尖足等异常姿势。

（2）不随意运动型脑瘫患儿的抱姿：抱者与患儿面对背直抱（图9-7）。患儿由于肌张力低下，头颈部不能保持直立，因此抱者应注意使患儿头、背靠在胸前给予其依靠，促进头颈的稳定性，使患儿双手放在身体前方中线处，双腿靠拢，保持髋关节屈曲姿势。

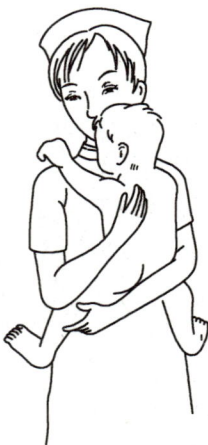

图9-6　面对面抱姿

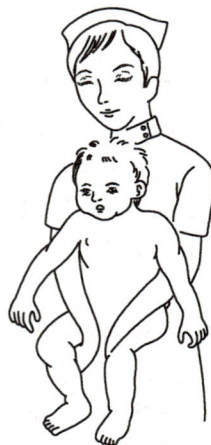

图9-7　面对背抱姿

3. 正确坐姿　能够提高患儿坐位平衡能力，有利于患儿在坐位时完成进食、学习、交流活动。训练时应使患儿头部保持正中位，胸背挺直，髋、膝、踝关节屈曲90°，两脚平放在地面上。为了保持弛缓型患儿背部伸直的正确坐姿，操作者可以握住患儿的髋部往下压，以刺激患儿抬头和伸直脊柱，亦可以将患儿置于自己的大腿上进行上述操作。这一体位有利于患儿将双腿分开，双手放在中线位活动；对于痉挛患儿，为使患儿背部充分伸展，操作者坐在患儿背后，将自己的双手从患儿腋下穿过，用双臂顶住患儿双肩，阻止肩胛骨内收，同时用双手将患儿大腿外旋分开，再用双手分别按压患儿的双膝，使下肢伸直，使其学习独立向前弯腰，保持坐位（图9-8）。

4. 正确站起　由坐位到站起训练时，操作者站在患儿前方，双手扶住患儿膝关节，保持其膝关节稳定，引导其向前、后、左、右进行缓慢地摆动，使身体保持平衡。

5. 平衡训练　平衡训练要求遵循循序渐进的原则，先练习坐位平衡、后练习站位平衡，先练习静态平衡、后练习动态平衡；先在稳定支撑面、后改为不稳定支撑面。

（1）坐位平衡训练：教会患儿在凳上独坐，先进行坐位静态平衡训练，患儿能保持静态平衡后，训练其动态平衡，做身体向各个方向的旋转，坐位时伸手拿东西和抵抗外力干扰等平衡训练（图9-9）。

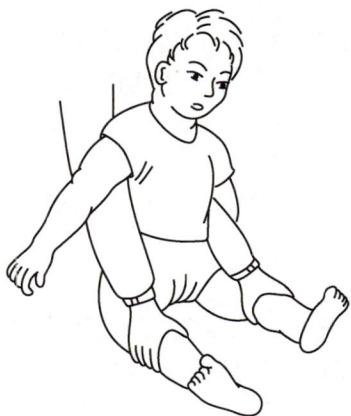

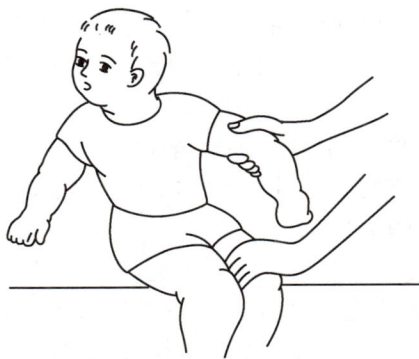

图9-8　正确坐姿　　　　　图9-9　坐位平衡训练

（2）站立平衡训练：站立训练可提高立位平衡能力，促进髋关节发育，为行走做准备。训练时患儿站立，双手放在桌子上，操作者位于患儿后方，双手扶住患儿两侧骨盆，保持站立稳定。也可利用平衡杠练习站立，患儿站在平衡杠内，双手扶住双杠练习站立。

6. 步行训练　步行要求有一定的动态平衡能力，即重心转移能力，同时要有很好的上、下肢协调能力。训练包括借助性步行和独立步行。平地行走可用助行器、学步车或在双杠内训练，辅助上下楼梯训练，步态矫正训练。

（八）作业治疗

作业治疗的重点主要为保持正常姿势，促进上肢功能发育，日常生活活动能力训练，感觉统合训练促进感觉、知觉功能发育。

1. ADL 能力训练　应采取一切可能的方法来训练患儿的日常生活活动能力。反复练习，逐步学习自己进食、穿脱衣、个人卫生等，以达到最大限度的功能独立，提高生活质量。

（1）进食训练：良好的营养是保证患儿生长发育及康复训练的基础条件。应鼓励患儿独立进食，促进手—眼协调、手—口协调，提高手的灵巧性及上肢的运动能力；吞咽功能良好的患儿可选择坐位进食，手抓握能力差者可用辅助器具辅助进食，喝水可选用双柄的杯子；如果患儿不能闭嘴，操作者可以向上抬举患儿下颌帮助吞咽；若食物不能吞咽，可轻轻按摩患儿颌下舌根部，以促进其做吞咽动作。注意用勺喂饭时，应从患儿口唇的中央喂入口内，避免引起患儿头部过度伸展和向一侧回旋。进食时保持颈部竖直，利于吞咽，避免呛咳。在喂食时，切勿在患儿牙齿紧咬的情况下强行将小勺抽出，以防损伤牙齿和口腔黏膜。

（2）穿脱衣服训练：训练应该先从简单的衣物开始，并让患儿了解穿脱衣服的顺序，先给予辅助，逐渐变为独立穿脱衣服。偏瘫患儿穿衣先穿患侧，脱衣先脱健侧。

（3）洗漱训练：首先让患儿知道身体各部位的名称、位置及方位；熟悉常用的洗漱用具并知道如何使用；再训练患儿上肢的运动和手的精细动作及控制能力，如洗手可以训练患儿中线对位，洗脸可以练习肘屈伸。

（4）如厕训练：可从两岁开始训练小便，再训练大便；先训练使用便盆，后训练使用坐厕。一般选择前面有扶手，后有靠背，患儿坐上去双足可平放到地面上的便器为宜。如厕训练包括穿脱裤子、清洁、站立、坐位平衡和手功能的训练，直至能独立完成大小便，并养成定时排便的习惯。

2. 感觉统合训练　脑瘫患儿多存在不同程度的感觉统合障碍，如果大脑不能有效整合感觉信息，就会导致儿童产生一系列的行为问题。感觉统合训练通过各种游戏的方式，通过提供本体感觉等各种感觉刺激，提高脑性瘫痪儿童中枢神经系统功能，有助于提高儿童的组织能力、学习能力、注意力等，提高脑瘫儿童粗大运动功能，改善立位平衡和步行能力。

3. 手功能训练

（1）拿起并放下东西训练：通过投掷沙包、套圈游戏等进行此项训练；通过捏大头钉、彩色小塑料块进行指尖捏物训练；通过捏黄豆、葡萄干、黏土作业等进行指腹捏物训练。

（2）投掷与打击动作训练：投掷小垒球、沙包，用小木槌敲击桌面、蹦跳玩具等进行此项训练。

（3）双手协调性训练：通过搭积木、大块塑料拼插、拼图等进行双手粗大协调性训练，通过拧塑料螺丝、拆装变形金刚等进行双手精细协调训练。

（九）言语治疗

脑瘫患儿多伴有言语发育迟缓，早期言语训练可促进患儿语言能力及交流能力的发展。训练时应根据患儿的年龄，按照正常言语发育情况，循序渐进，先训练患儿语言发音，再训练使用语言符号，理解语言概念，逐步训练患儿语言交往能力。

（十）心理护理

脑瘫患儿由于身体缺陷及周围环境的影响，心理障碍者较多，常有自信较差，自闭，少语，甚至自我否定。在护理中尊重和理解患儿，平时多与患儿交流，培养其自理能力，鼓励患儿积极参与治疗，提高训练效果。

（十一）支具和辅助器具

脑瘫患儿出现肌痉挛或肌无力引起的功能丧失或肢体畸形时，可以采用支具。如对于脑瘫伴有严重残疾的患儿，影响到下肢的行走，可用拐杖辅助行走，不能行走可用轮椅代步；各种生活能力的辅助用具可以改善患儿的日常生活能力，如抓物器、系扣器等。

（十二）引导式教育

引导式教育的基本方法是首先对患儿进行功能评定，根据患儿疾病类型、病情轻重、年龄进行分组训练。每次训练任务被分解成若干顺序排列的单一动作，然后将这些动作串联起来，就完成训练任务。

知识链接

引导式教育

引导式教育起源于 20 世纪 20 年代，由匈牙利学者 András Peto 教授不断探索后所创建的一种以儿童学习及获得教育为中心的综合治疗方法，主张对脑瘫儿童进行全面的康复训练。引导式教育通过引导者根据患儿的活动能力、言语、情感等发育状况及问题制订相应的、系统的训练方案，以娱乐性和节律性意向来激发患儿的兴趣和参与意识，使儿童从生理到心理上得到综合完整的发展。因此，它不是一种简单的康复技术和治疗，而是一个全面的教育体系。

三、康复护理教育

1. 积极开展早期产前检查，坚持优生优育，预防早产及难产。

2. 保证孕妇良好的营养，做好围生期保健。

3. 婴儿出生后定期去医院检查，以尽早发现异常，早期干预；定期进行预防接种，防止脑膜炎及其他传染病发生。

4. **安全教育**　对患儿及家属应加强安全教育，防止坠床、外伤、吞入异物等意外伤害发生。

5. **促使能力发展教育**　脑瘫患儿的康复是一项长期、复杂的工程，鼓励患儿家长平时多给患儿视觉及听觉刺激（听音乐），通过游戏的方式、手势语、表情等作为语言发育基础，尽可能帮助患儿参加家庭和社会活动，以促进患儿综合能力的发展。

（杨蓓蓓）

? 复习思考题

1. 简述引发小儿脑瘫的病因。
2. 简述脑瘫患儿两种翻身训练方法。
3. 简述对痉挛型和不随意运动型脑瘫患儿正确抱姿。

扫一扫，测一测

第十章 脊髓损伤的康复护理

第一节 概 述

一、定 义

脊髓损伤(spinal cord injury,SCI)是由于各种原因引起的脊髓结构、功能的损害,造成损伤水平以下运动、感觉及自主神经功能障碍的临床综合征。

脊髓损伤以青壮年为主,年龄在 40 岁以下者占 80%,男性为女性的 4 倍左右。脊髓损伤是一种严重的致残病变,如果得不到及时的康复处理,将会造成患者长期不能生活自理,需要消耗相当大的人力、物力,成为其家庭、单位及社会的沉重负担。

案例分析

患者孙某,男,30 岁,车祸致胸腰段骨折 12h。检查:双侧大腿前中段痛觉减退,膝内侧痛觉消失,屈髋肌力 4 级,伸膝肌力 3 级,踝背屈肌力 2 级,踝屈肌肌力 1 级,肛门指检患者感觉不到手指插入,但有肛门自主收缩,球—肛门反射存在。患者主要存在的康复问题有哪些?应采取哪些康复护理措施?

二、病 因

(一)外伤性脊髓损伤

最常见,主要由交通事故、高处坠落、暴力打击、运动损伤、刀枪伤、自然灾害造成脊柱骨折而损伤脊髓。

(二)非外伤性脊髓损伤

1. **先天性因素** 如先天性脊椎裂、脊柱侧弯、脊柱滑脱等。
2. **后天性因素** 如横断性脊髓炎、脊柱结核、脊柱肿瘤及医源性疾病等。

三、分 类

(一)根据致病原因分类

根据致病原因分类分为外伤性脊髓损伤和非外伤性脊髓损伤。

（二）按损伤平面分类

1. 截瘫　指损伤水平以下的双下肢或躯干的运动、感觉、自主功能障碍。

2. 四肢瘫　指损伤水平以下的四肢、躯干部分或全部的运动、感觉、自主功能障碍。

（三）按损伤程度分类

1. 完全性损伤　损伤水平以下的包括最低位骶段（$S_4 \sim S_5$）运动、感觉功能完全丧失。骶部的感觉功能包括肛门皮肤黏膜交界处感觉与肛门深感觉；运动功能是肛门指诊时肛门外括约肌的自主收缩。

2. 不完全性损伤　损伤水平以下的最低位骶段有运动或 / 和感觉功能存留。其常见有中央束综合征、前束综合征、半切综合征、圆锥综合征、马尾综合征五种临床综合征。

第二节　主要康复问题及康复护理评定

一、主要康复问题

（一）运动功能障碍

运动功能障碍主要表现为肌力改变、肌张力及反射功能发生改变。如颈髓损伤的患者可发生四肢瘫痪，上肢瘫痪影响上肢和手功能活动；在 T_1 或以下的患者可致截瘫，下肢瘫痪导致转移、移动等困难。

（二）感觉功能障碍

感觉功能障碍主要表现脊髓损伤平面以下的痛温觉、触压觉及本体觉的感觉减退、消失或异常。

（三）膀胱、直肠功能障碍

膀胱、直肠功能障碍主要表现膀胱、直肠括约肌的功能障碍，如尿潴留、尿失禁、大便失禁。

（四）呼吸功能障碍

呼吸功能障碍发生于高位脊髓损伤的患者。由于呼吸动力肌（肋间肌和膈肌）瘫痪，患者易发生夜间呼吸暂停、严重的打鼾、呼吸道通气不畅等；由于肺功能和咳嗽功能下降，排痰能力降低，易发生肺部感染或肺不张，呼吸道通气不畅而致呼吸功能减退。

（五）ADL 能力障碍

由于肢体瘫痪、感觉障碍以及痉挛、疼痛等均会不同程度地限制患者的日常生活活动能力，使其丧失自我照料的能力。

（六）心理障碍

脊髓损伤患者在伤后均有严重的心理障碍，患者极度压抑或忧郁、烦躁、焦虑，甚至发生精神分裂症等。

二、康复护理评定

（一）脊髓损伤水平的评定

脊髓损伤水平是指保留身体双侧正常感觉、运动功能的最尾端的脊髓节段水平，即功能存在的最低平面。感觉和运动平面可不一致，左右两侧也可能不同。

脊髓损伤水平的评定主要以运动损伤平面为依据。运动损伤平面是指最低的正常运动平面而言。但 $T_2 \sim L_1$ 损伤无法评定运动平面，所以主要依赖感觉平面来确定损伤平面。美国脊髓损伤学会（ASIA）根据神经支配的特点，选择10块关键性肌肉和28对关键性感觉点，通过对这些肌肉和感觉点的检查，可迅速确定脊髓损伤水平和感觉损伤平面。评定方法见表10-1。

表10-1　脊髓损伤水平的确定

运动水平（3级及以上的肌力）	关键肌（10块）	皮肤感觉点（28对）
C_2		枕骨粗隆
C_3		锁骨上窝
C_4		肩锁关节顶部
C_5	屈肘肌（肱二头肌、肱桡肌）	肘窝桡侧面
C_6	伸腕肌（桡侧伸腕肌）	拇指
C_7	伸肘肌（肱三头肌）	中指
C_8	中指屈指肌（中指指深屈肌）	小指
T_1	小指外展肌	肘窝尺侧面
T_2		腋窝顶部（胸骨角）
T_3		第3肋间
T_4		第4肋间（乳头连线）
T_5		第5肋间（T_4与T_6之间）
T_6		第6肋间（剑突水平）
T_7		第7肋间（T_6与T_8之间）
T_8		第8肋间（T_7与T_9之间）
T_9		第9肋间（T_8与T_{10}之间）
T_{10}		第10肋间（脐水平）
T_{11}		第11肋间（T_{10}与T_{12}之间）
T_{12}		腹股沟水平
L_1		T_{12}与L_2之间上1/3处
L_2	屈髋肌（髂腰肌）	大腿前中部
L_3	伸膝肌（股四头肌）	股骨内上髁
L_4	踝背伸肌（胫前肌）	内踝
L_5	趾长伸肌（长伸肌）	足背第3跖趾关节
S_1	踝跖屈肌（腓肠肌、比目鱼肌）	足跟外侧
S_2		腘窝中点
S_3		坐骨结节
$S_{4\sim5}$		肛门周围

　　说明：确定脊髓损伤水平和感觉损伤平面的评定时，需同时检查身体两侧的运动损伤平面和感觉损伤平面，评定后分别记录为（右—运动，左—运动，右—感觉，左—感觉）。

1. 运动损伤平面评定　根据神经支配的特点,选择 10 块关键性肌肉,按照徒手肌力检查法进行肌力测试,分级评分。肌力为 3 级的关键肌确定运动平面,但该平面以上的关键肌肌力必须正常。运动积分是将肌力(0~5 级)作为分值,把各关键肌的分值相加,以增加评估可比性。正常者两侧运动平面总积分为 100 分。评定时分左、右侧进行,根据所测试到的肌力级别,记相应的分值,如测得的肌力为 2 级则评定为 2 分,5 级则评 5 分。最高得分为左侧 50 分,右侧 50 分,共 100 分。评分越高表示肌肉功能越佳,据此可评定运动功能。若将治疗前、后的运动指数进行比较,可以得到运动功能的恢复率。

2. 感觉损伤平面评定　选择 C_2~S_5 共 28 对皮肤标志性关键性感觉点。每个关键点要检查 2 种感觉,即痛觉和轻触觉,并按 3 个等级分别评定打分:0 分为感觉缺失;1 分为感觉异常(减退或过敏);2 分为感觉正常。无法检查时用 NT 标记。分值越高表示感觉功能越接近正常。

3. 脊髓损伤平面与功能预后的关系　对于脊髓损伤患者而言,要达到理想的预后目标,需要及时的临床抢救和合适的康复治疗。但患者的损伤水平与预后有一定关系,可根据脊髓损伤水平推断康复治疗效果和进行功能恢复的预测(表 10-2)。

表 10-2　脊髓损伤平面与功能预后的关系

损伤平面	最低位有功能的肌肉	活动能力	生活能力
C_1~C_3	颈肌	依赖膈肌维持呼吸,可用声控方式操纵某些活动	完全依赖
C_4	膈肌、斜方肌	使用电动高靠背轮椅,用口或下颌操纵,有时需辅助呼吸	高度依赖
C_5	三角肌、肱二头肌	可用手在平坦路面上驱动高靠背轮椅,需上肢辅助具及特殊推轮	大部分依赖
C_6	胸大肌、桡侧腕伸肌	可用手驱动轮椅,独立穿上衣,基本独立完成转移,可驾驶特殊改装汽车	中度依赖
C_7~C_8	肱三头肌、桡侧腕屈肌、指深屈肌、手肌	可用手驱动轮椅,可独立完成床—轮椅/厕所/浴室的转移	大部分自理
T_1~T_6	上部肋间肌、上部背肌	独立轮椅活动,用连腰带的支具扶拐室内步行	大部分自理
T_{12}	腹肌、胸肌、背肌	用长腿支具扶拐短距离步行,长距离行动需要轮椅	基本自理
L_2	髂腰肌	用长腿支具扶拐室外长距离步行,有时需要轮椅	基本自理
L_4	股四头肌	戴短腿支具扶手杖步行,不需要轮椅	基本自理

(二)脊髓损伤程度的评定

评定脊髓损伤程度通常采用的是美国脊髓损伤学会(ASIA)的损伤分级(表 10-3)。

表 10-3　ASIA 损伤分级

	损伤程度	临床表现
A	完全性损伤	在骶段(S_4~S_5)无任何感觉或运动功能
B	不完全性损伤	在受损平面以下包括骶段(S_4~S_5)有感觉功能,但无运动功能
C	不完全性损伤	在受损平面以下,运动功能存在,大多数关键肌肌力 <3 级
D	不完全性损伤	在受损平面以下,运动功能存在,大多数关键肌肌力≥3 级
E	正常	感觉和运动功能正常,但可遗留肌张力增高

（三）其他康复护理评定

1. 运动功能评定　包括 ROM、肌张力、反射、平衡功能、协调功能、步行能力等评定。

2. 日常生活活动能力评定　截瘫患者可选用改良 Barthel 指数来评定。四肢瘫患者应选用四肢瘫功能指数（quadriplegic index of function，QIF）来评定。

3. 心理评定　脊髓损伤后患者会产生感知觉、情感和性格等方面的变化。包括 5 个典型阶段：震惊阶段、否定阶段、抑郁或焦虑反应阶段、对抗独立阶段和适应阶段。心理评定应贯穿于脊髓损伤康复治疗的各个阶段。

4. 呼吸功能评定　高位颈髓损伤会致呼吸肌瘫痪，应进行呼吸功能评定。

知识链接

脊髓损伤康复护理的病区环境要求

病区应宽敞，病床之间不应小于 1.5m；地面应防滑、有弹性，病区门应安装滑道并侧拉；厕所门应宽大，坐便器两侧有扶手；淋浴间应有软管喷头；病房床头、走廊、厕所、淋浴间均应安装呼叫器；病床应选择带有床挡的多功能床；病房应备有大小不同的软垫；走廊应安装扶手，利于行走训练。

第三节　康复护理目标与措施

一、康复护理目标

脊髓损伤患者因损伤水平和程度的不同，确定的康复目标也因人而异。同时参考患者的年龄、体质及有无其他并发症等情况。

（一）急性期

做好术后常规护理，稳定心态，预防关节挛缩、压疮等并发症。

（二）中后期

配合医生做好促进功能恢复性训练，最大限度地提高患者独立生活能力、社会适应能力及就业能力，重新开始有意义的新生活。

对于完全性损伤患者主要是加强残存肌肉的功能，促进关节活动度的恢复，掌握轮椅、支具的使用，使生活自理；对于不完全性损伤患者主要是增强瘫痪肌的功能，减轻肌肉的痉挛以改善功能障碍。

二、康复护理措施

（一）急性期

患者生命体征和病情基本平稳即可开始康复训练。在脊髓损伤后的 8 周之内，患者需要卧床和必要制动，所有的康复及治疗均需在床上进行，训练强度不宜过强。

1. 正确体位　保持床上正确体位有助于保持骨折部位的稳定，预防压疮、关节挛缩，抑制痉挛的发生。原则上应将肢体安放在与挛缩方向相反的位置上。

（1）仰卧位：上肢应保持肘关节伸展，腕背屈约 45°，手指屈曲，拇指对掌。双肩下垫枕头，以确保两肩不后缩；髋关节伸展并轻度外展，膝伸直，踝关节自然背屈，脚趾伸展。为保持这一姿势可以在两腿之间放一枕头。

（2）侧卧位：患者应屈膝、屈髋，两腿之间垫一枕头，踝关节自然背屈，脚趾伸展。肘伸展，前臂旋后，胸壁和上肢之间垫一枕头。

2. 体位转换　为防止挛缩畸形，患者宜卧于硬板床上。每2h翻身1次，翻身时必须稳妥地托住患者再移动，注意沿身体的轴线翻转，防止出现脊柱扭转。翻身后要仔细观察全身皮肤，尤其好发压疮部位的皮肤颜色，注意保持皮肤干净，床单平整、柔软、干燥。

3. 关节被动运动　尽早开始瘫痪肢体各关节的被动运动，从近端到远端，各个关节各个方向做被动活动15～20次，每天1～2次。尤其注意肩胛骨、肘、指、髋、膝、踝关节活动度的保持。防止肩内收挛缩、肘屈曲挛缩及足下垂，对于操纵轮椅及完成更衣动作均很重要。除颈椎不稳定者，肩关节屈曲外展不应超过90°，胸腰椎不稳定者髋关节屈曲不宜超过90°。每个关节均应做全活动范围的运动。

4. 肌力训练　所有能主动运动且不影响骨折稳定性的肌肉都应在床上进行肌力训练，特别是肱三头肌、肱二头肌、腰背肌、腹肌的训练，使急性期不发生肌力下降。

5. 直立适应性训练　为防止直立性低血压，应使患者逐步从卧位转向半卧位或坐位，并逐渐增加角度和时间。床头从30°开始摇起，如无不良反应，则每1～2d升高10°～15°，直到90°，以患者无头晕等直立性低血压症状为度。每日2次，每次30min左右。训练时可佩戴腰围以保持脊柱的稳定性。注意观察患者反应，如有不良反应发生，应及时降低站立床的倾斜度（图10-1）。

6. 呼吸与排痰训练　颈髓损伤的患者，由于损伤部位以下的呼吸肌麻痹，明显降低了胸廓的活动能力，导致肺活量降低，痰不能咳出，易发生肺部感染与肺不张，而导致呼吸功能减退，应鼓励和帮助患者进行呼吸和排痰训练。

呼吸训练包括胸式呼吸训练和腹式呼吸训练。每日进行2次以上呼吸训练，重点是通过长呼气和深吸气，增加每次换气量。也可单手或双手放在患者胸骨下部或上腹部，在呼气时加压，在吸气接近结束时突然松开双手，以替代腹肌功能。对能随意支配呼吸者，进行缩口呼吸训练、吹蜡烛等方法增加呼气阻力，使气体缓慢呼出，压力增大，肺泡扩张。

排痰训练应先做X线检查，了解痰所在部位，采取适当体位，双手叩击配合手部加压、震颤，促进痰的排出。

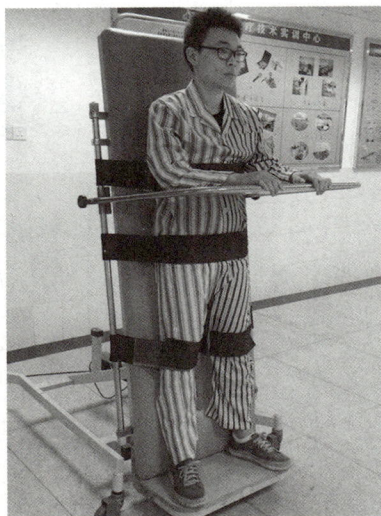

图10-1　电动站立床站立训练

7. 膀胱与直肠训练　脊髓损伤早期的排尿异常主要表现为尿潴留和尿失禁，易导致泌尿系感染。损伤后1～2周多采用留置导尿管的方法，给予足够的饮水量，应达到2 500～3 000ml。对于间歇导尿的患者，每4～6h开放导尿管排尿1次。直肠问题主要是便秘，应在早期进行肠道的护理教育。包括多摄入粗纤维的饮食；每天让患者有较长时间的坐位，增加腹压，养成规律的排便习惯；对于排便困难者可用缓泻剂、润滑剂及灌肠等方法。

（二）中后期的康复护理措施

脊髓损伤的中后期是指受伤后2～6个月内。患者骨折部位、神经损害或压迫症状稳定、呼吸平稳后即可进入恢复期治疗。

1. ROM及肌肉牵伸训练　通过关节活动训练改善瘫痪肢体的关节活动度。进行肌肉牵伸训练防止关节挛缩，降低肌肉张力，并抑制痉挛，扩大关节活动范围。如腘绳肌牵伸训练（图 10-2）是为了使患者直腿抬高大于 90°，能独立保持长坐位；牵伸内收肌是为了避免因内收肌痉挛而造成会阴部清洁和行走困难；牵伸跟腱是为了防止跟腱挛缩，以利于步行训练。

2. 肌力训练 为了训练脊髓损伤患者使用轮椅、助行器或持拐，要重视训练肩和肩胛带的肌肉，特别是肱三头肌、肱二头肌、腰背肌、腹肌的训练。对于下肢有残存肌力的患者，应鼓励其早期进行主动运动。早期在床上可采用拉力器、弹力带、沙袋、哑铃、铅球、滑轮、吊环等进行训练；腰背肌训练，如仰卧位腰背弓训练及俯卧位上肢及头背后仰训练；离床时可采用电动自行车、支具、双拐、平行杠进行训练。

3. 垫上训练

（1）主动翻身训练：患者仰卧，双上肢上举（如果需要，应穿固定背心），双上肢向左右甩摆数次，利用惯性完成向一侧的翻身动作。

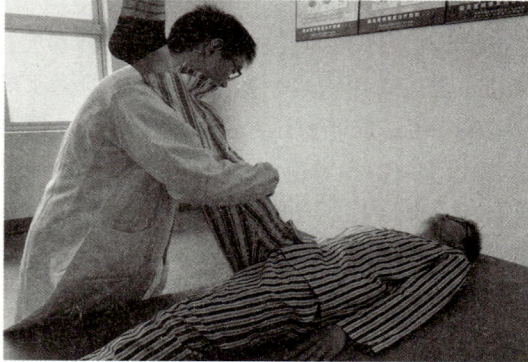

图 10-2 腘绳肌牵伸训练

（2）长坐位平衡训练：患者保持长坐位。一手支撑，另一手抬起，保持平衡，然后双手抬起，保持平衡（图 10-3），治疗师在后方保护。长坐位稳定性增加后，治疗师可在垫上与患者做抛、接球练习（图 10-4），训练患者长坐位的动态平衡。

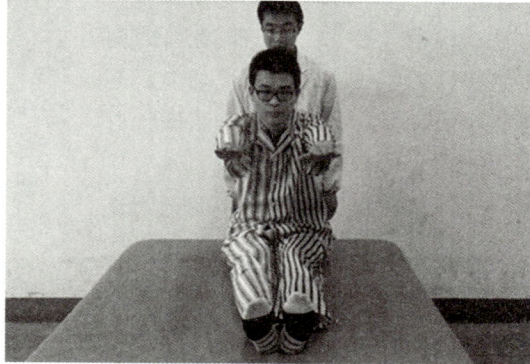

图 10-3 长坐位平衡训练

（3）长坐位支撑训练：即伸膝坐位，躯干前倾，手支撑床上，伸肘使臀部离床并向后提起。三角肌、背阔肌、胸大肌肌力接近正常，肩关节、肘关节和髋关节的活动范围正常是完成支撑动作的必要条件。一般 C_7 以下损伤可完成，开始时可由治疗师辅助托起臀部，撑起动作可以给臀部减压，预防坐骨部压疮。

（4）长坐位移动训练：如双手支撑向前方移动训练法：患者双下肢外旋，膝关节放松，双手靠近身体，在髋关节稍前一点的位置支撑，肘关节伸展，前臂旋后。提起臀部，同时头、躯干向前屈曲，使臀部向前移动（图10-5）。如支撑向左侧方移动训练：患者右手紧靠臀部，左手放在与右手同一水平而离臀部约30cm的地方，肘伸展前臂中立位，躯干前屈，提起臀部，头和肩同时向左移动。

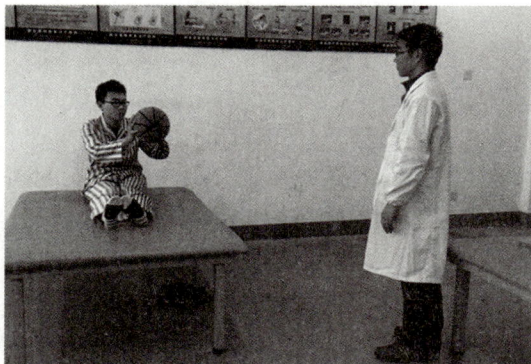

图10-4　抛接球训练

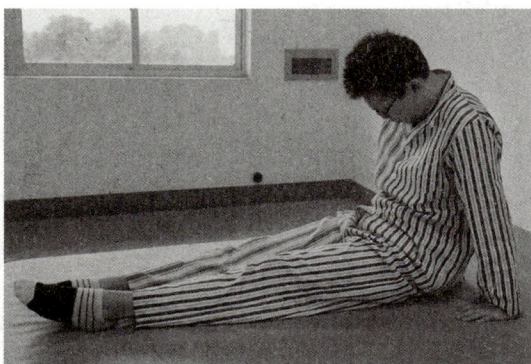

图10-5　长坐位移动训练

4. 轮椅训练　伤后2～3个月损伤部位较低、上肢功能健全、脊柱稳定性良好的患者，可独立坐15min以上时，开始进行轮椅训练。

（1）减压动作训练：每坐30min，用上肢撑起躯干，或侧倾躯干，使臀部离开椅面减轻压力，以防发生压疮的训练。

（2）轮椅转移训练：包括床与轮椅之间的转移（图10-6）、轮椅与坐便器之间的转移、轮椅与凳子之间的转移以及轮椅与地面之间的转移等。在转移训练时可以借助一些辅助器具，例如滑板。

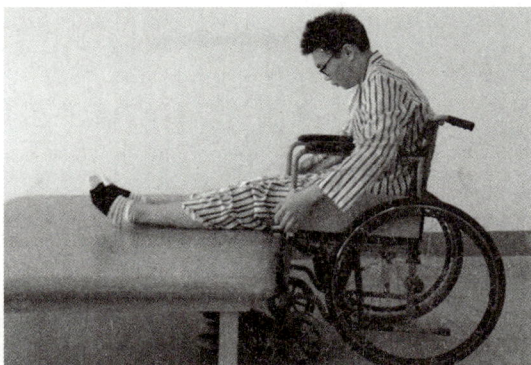

图10-6　轮椅与床转移训练

（3）轮椅技巧性训练：教会患者学会手闸操作，从地板上拾物，手移到脚踏板，轮椅向前驱动、向后驱动，左右转弯训练；前轮翘起行走及旋转训练；上斜坡训练和跨越障碍训练；上、下楼梯训练；越过马路镶边石的训练；过狭窄门廊的训练；安全跌倒及重新坐直的训练；轮椅平衡性训练等轮椅操纵技巧。

5. 站立训练

（1）扶持站起训练：治疗师面对患者，双腿分开站立，双手扶在患者腋下，并用力向上托举；患者下肢佩戴矫形器，身体前倾，用力支撑双拐站起。

（2）平行杠内站立训练：患者下肢佩戴矫形器，双手握持平行杠站立（图10-7）；训练者一手扶住患者髋部，另一手扶住患者胸部；患者挺胸站直，站立时间逐渐延长，每次站立20～30min。

6. 步行训练　步行训练分为平行杠内步行训练和持拐杖步行训练（图10-8）。行走训练包括摆至步、摆过步、三点步和四点步练习。患者耐力增强之后可以练习上下台阶训练、跨越障碍物训练、摔倒及摔倒后站起训练等。行走训练时要求身体正直，步伐稳定，步速均匀。步行训练一般分为单纯站立、治疗性行走、家庭功能性行走和社区功能性行走四个水平。

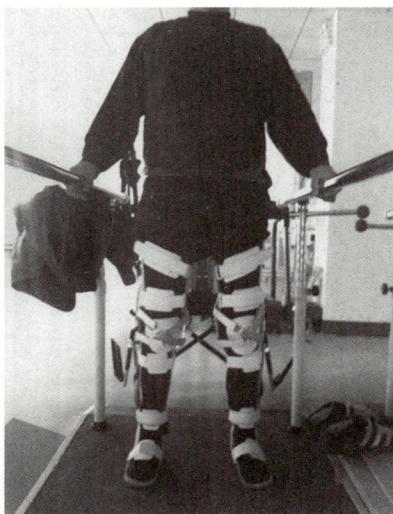

图10-7　平行杠内站立训练

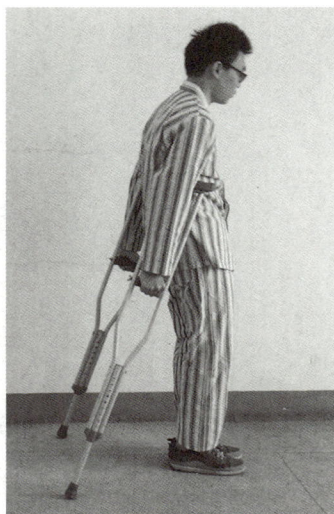

图10-8　持拐杖步行训练

知识链接

脊髓损伤的步行功能训练

1. 治疗性步行　一般适合于T_6～T_{12}平面损伤患者。患者佩戴骨盆托矫形器或膝踝足矫形器，借助双腋拐进行短暂步行，这种步行虽没有实用性，但可以给患者有走的感觉，从而给患者以心理上的支持，并可减少并发症的发生。

2. 家庭功能性行走　一般见于L_1～L_3平面损伤患者。患者可在室内行走，但行走距离不能达到900m。

3. 社区功能性行走　见于L_4以下平面损伤。患者穿戴踝足矫形器，能上下楼，能独立进行日常生活活动，能连续行走900m。

7. 矫形器使用的护理　配用适当的下肢矫形器为很多截瘫患者站立步行所必需。通常，腰髓平面损伤患者踝关节不稳，可用膝-踝-足矫形器；下胸髓水平损伤，用带骨盆托的髋-膝-踝矫形器。护理人员应指导患者完成矫形器的穿戴和正确使用方法，并及时处理发现的问题。

8. ADL能力训练的护理 脊髓损伤特别是四肢瘫痪的患者,训练其日常生活活动能力尤其重要。如吃饭、梳洗、穿衣、洗澡等,可借助一些自助器具,有利于动作的完成。日常生活活动能力的训练应与手功能训练结合进行,可让患者在坐位下做剪贴、折纸、刺绣、编织、绘画、下棋、打字、用锤、套圈、投球游戏等活动。通过以上活动锻炼躯干、肢体的肌力、耐力及手的灵活性。

9. 职业和文体活动的护理 职业训练的目的是使患者掌握适宜的工作技能,如操作电脑、修理电器、手工艺制作及脑力劳动等,从而提高患者适应社会的活动能力。文体训练可提高身体多种功能、增强体质、愉悦身心,更全面地融入社会生活。如轮椅乒乓球、轮椅射箭、轮椅篮球、轮椅马拉松、轮椅举重等,对心肺功能的增强和情绪改善均有好处。

10. 心理护理 脊髓损伤给患者精神带来了巨大的痛苦,但大多数患者经过一段时间的心理治疗与护理后会勇敢地面对现实。针对患者不同阶段的心理改变制订出心理治疗计划。帮助患者重塑自身形象,正确面对新的生活方式,提供必需的社会支持帮助,使患者在社会中找到自己应有的位置。

(三)并发症的康复护理措施

1. 肌肉痉挛的护理 肌肉痉挛一般在损伤后3~6周开始发生,6~12个月达到高峰。常见的诱因如体位改变、压疮、泌尿系感染、膀胱结石、便秘、情绪激动等。康复护理时应注意去除诱因、保持正确体位、进行柔和的牵伸及放松训练以及物理疗法等,均能有效地减轻肌痉挛。

2. 异位骨化的护理 异位骨化通常指在身体不应出现骨的部位出现骨组织化生,从而妨碍关节的活动。异位骨化好发于髋关节,其次为膝、肩、肘关节及脊柱。一般发生于伤后1~4个月,通常发生在损伤水平以下,局部多有炎症反应,伴全身低热。因此,在进行关节被动运动时注意不宜过度用力,不能过度屈伸、按压;对局部炎症反应可采用冷敷、超声、深部温热疗法等措施。

3. 骨质疏松的护理 由于脊髓损伤造成患者长期卧床,骨质疏松是非常常见的并发症。患者的护理强调早期康复训练,尤其是站立负重训练,每天不少于2h,可分2次进行。同时注意饮食和药物中适当补充钙;鼓励患者多到户外活动。

4. 下肢深静脉血栓的护理 下肢深静脉血栓是脊髓损伤后循环系统的主要并发症,由于下肢静脉血凝块形成而导致血管闭塞。①护理时应注意定时测量大小腿的周径;②尽量避免在下肢静脉输液,特别是刺激性液体;③长期卧床休息时,适当抬高下肢有助于静脉血回流;④指导患者每天进行下肢被动运动,以踝关节为中心,做足的上下运动,上下不能超过30°,发挥腓肠肌泵的作用;⑤采用裤腿状气囊连续充气及放气,对全下肢施加脉冲机械压力的方法(图10-9),加速下肢静脉血液回流,或使用分级压力袜。如患者突然发生胸闷、气促、胸痛、呼吸困难、咳嗽、咳粉红色痰等症状,应立即检查是否出现肺栓塞,紧急报告和处理。

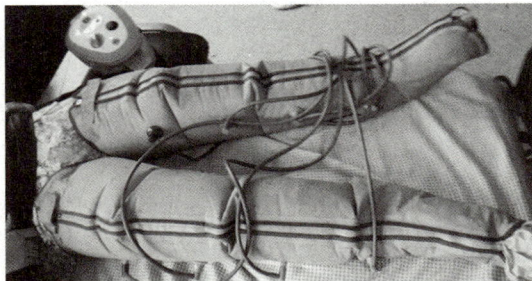

图10-9 裤腿状气囊治疗

5. 自主神经反射障碍的护理　自主神经反射障碍是一种脊髓损伤患者特有的、威胁患者生命的严重并发症，由交感神经和副交感神经失衡引起，通常在脊髓休克结束后发生，发病机制为损伤水平以下的刺激引起较高神经肾上腺素能的介质突然释放。

引起自主神经反射障碍常见的原因有尿潴留、泌尿系感染、便秘、压疮、疼痛、痉挛、局部感染、衣服过紧、矫形器的压迫或不适、过冷、过热等机体对来自内外环境不良的刺激而发生血压增高、心动过缓、搏动性头痛、视物模糊、损伤平面以上出汗、面部潮红等症状，血压可达300/160mmHg。如不立即处理，即会发生脑血管意外、癫痫甚至死亡。

（1）立即抬高床头或采用坐位，以减少颅内压力，无效时迅速采用药物降压，及时监测血压和脉搏。

（2）尽快寻找诱因，如检查膀胱是否过度充盈，导尿管是否通畅，直肠内有无粪块未排出，指甲有无嵌甲，是否有压疮，残肢部分有无外伤、骨折，局部有无感染，衣服和矫形器有无压迫或不适等。若发现问题应立即予以解决。

三、康复护理教育

1. 学习基本技巧　将自我护理知识和技巧教给患者，以提高患者功能独立性水平。如使用轮椅的技巧、体位转移技巧、皮肤护理、二便护理等，帮助患者适应新的模式，完成日常生活动作。

2. 合理的营养饮食　指导患者注意食用高热量、高蛋白、高纤维食物，及时补充训练时机体消耗的能量；多吃蔬菜和水果减少便秘；多饮水；少吃高脂肪食物；防止骨脱钙和尿结石形成。

3. 心理疏导　为使患者在出院后能适应正常生活，要帮助患者接受现实，寻求新的生活和工作，正确对待社会地位变化后的心理落差。指导家属正确看待患者做具体事情时的种种要求和患者出现各种生活问题的处理方法。

4. 正确服药　指导患者按时准确服药，如对抗痉挛药停药时，要注意逐渐减量，以防止出现反跳。嘱患者定期到当地医院查体，防止并发症发生或二次残疾。

5. 性健康教育　脊髓损伤患者多数有不同程度的性功能和生育功能障碍，影响患者的心理和生活质量。应在医师的指导下，给予患者和家属正确使用药物或性工具的健康教育，以维系家庭完整，得到家属支持，使残疾者拥有精神支柱，勇敢面对未来。

（杨蓓蓓）

❓ 复习思考题

1. 简述脊髓损伤后常见的康复问题。
2. 简述脊髓损伤患者的直立适应性训练方法。
3. 简述脊髓损伤后的轮椅训练方法。
4. 简述下肢深静脉血栓的康复护理。

第十一章　周围神经病损的康复护理

FR-11-1

PPT 课件

FR-11-2

知识导览

学习目标

　　掌握周围神经病损的病因、分类及主要康复问题;熟悉周围神经病损康复治疗与护理目标;了解周围神经病损的康复护理教育。

第一节　概　　述

一、定　　义

　　周围神经病损是指周围神经干或其分支受到外力直接或间接作用而发生的损伤。习惯上将属于炎症性质的称为神经炎,将受外力作用而发生损伤的称为周围神经损伤,将由于中毒、缺血、营养缺乏、代谢障碍等引起的称为周围神经病损。

　　周围神经分为脑神经、脊神经和自主神经,遍及全身皮肤、黏膜、肌肉、骨关节、血管及内脏等,损伤后表现为受损支配区的运动、感觉、反射障碍以及自主神经功能障碍,临床发病率较高,损伤后功能障碍比较严重。积极康复治疗不仅能预防或减轻并发症,而且能促进神经的修复与再生,以恢复实用的功能,减少残疾的发生。

案例分析

　　患者肖某,男,44 岁。因进行性四肢乏力 3 周,加重 3 天入院。入院前 3 周出现鼻塞、流涕、发热等症状,体温在 38℃ 左右,口服退热药后体温恢复正常,但四肢乏力未见明显好转。入院前 3 天症状加重,爬楼梯、穿衣等动作均感困难,并出现右上肢麻木感、胸闷、声音嘶哑、吞咽困难、进食呛咳,遂入住我院康复科。查体:神清,呼吸平稳,声音嘶哑,双眼闭合差,眼球活动好,右侧额纹消失、鼻唇沟变浅,伸舌居中,四肢肌力均为 4 级,肌张力低下,腱反射减弱,四肢呈手套袜子状感觉减退,双下肢病理征(−),眼底(−)。诊断:吉兰-巴雷综合征。请问:该患者存在哪些康复问题?应采取哪些康复护理措施?

二、病　　因

　　1. 机械性损伤　由金属、刀、玻璃及机器造成的割伤、挤压伤、挫伤、撕裂伤及骨折脱位损伤等。

　　2. 火器伤　由枪弹及爆炸物造成的损伤。

　　3. 医源性损伤　如注射伤、产伤、手术等技术操作有误造成的损伤。

　　4. 感染　如艾滋病、麻风病、白喉和败血病等。

　　5. 药物　如氯霉素、乙胺丁醇、呋喃类、异烟肼等诱发神经疾病。

6. 中毒　如有机农药、有机氯杀虫剂、化学品、重金属等中毒。

7. 营养及代谢病　如慢性乙醇中毒、慢性胃肠道疾病。

8. 肿瘤及放射损伤　如淋巴瘤、肺癌、多发性骨髓瘤等引起癌性远端轴索病。

周围神经病损的原因有多种，其中开放性损伤、牵拉伤和骨折脱位造成的损伤是临床上最常见的神经致伤原因。

三、分　　类

临床按外伤对轴突造成的损伤程度分为三类。

1. 神经失用　神经失用（neuropraxia）为轻度损伤，是神经传导功能暂时丧失，多为牵拉、短时间压迫、邻近组织的震荡波及所致。此时神经纤维无明显的解剖和形态改变，连续性保持完整，远端神经纤维无沃勒变性。

神经失用表现为肌肉瘫痪，但无萎缩；痛觉迟钝，但不消失；通常无自主神经功能丧失。神经传导功能于数日至数周内自行恢复。

2. 神经轴突断裂　神经轴突断裂（axonotmesis）为中度损伤，多为挤压、牵拉、骨折、药物刺激等所致。神经轴突部分或完全断裂，损伤远端发生沃勒变性，但神经髓鞘及内膜的连续性没有破坏。

神经轴突断裂表现为肌肉瘫痪，肌肉萎缩，感觉丧失，自主神经功能也有不同程度的丧失。经过一段时间后神经功能可自行恢复，但轴突需要较长时间从损伤部位向远端再生，再生速度每天为 1～2mm，恢复较慢，需数月甚至超过 1 年。

3. 神经断裂　神经断裂（neurotmesis）为重度损伤，多为严重拉伤或切割伤、化学性破坏、严重缺血等所致。神经干完全断离，神经失去连续性。

神经断裂表现为运动和感觉功能完全丧失，必须手术修复，术后神经功能可恢复或恢复不完全。

课堂互动

试一试将肘关节内侧轻轻撞击课桌桌角，是否会出现触电样感觉？触电样感觉出现在前臂哪里？是因为刺激了什么神经出现触电样感觉？正中神经、尺神经、桡神经在手的支配区分别在哪里？

第二节　主要康复问题及康复护理评定

一、主要康复问题

1. 运动功能障碍　受损神经支配的肌肉呈弛缓性瘫痪，主动运动、肌张力及反射消失，随着时间的延长，肌肉逐渐发生萎缩，程度和范围与神经病损的程度、部位有关，关节挛缩和畸形。

2. 感觉功能障碍　因神经损伤的部位和程度不同使患者的主观感觉（即在没有任何外界刺激的情况下出现的感觉障碍）表现不同，如局部麻木、刺痛、灼痛、感觉减退、感觉消失、实体感消失或感觉过敏等。

3. 自主神经功能障碍　自主神经功能障碍是一个牵涉交感神经系统功能障碍的综合征。

自主神经功能障碍有两方面的表现：一种是自主神经为刺激性病损时，出现皮肤发红、皮温升高、潮湿、角化过度及脱皮等；另一种是自主神经为破坏性病损时，则表现为皮肤发绀、冰凉、干燥、无汗或少汗，皮下组织轻度肿胀，指（趾）甲粗糙变脆，毛发脱落，甚至发生营养性溃疡。

4. 反射障碍　周围神经病损后，其所支配区域的深浅反射均减弱或消失。早期偶有深反射亢进。

5. 合并症　常见的合并症有肢体肿胀（静脉与淋巴回流受阻所致），肌肉、肌腱挛缩（肢体肿胀、疼痛、不良肢位所致）及其他继发性损伤（烫伤、使用支具导致的压疮等）。

6. 心理障碍　主要表现有焦虑、忧郁、烦躁等。担心神经损伤后不能恢复，不能承受长期就诊的医疗费用。

二、康复护理评定

1. 观察　观察肢体有无畸形、皮肤是否完整、肌肉有无肿胀或萎缩、步态和姿势有无异常等，并与健侧进行比较。

2. 肌力和关节活动范围测定　可用徒手肌力评定法（按 0～5 级的肌力检查记录）和器械检查（包括关节活动范围测量器、捏力计、握力计、拉力计等）测定肌力。

3. 运动功能恢复情况评定　英国医学研究院神经外伤学会将神经损伤后的运动功能恢复情况分为六级（表 11-1）。

表 11-1　周围神经损伤后的运动功能恢复等级

恢复等级	评定标准
0 级（M_0）	肌肉无收缩
1 级（M_1）	近端肌肉可见收缩
2 级（M_2）	近、远端肌肉均可见收缩
3 级（M_3）	所有重要肌肉能抗阻力收缩
4 级（M_4）	能进行所有运动，包括独立的或协同的运动
5 级（M_5）	完全正常

4. 感觉功能评定　检查内容包括浅感觉和深感觉。周围神经病损后感觉消失区往往较实际损伤小，且感觉消失区边缘存在感觉减退区。

对感觉功能的恢复情况，临床常采用英国医学研究院神经外伤学会的感觉功能恢复评定法，将其分为六级（表 11-2）。

表 11-2　周围神经损伤后的感觉功能恢复等级

恢复等级	评定标准
0 级（S_0）	感觉无恢复
1 级（S_1）	支配区皮肤深感觉恢复
2 级（S_2）	支配区浅感觉和触觉部分恢复
3 级（S_3）	皮肤痛觉和触觉恢复，且感觉过敏消失
4 级（S_3^+）	感觉达到 S_3 水平外，两点辨别觉部分恢复
5 级（S_4）	完全恢复

5. 腱反射检查　包括肱二头肌、肱三头肌、桡骨骨膜反射、膝腱反射、跟腱反射等。

6. 自主神经检查   常用发汗试验。无汗表示神经损伤；从无汗到有汗则表示神经功能恢复，而且恢复早期为多汗。

（1）碘淀粉试验：在患肢检查部位涂抹 2.5% 碘酒，待其干燥后再扑以淀粉，若有出汗则局部变为蓝色。

（2）茚三酮试验：将患手指腹印压在涂有茚三酮的试纸上，出现蓝紫色指纹，则表示有汗。

7. 神经干叩击试验   可帮助判断神经损伤的部位，亦可检查神经修复后再生神经纤维的生长情况。

🌐 **知识链接**

神经干叩击试验

神经干叩击试验为用于检查神经损伤和恢复的试验。用手指或叩诊锤叩击受损的神经干时，这一神经的远端分布区会出现麻痛感，并向该神经支配区放射，即为 Tinel 征阳性。周围神经受损后，损伤神经的近侧端形成假性神经瘤，或者损伤神经修复后的再生恢复过程中，新生的神经纤维尚未形成正常的髓鞘，这些纤维对外界的刺激异常敏感，在叩击时，就会出现该神经远端支配区的电麻感。因此，这一试验可以判断损伤神经的再生和恢复状况。Tinel 征阳性则是神经恢复的表现。

---

8. 电生理学评定   对周围神经病损采用电生理学检查，具有重要的诊断和功能评定价值。常用的方法有直流感应电检查、强度—时间曲线、肌电图检查、神经传导速度测定、体感诱发电位检查等。

9. 其他评定   日常生活活动能力的评定，家庭、职业等社会环境的调查，生活满意度的评定等。

第三节   康复护理目标与措施

一、康复护理目标

（一）早期

1. 除去病因，减轻对神经的损伤，应用神经营养药物、物理因子治疗。
2. 消除炎症、水肿、镇痛。
3. 减少卧床并发症，预防伤肢肌肉萎缩和关节挛缩。

（二）恢复期

1. 促进神经再生，恢复肌力，增加关节活动度和感觉功能的恢复。
2. 防止关节畸形，及早进行主动或被动运动，防止关节挛缩，辅以必要的支具支持。
3. 提高日常生活活动能力，康复治疗贯穿于日常生活活动之中。
4. 改善心理状态，减轻因损伤带来的焦虑、忧虑、躁狂等心理障碍。

二、康复护理措施

（一）早期康复护理措施

1. 保持功能位   周围神经病损后，为了预防关节挛缩，应将损伤部位及神经所支配的关节最大限度地保持在功能位。

2. 运动疗法　为了保持和改善关节活动度，防止肌肉挛缩变形以及保持肌肉的生理长度和肌张力，治疗师可直接或借助器械对受累处进行被动运动，或患者用健侧帮助患侧自主运动。被动运动时应注意只在无痛关节的正常活动范围内进行，不能过度牵拉麻痹肌肉；运动速度要慢；周围神经和肌腱缝合术后，要在充分固定后进行；如神经病损程度较轻，肌力在 2～3 级以上，在早期可进行主动运动。注意运动量不能过大，尤其是在神经创伤、神经和肌腱缝合术后。

3. 温热疗法　早期应用短波、微波透热疗法，无热或微热量，每日 1～2 次，可消除炎症，促进水肿吸收与神经再生；应用热敷、蜡疗、红外线照射等，可改善局部血液循环，缓解疼痛，松解粘连，促进水肿吸收。治疗时要注意温度适宜，尤其是有感觉障碍和局部血液循环不良时，易发生烫伤。

4. 激光疗法　常用氦—氖激光或半导体激光照射病损部位或沿神经走向选取穴位照射。每部位照射 5～10min，达到消炎、促进神经再生的作用。

5. 水疗法　用温水浸浴、旋涡浴，可以缓解肌肉紧张，促进局部循环，松解粘连。利用水的浮力和阻力在水中进行被动运动和主动运动，可防止肌肉挛缩。

6. 矫形器应用　周围神经损伤后，由于神经修复所需的时间长，很容易发生关节挛缩，因此早期就应用矫形器将关节固定于功能位（图 11-1，图 11-2，图 11-3）。常见的周围神经病损及其主要症状所适用的矫形器（表 11-3）。

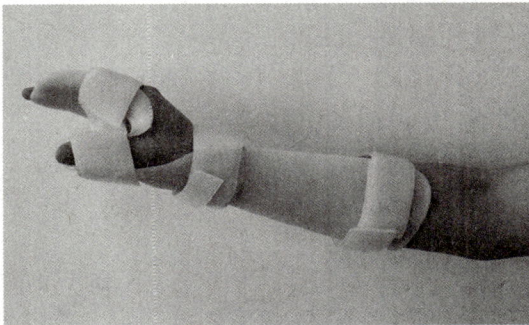

图 11-1　手功能位

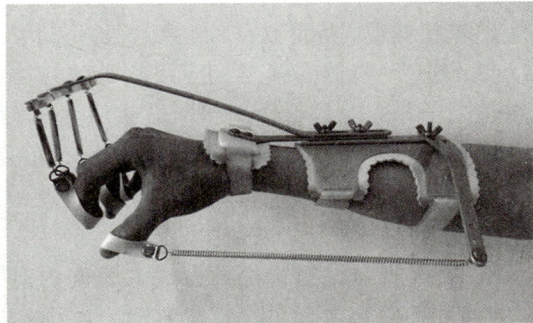

图 11-2　手指伸展动力位

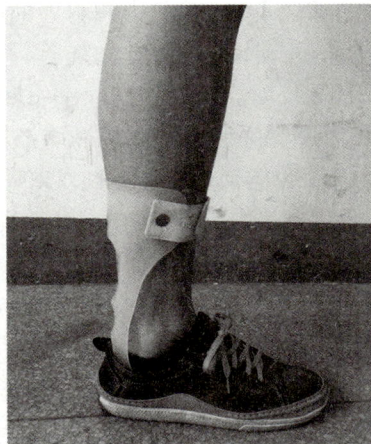

图 11-3　踝足功能位

表 11-3　常见周围神经病损及其矫形器的应用

功能障碍部位	神经损伤	矫形器
肩关节	臂丛神经	肩关节外展夹板
全上肢麻痹	臂丛神经	肩外展夹板、上肢组合夹板
指间关节、腕关节	桡神经	上翘夹板、Oppenheimer 夹板
指关节伸直挛缩	正中神经、尺神经	正向屈指器
指关节屈曲挛缩	桡神经	反向屈指器
拇对掌受限	正中神经	对掌夹板
猿手畸形	正中神经	对指夹板、长拮抗夹板
爪形手	尺神经	短拮抗夹板、反向屈指器
下垂足、马蹄内翻足	腓总神经	足吊带、踝足矫形器、踝支具
膝关节	股神经	膝踝足矫形器、足矫形器
屈膝挛缩	股神经	足矫形器、膝踝足矫形器膝铰链伸直位制动
外翻足、踝背伸挛缩	胫神经	踝足矫形器、矫正鞋

（二）恢复期康复护理措施

1. 促进神经再生

（1）理疗：对保守治疗与神经修补术后患者早期应用超短波、微波、紫外线、超声波、磁疗等，可促进水肿消退、炎症吸收，改善组织营养状况，有利于受损神经的再生过程。

（2）药物：根据医嘱早期应用具有营养神经作用的药物，如神经生长因子（NGF）、成纤维细胞生长因子（FGF）、神经节苷脂、B 族维生素（维生素 B_1、B_6、B_{12}）等，以促进神经再生。

2. 减慢肌肉萎缩，促进神经再支配　可采用神经肌肉电刺激以及按摩、被动运动等方法，以延缓、减轻神经肌肉萎缩，保持肌肉力量，促进神经再支配；如果受累肌肉极弱收缩时，可采用肌电生物反馈疗法以帮助恢复肌力。

3. 增强肌力　当神经再生进入肌肉内，肌电图检查出现较多的动作电位时，就应开始增强肌力的训练，以促进运动功能的恢复。根据病损神经和肌肉瘫痪程度，选择合适的训练方法。运动量由助力运动、主动运动、抗阻运动的顺序渐进，动作应缓慢，范围应尽量大。运动疗法与温热疗法、水疗配合效果更佳。

4. 作业疗法　根据功能障碍的部位及程度、肌力和耐力的检测结果，进行有关的作业治疗。应注意将功能性活动和日常生活活动性训练相结合，如洗脸、梳头、穿衣、伸手取物等上肢功能的训练；如训练踏自行车、缝纫机等下肢功能训练。治疗中不断增加训练的难度和时间，以增强身体的灵活性和耐力。注意防止由于感觉障碍而引起机械摩擦性损伤。

5. 促进感觉功能的恢复　周围神经病损后，出现的感觉障碍各异，不同的症状应采用不同的治疗方法。

（1）局部麻木感、灼痛者：可采用 TENS、干扰电疗法、超声波疗法、磁疗、激光照射、直流电药物离子导入疗法、电针灸等。

（2）实体感缺失者：当患者指尖感觉有所恢复时，可在布袋中放入日常熟悉的物体（如手表、钥匙等）或用各种材料（如纸、绒布、皮革等）卷成的不同圆柱体，让患者用患手进行探拿，以训练实体感觉。

（3）感觉过敏者：可采用脱敏疗法。脱敏的第一步是指导患者如何保护过敏的伤处，进而对皮肤或瘢痕处给予适量的刺激，逐渐使患者能够适应和接受该刺激。采用的方法包括震动、按摩、叩击、浸入疗法，选用不同质地、不同材料的物品如棉球、棉布、毛巾、毛刷、豆子、米粒、沙子等刺激敏感区，刺激量逐渐加大，使之产生适应性和耐受力。

6. 解除心理障碍　周围神经病损患者，往往伴有急躁、焦虑、忧郁、躁狂等心理问题，担心病损后不能恢复、就诊的经济负担、家庭和工作等方面的问题，因此应注意消除或减轻患者心理障碍，发挥其主观能动性，积极康复治疗。

（三）常见周围神经病损的康复护理措施

1. 臂丛神经损伤　较为常见，其损伤的原因很多，如上肢过度牵拉或过度伸展、锁骨骨折、第一肋骨骨折、肩关节脱位、锁骨上窝的外伤、产伤及颈部手术等，皆可引起臂丛神经的损伤。根据受伤部位的高低，可分为以下三类。

（1）上臂型（臂丛上部瘫痪）：为 $C_5 \sim C_6$ 神经受伤。主要表现为上肢近端瘫痪，上臂及前臂外侧面有感觉障碍，肱二头肌反射及桡骨骨膜反射减弱或消失。此类患者一般预后良好。

康复护理措施：采用外展支架或腋下垫一棉纱卷支撑，手部用拇外展支具以预防肩关节内收、内旋及拇指内收挛缩，三角巾悬吊患肢，肘关节屈曲 90°。同时可按摩患肢各肌群，被动活动患肢各关节，并可选用温热疗法、电疗法。在受累肌肉出现主动收缩时，应根据肌力选用助力运动、主动运动及抗阻运动。

（2）前臂型（臂丛下部瘫痪）：较少见，为 $C_8 \sim T_1$ 神经受损。引起尺神经、臂及前臂内侧皮神经功能障碍以及正中神经部分功能障碍。其主要特点是上肢远端瘫痪，臂及前臂内侧皮神经感觉障碍。

康复护理措施：采用支具使腕关节保持在功能位，手呈半握拳状，患侧腕关节及掌指、指间关节的被动运动，同时视病情选用其他康复治疗方法。

（3）全臂型（混合型）：严重，较少见，臂丛神经束从 $C_5 \sim T_1$ 都有不同程度的损伤，不局限于任何一个神经束。引起整个上肢下运动神经元性瘫痪及感觉障碍、腱反射消失、肌肉萎缩、自主神经功能障碍。

康复护理措施：为患肢各关节的被动运动及配合其他康复治疗。如患肢功能不能恢复，应训练健肢的代偿功能。

2. 桡神经损伤　常见原因为肱骨上部骨折、长期使用腋杖压迫、手术、刀枪伤等直接损伤该神经。导致腕伸肌无力，出现垂腕、垂指畸形，前臂伸肌群萎缩，2～5 指掌关节不能伸，拇指内收，手臂桡侧及 1、2、3 指感觉减退或消失。

康复护理措施：适当的理疗，应使用支具使腕背伸 30°、指关节伸展、拇指外展，以免肌腱挛缩，并进行受累关节的被动运动，避免关节强直。

3. 腓总神经损伤　腓总神经损伤在下肢神经损伤中最多见。膝关节外侧脱位、膝外侧副韧带撕裂伤、腓骨头骨折、小腿石膏固定太紧、手术时绑膝带过紧、臀部肌内注射等可引起腓神经损伤。临床表现患足不能背伸、外展，足下垂并转向内侧，足趾下垂，出现"马蹄内翻足"，行走时呈跨越步态；小腿前外侧及足背感觉障碍。

康复护理措施：为保持关节功能位，预防关节挛缩变形，可用足托或穿矫形鞋使踝关节保持在 90°位；进行跟腱牵伸、踝背屈被动运动、主动-助力运动、主动运动，足趾伸展运动和穿矫形鞋的步态训练；可用电疗促进神经再生；如为神经断裂，应尽早手术缝合。

三、康复护理教育

（一）避免二次伤害的再教育

对感觉障碍的出院患者再教育非常重要。由于受损部位的感觉缺失，容易继发受伤，教育患者加强对受损部位的保护，学会在日常生活和工作中保护无感觉区，不能用无感觉的部位去接触危险的物体，要戴手套、穿袜等。每天检查几次看有无受伤，注意皮肤有无发红、水疱、烫伤、青肿、抓伤、切伤等。对皮肤有自主神经功能障碍者,可在温水内浸泡 20min,然后涂上油膏,每天 1 次,可防止皮肤干燥和皲裂。

(二)适应生活的康复教育

将康复训练贯穿于日常生活活动中,鼓励患者积极参与家务活动,如打扫卫生、煮饭、种花及尽量生活自理,是一种有效的功能训练。其他的一些作业活动,如缝纫、木工、工艺、娱乐等均可在家里进行。已建立了社区康复网络的地区,患者应充分利用社区资源进行康复治疗。

（**杨蓓蓓**）

❓ 复习思考题

1. 简述导致周围神经病损的原因。
2. 列举周围神经病损主要的康复问题。
3. 简述周围神经病损的早期康复护理措施。

ER-11-3

扫一扫,测一测

第十二章 骨关节疾病的康复护理

ER-12-1

PPT 课件

ER-12-2

知识导览

> ## 学 习 目 标
>
> 掌握类风湿关节炎、骨性关节炎、颈椎病、肩关节周围炎、腰椎间盘突出症和骨折主要康复问题及康复护理措施；熟悉类风湿关节炎、骨性关节炎、颈椎病、肩关节周围炎、腰椎间盘突出症和骨折的定义、病因及分类；了解骨关节疾病患者有效的康复护理措施。

第一节 类风湿关节炎的康复护理

一、概 述

（一）定义

类风湿关节炎（rheumatoid arthritis，RA）是一种病因未明的以炎性滑膜炎为主的自身免疫性疾病，主要影响关节。主要临床表现为对称性、持续性关节肿胀和疼痛，常伴有晨僵。是一种发病率高、致残率高的疾病，可反复发作，逐渐转为慢性。

> ### 案例分析
>
> 患者李某，男，50岁，以"反复多关节肿痛20年"就诊。患者四肢多关节疼痛，以双膝、双肘及左踝关节明显，活动时加剧，偶有发热。近十年来症状反复发作且加重，出现肘关节屈曲畸形。查体：双肘关节屈曲畸形，伸展受限，双膝关节及左踝关节肿胀，关节压痛明显，背伸受限，双手关节梭形样变；类风湿因子107.5IU/ml，肘及左踝关节数字X射线摄影（DR）示：双肘关节及左踝关节骨质疏松，关节缘骨质增生，关节间隙狭窄。
>
> 请问该患者康复问题有哪些？如何进行康复护理？

（二）病因

类风湿关节炎的病因目前尚未十分明确，一般认为与环境、感染、内分泌失调、免疫学异常及家族遗传有关。

1. 遗传因素 本病在某些家族中发病率较高，在人群调查中，发现人类白细胞抗原HLA-DR4与类风湿因子（rheumatoid factor，RF）阳性患者有关。

2. 感染因素 本病发病与感染有关。患者粪便可培养出大量产气荚膜杆菌，在患者关节滑膜中曾找到病毒颗粒。

3. 免疫因素 本病是免疫系统调节功能紊乱所致的炎症反应性疾病。因滑膜及其附近组织有淋巴细胞及浆细胞浸润。

（三）分类

类风湿关节炎的诊断主要依靠临床表现、实验室检查及影像学检查，典型病例按1987年美国风湿病学会（ACR）提出的分类标准诊断。

1. 晨僵 连续 6 周的晨僵，每天至少持续 1h。

2. 关节肿胀 连续 6 周的至少有 3 个或更多的关节肿胀。

3. 手关节炎 连续 6 周的腕、掌指或近端指间关节至少有一处关节区肿胀。

4. 对称性关节炎 连续 6 周的对称性关节肿胀。

5. 类风湿结节 在关节周围有皮下结节。

6. 手典型的 X 线改变 关节间隙变窄和骨质增生。

7. RF 阳性 任何检测方法证明血清中 RF 含量升高。

以上 7 项中有 4 项符合即可诊断为类风湿关节炎。

二、主要康复问题及康复护理评定

（一）主要康复问题

1. 疼痛 初始出现手足麻木刺痛等前驱症状，随后关节疼痛、僵硬，受累关节以近端指间关节、掌指关节、腕、肘、肩、膝和足趾关节为主，颈椎、颞颌关节、胸锁和肩锁关节也可受累。

2. 肿胀 肿胀是由关节腔内渗出液增多及关节周围软组织炎症改变而致，病变关节呈对称性、持续性肿胀，常见于近端指间关节、掌指关节、腕关节等。

3. 晨僵 95% 以上的类风湿患者有晨僵，是重要的诊断依据之一。晨起病变的关节在静止不动后出现较长时间僵硬，长达 1h 以上，在适当的活动后逐渐减轻。

4. 关节畸形 多出现于较晚期的患者。常见的关节畸形是腕和肘关节强直、手指向尺侧偏斜和呈"天鹅颈"样及"纽扣花"样表现。重症患者关节呈纤维性或骨性强直，因关节周围的韧带、腱鞘的破坏，造成肌肉萎缩、肌力不平衡，出现关节的不同畸形，失去关节功能，致使生活不能自理。

5. ADL 能力下降 由于关节肿胀、结构破坏、活动受限、肌力下降以及晨僵，畸形出现，活动范围缩小，常会造成患者不同程度的残疾，吃饭、穿衣等日常活动均感困难，严重者完全丧失劳动能力。

6. 关节外损害 常见有类风湿结节、类风湿血管炎、肺间质性变和结节样变、胸膜炎、心包炎等症状。

7. 心理情绪变化 患者常表现为焦虑、抑郁、恐惧等不良情绪，这与类风湿关节炎不可治愈、反复发作、并发症多，造成患者活动不便，影响患者社会参与能力及生活质量等有关。

（二）康复护理评定

1. 综合评定 常用美国风湿病学会（ACR）和欧洲抗风湿病联盟（EULAR）制定的评分系统（表 12-1），根据关节受累情况、血清学指标、滑膜炎持续时间和急性时相反应物 4 个部分进行评分，总得分 6 分以上可诊断为类风湿关节炎。

表 12-1 ACR/EULAR 2009 年类风湿关节炎评分系统

受累关节数	受累关节情况	得分（0~5分）
1	中大关节	0
2~10	中大关节	1
1~3 个	小关节	2
4~10	小关节	3
>10 个	至少 1 个为小关节	5

续表

血清学	得分（0~3分）
RF 或抗 CCP 抗体均阴性	0
RF 或抗 CCP 抗体至少 1 项低滴度阳性	2
RF 或抗 CCP 抗体至少 1 项高滴度阳性	3
滑膜炎持续时间	得分（0~1分）
<6 周	0
>6 周	1
急性时相反应物	得分（0~1分）
CRP 或 ESR 均正常	0
CRP 或 ESR 增高	1

2. 疼痛评定　除了可进行目测类比法（VAS），还有专门针对类风湿关节炎关节压痛而设计的各种关节指数评定方法。常用的有 Ritchie 关节指数：通过对指定关节（双侧手近端指间关节、腕关节、肘关节、肩关节、膝关节等 28 个关节或更多关节）进行压诊，视其产生的反应对每一关节进行评分。

评定标准：无触痛 0 分；有触痛 1 分；有触痛且触之患者有躲避 2 分，有触痛且触之患者有躲避并回缩 3 分。将各关节评分合计即为 Ritchie 关节指数（表 12-2）。

表 12-2　Ritchie 关节指数评分表

关节	无压痛（0分）	压痛（1分）	压痛伴畏缩（2分）	压痛、畏缩和躲避（3分）	累计总分
颞下颌关节					
颈椎					
胸锁关节					
肩峰锁骨关节					
肩关节（左、右）					
肘关节（左、右）					
腕关节（左、右）					
掌指关节（左、右）					
近指端关节（左、右）					
膝关节（左、右）					
踝关节（左、右）					
距跟关节（左、右）					
中跗关节（左、右）					
跖趾关节（左、右）					
总分					

3. 步态分析　受累关节异常步态：两腿长度不等所致跛行、髋关节活动受限步态、马蹄足畸形步态、疼痛性步态。

4. 功能障碍及其严重程度的评定　最为常用的是类风湿关节炎功能指数。

Ⅰ级　日常活动不受任何限制,能完成日常一般活动。

Ⅱ级　能完成一般生活自理活动和职业活动,但业余活动受限制。

Ⅲ级　能完成一般生活自理活动,但职业活动和业余活动受限制。

Ⅳ级　一般生活自理活动、职业活动和业余活动均受限制。

5. X线检查评定　为明确本病的诊断、病期和发展情况,在病初应拍摄包括双腕关节、手(或)双足以及其他受累关节的 X 线片。X 线片早期表现为关节周围软组织肿胀,关节附近轻度骨质疏松,继之出现关节间隙狭窄,关节破坏,关节脱位或融合。

知识链接

类风湿关节炎的实验室检查

1. 血常规　一般都有轻度至中度贫血,白细胞数大多正常。多数病例的红细胞沉降率在活动性病变中常增高,可为疾病活动的指标。

2. 血清蛋白　血清白蛋白降低,球蛋白增高,IgG、IgA 及 IgM 增多,C 反应蛋白活动期可升高。

3. 类风湿因子　目前临床多限于检测 IgM-RF,IgM-RF 高滴度阳性的患者,病变活动重,病情进展快,预后较差,且有比较严重的关节外表现。类风湿因子阴性不能排除本病的可能,须结合临床症状综合考虑。类风湿因子阳性,也不一定是类风湿关节炎,还包括多种自身免疫性疾病和一些与免疫有关的慢性感染。

三、康复护理目标与措施

(一)康复护理目标

1. 控制关节及其他组织的炎症,缓解症状。

2. 保持关节功能和防止畸形。

3. 修复受损关节以减轻疼痛和恢复功能。

(二)康复护理措施

1. 休息　急性期患者需要绝对安静休息,减少关节负荷。卧床应注意良好体位,枕头不宜过高,尽量避免用软床垫,以免臀部下沉,引起双髋关节屈曲畸形。仰卧与侧卧交替,侧卧要防止颈椎过度前屈致畸形。卧床时间不宜太久,一旦炎症控制后应进行运动疗法。

2. 保持关节功能位　急性炎症渗出的关节用夹板制动于最佳功能位置,固定期间每日须除去夹板做关节活动范围的训练,训练完毕再夹板固定。各主要关节最佳功能位置如下:肩关节取屈曲 30°～45°,外展 60° 固定;肘关节取屈曲 70°～80°,前臂旋后 10°～15° 位固定;手、掌指关节取屈曲 30° 固定、拇指应取外展位;髋关节 5°～10° 屈曲固定;膝关节 5°～10° 屈曲固定;踝关节保持中立位。

3. 理疗　理疗具有镇痛、消除肌肉痉挛、增强软组织伸展性作用,达到消炎、消肿的目的。急性期宜采用冷疗法,可缓解疼痛,如冰袋外敷、冰按摩、冰水浸浴、冷却剂喷雾等作用于关节局部;亚急性期采用热疗,如紫外线疗法、红外线疗法、超短波、蜡疗等以镇痛、消除肌痉挛,增加软组织伸展性、增加毛细血管通透性。

4. 运动疗法　急性期应用矫形器、弹簧支架固定患病关节,当炎症消退后可开始对受累关节进行等长训练、等张训练和抗阻训练。一般每天 2 次,每次重复 3～4 次,尽可能多地进行非受累关节全关节活动范围的主动运动。

5. 日常生活活动训练　根据类风湿关节炎患者受限项目重点训练，如梳头、洗漱；穿脱衣裤、解系衣扣、穿脱鞋袜，用筷子进餐，书写，个人卫生，踏自行车、缝纫机，上、下楼梯等训练。强调日常活动训练程序，要求每一关节均为最大活动范围，休息和运动时间比例可根据个体情况和关节损害程度情况而定。

6. 按摩　病变关节及周围软组织可采用手法进行按摩，将一手平放于受累关节处轻轻按摩，然后逐渐增加力量，待局部肌肉松弛后，用手慢慢轻拉肢体，使之伸屈至正常位置，每个关节按摩 10min 左右；也可晨起或入睡前将手、足浸泡于温水中进行活动及按摩，以促进血液循环，防止肌肉萎缩。

7. 应用矫形器　上肢矫形器分固定式和功能性两大类。如固定式手指制动器、天鹅颈矫正环、固定式手部制动器、固定式腕部矫形器和功能性手指矫形器等。下肢矫形器一般有鞋底摇杆、跖骨杆、鞋底跖骨楔形垫、足矫形鞋等。

（三）康复护理教育

1. 饮食指导　指导患者在营养方面应多进食清淡易消化、低脂肪、富含蛋白质和维生素类的食物，避免辛辣冷硬刺激饮食，改善烹调的方式，促进食欲。

2. 作业活动指导　根据患者具体情况选择发挥工作技能的作业活动，如刺绣、编织、书写等。

3. 个人防护　减少寒冷、潮湿、劳累、损伤等刺激，防止病情复发。

第二节　骨关节疾病的康复护理

一、概　述

（一）定义

骨性关节炎（osteoarthritis，OA）也称退行性关节病、骨性关节病或增生性关节炎，是以局部关节软骨破坏、变性及伴有关节边缘骨质增生为特征的骨关节病变，以受累关节疼痛、肿胀、发僵、关节活动受限而影响患者工作、学习和日常生活活动的慢性进行性疾病。

临床上骨性关节炎多见于 50～70 岁中老年人，男女之比为 1:2。好发于负重大、活动多的关节，如膝、髋关节的发生率最高，其次为脊柱的关节突关节、手指远端指间关节、足趾和跖趾关节、拇指腕掌关节、下颌关节、肩锁关节。

案例分析

患者陈某，女，60 岁，因"频频左膝关节疼痛伴活动受限 5 年，加重 7 天"入院。5 年前，患者不明原因左膝关节频频疼痛，为连续性钝痛，未向他处放射，痛处可因体位改变引发，劳苦、劳累时加重，歇后、休息后缓解。1 周前出现左下肢放射痛，伴左下肢乏力，晨起出现左膝关节僵直、静息痛，歇息不可缓解。查体发现左膝关节局部压痛，左膝关节活动痛苦，左膝关节研磨试验（+），X 线片检查提示左膝关节炎，关节间隙变窄。

请问该患者康复问题有哪些？如何进行康复护理？

（二）病因

1. 原发性骨性关节炎　发病原因迄今为止尚不完全清楚。发病与年龄、性别、肥胖、营养等因素有关。

2. 继发性骨性关节炎 是继发于关节畸形、损伤、炎症之后，由于软骨破坏或关节结构破坏后，因关节面摩擦和压力不平衡等因素而发生退变。这是一种长期、慢性、渐进的病理过程，与遗传和家族史有关。

3. 其他因素 肌力低下、内分泌紊乱、关节软骨代谢异常。

（三）分类

骨性关节炎分原发性骨性关节炎和继发性骨性关节炎两类。

1. 原发性骨性关节炎 分为局部性、全身性两类。

2. 继发性骨性关节炎

（1）创伤性骨性关节炎：如关节骨折、半月板撕裂后继发。

（2）先天性或发育不良：如先天性髋关节半脱位后继发。

（3）原发性疾病：如股骨头缺血坏死、痛风后继发。

（4）体重因素：肥胖者下肢关节应力负荷较大，易引起关节软骨额外负担。

（5）反复过度摩擦：如以第一腕掌关节负重的铆工作业。

二、主要康复问题及康复护理评定

（一）主要康复问题

1. 关节疼痛 由于关节炎症渗出、肿胀，关节疼痛是最早出现的主要症状，以钝痛为主，多在活动时发生，休息后缓解，且常发生夜间痛。

2. 肌肉萎缩无力 常见于严重关节炎后期，时常会感觉上楼或行走时下肢无力，与关节结构破坏、关节周围肌腱、韧带的损害及关节周围肌肉的萎缩有关。

3. 关节活动障碍 急性期主要与关节炎症渗出、肿胀、疼痛有关，慢性期与关节周围软组织粘连，导致关节强直、挛缩畸形有关。关节承重能力下降，活动受限，出现异常步态。

4. ADL 能力降低 由于关节肿胀、结构破坏、关节活动障碍、肌力下降，早期仅在晨起或久坐后感觉活动不灵活，随着病情加重，活动范围逐渐缩小，常会造成患者不同程度的残疾。

5. 心理情绪变化 患者常表现为抑郁、焦虑、悲观等不良情绪，与关节炎病程长、反复发作、活动不便，影响患者社会参与能力及生活质量有关。

（二）康复护理评定

1. 疼痛评定 疼痛常是患者的主诉，可根据患者对其程度的描述，如轻度、中度、重度来评估，也可通过视觉模拟评分量表（VAS）测量。

2. X 线检查评定 根据 X 线片的表现，临床可分五级。0 级：无改变；Ⅰ级：轻微骨赘；Ⅱ级：明显骨赘，但未累及关节间隙；Ⅲ级：关节间隙中度变窄；Ⅳ级：关节间隙明显变窄，软骨下骨硬化。

知识链接

美国风湿病学会骨关节炎分类标准

1. 膝骨关节炎临床诊断标准 ①近 1 个月大多数时间有膝痛；②X 线片示关节边缘骨赘；③关节液实验室检查符合骨关节炎；④年龄≥40 岁；⑤晨僵≤30min；⑥关节活动时有骨摩擦音。

满足①+②条或①+③+⑤+⑥条，或①+④+⑤+⑥条者，可诊断膝骨关节炎。

2．手骨关节炎临床诊断标准　①近 1 个月大多数时间有手痛、发酸、发僵；② 10 个指间关节中，2 个以上关节骨性肥大；③掌指关节肿胀≤2 个；④远端指间关节骨性肥大 >1 个以上；⑤ 10 个指定关节中有 1 个或 1 个以上畸形。

满足①＋②＋③＋④条或①＋②＋③＋⑤条，可诊断为手骨关节炎（注：10 个指定关节含双侧第 2、3 指远端指间关节及近端指间关节，和第 1 腕掌关节）。

3．髋骨关节炎的临床诊断标准　①近 1 个月大多数时间有髋痛；②红细胞沉降率 <20mm/h；③ X 线片股骨和 / 或髋白有骨赘；④ X 线片髋关节间隙狭窄。

满足①＋②＋③条或①＋②＋④条或①＋③＋④条者，可诊断髋骨关节炎。

3．步态异常评估　患者由于疼痛、肌肉力量减弱、关节挛缩、畸形等原因而造成各种异常步态。

（1）跛行：由于肌腱挛缩、关节畸形等因素导致患肢缩短，使双下肢不等长而出现短腿跛行。

（2）跨槛步态：由于髋、膝、踝关节活动受限，肌肉萎缩、关节挛缩、强直，导致患肢屈伸障碍，行走时呈跨槛步态。

4．ADL 能力评定（详见第三章　康复护理评定）。

5．肌力及关节活动范围评定（详见第三章　康复护理评定）。

三、康复护理目标与措施

（一）康复护理目标

1．减轻关节肿胀，控制炎症，缓解疼痛。

2．维持关节的活动功能，增强患肢肌力和关节稳定。

3．应用矫形器，预防和纠正关节畸形。

（二）康复护理措施

1．休息　急性期关节肿痛症状严重时，应卧床休息。局部用夹板或支具固定，以减少活动，维持正确姿势，但不宜长期固定，否则会发生挛缩僵直。

2．合理的运动训练

（1）发作期：在关节渗出、肿胀明显、需卧床休息的情况下，应每日坚持在床上进行小运动量的关节体操、等长肌肉收缩练习，以缓解疼痛，防止肌肉萎缩及粘连，保持关节活动度。

（2）缓解期：在坐位与卧位下，进行关节不负重、少负重、逐渐增加负重的渐进性主动运动。如对膝部骨性关节炎，可进行增强股四头肌和股内收肌肌力训练，可强化膝关节的稳定性，有利于行走。

技能要点

训练方法是：患者平卧，下肢伸直，使股四头肌做等长收缩；或抬高下肢，两侧交替进行；或端坐于股四头肌训练椅上，进行股四头肌等长和等张训练。如果股四头肌柔韧度和伸展能力差，可取立位扶杠，屈左膝，右手扳左脚，然后左手扳右脚；或俯卧位，屈左膝，使足跟靠近臀部，右手扳左脚将其拉近臀部，反之亦然。若活动后无任何不适，可适当增加运动量；若活动后有短暂的疼痛，说明可耐受；但须注意，若疼痛长时间不消失，说明活动量过大，需做调整。

3. 理疗 有改善血液循环、减轻水肿、消炎、镇痛的作用,应根据需要选用。

(1)冷疗:一般只用于关节急性炎症期肿痛明显时,具有镇痛、解痉、减少炎症渗出、抑制滑膜的胶原酶活性、提高痛阈的作用。

(2)电刺激:低、中频脉冲电流具有镇痛、促进血液循环、消炎作用;经皮电刺激对软组织镇痛效果较好;干扰电流疗法和超短波对关节深部消炎、镇痛效果较好;脉冲电磁场疗法具有镇痛、消炎、促进血液循环及防止关节继发性骨质疏松的作用;音频电疗法有较好的松解粘连作用。

(3)热疗:如蜡疗、中草药热敷、红外线、光浴等,具有缓解疼痛,放松肌肉、改善血液循环、减轻水肿的作用,一般除关节急性炎症期及发热患者外均可使用。

4. 辅助器具的使用 可根据患者的具体情况合理选用拐杖、矫形器、护膝、轮椅、持物器、穿衣器等辅助器具,以消肿、止痛、保护关节功能,减少负重关节的应力负荷,减缓关节急性期的发展。常用于炎症疼痛期或不稳定的关节。

5. 用药指导 用于骨性关节炎的治疗药物主要有非甾体抗炎药、镇痛药和中成药等。用药期间注意观察胃肠道不良反应等。

(三)康复护理教育

1. 休息与活动 保持正确姿势,避免同一姿势长时间负重,减少劳损。

2. 控制体重 肥胖是中老年妇女发病率高的主要原因。控制饮食,实施减肥措施是有效的预防肥胖方法之一。

3. 功能障碍 指导患者加强肌肉、关节的正确锻炼,改善关节的功能障碍。

4. 避免各种引发疾病的诱因 避免各种如寒冷、潮湿、劳累、损伤等刺激,防止病情复发。

5. 能量节约技术 应用合适的辅助装置,在最佳体位下进行行走和手部活动;改造家庭环境,以适应病情的需要;在生活中要注意休息,维持足够肌力;对不宜对抗重力的关节活动,可在消除重力的情况下进行。

第三节　颈椎病的康复护理

一、概　述

(一)定义

颈椎病(cervical spondylosis)又称颈椎综合征,是由于颈椎间盘退变及椎间结构继发性病理改变,刺激或压迫颈神经根、脊髓、椎动脉或交感神经等周围组织所引起的一系列临床症状和体征,好发部位依次为 $C_5 \sim C_6$、$C_6 \sim C_7$、$C_7 \sim T_1$。

本病是临床常见病、多发病,以中老年人群居多,青少年颈椎病患者逐年增多。

案例分析

患者李某,男,40岁,无诱因双下肢麻木无力1年。近期患者双下肢麻木无力加重,步态不稳,行 CT 检查见 $C_5 \sim C_7$ 椎体后缘骨赘形成,脊髓硬膜囊受压。行 MRI 检查发现 $C_3 \sim C_4$、$C_5 \sim C_6$、$C_6 \sim C_7$ 椎间盘后方突出,后纵韧带骨化压迫脊髓,以 $C_5 \sim C_6$ 为重。诊断:颈椎病。

请问该患者存在哪些康复问题?应采取哪些康复护理措施?

（二）病因

人体的颈椎在脊柱中体积最小，活动最频繁，在承重的情况下既要经常活动，又要保持头部的平衡，且常因工作的需要长时间采取某种特定体位，因而颈椎间盘极易遭受各种急、慢性损伤。

1. 颈椎间盘退变　颈椎间盘的生理性退变是本病的内因。一般在 20 岁以后颈椎间盘开始退变，髓核含水量逐渐下降，纤维环的纤维变粗变脆，很容易造成损伤或裂隙，髓核易由此突出。

2. 先天性发育畸形　如颈椎椎体融合、先天性椎管狭窄、先天性颈椎畸形等。

3. 颈部急性损伤　不适当的锻炼使颈椎过度屈伸、突然急性刹车导致挥鞭样损伤，在瞬间发生屈曲性颈部损伤造成的伤害、工作和生活中的意外，不得法的推拿、牵引等急性伤害，均可导致颈部关节囊松弛，韧带、肌肉损伤，颈椎间盘突出。

4. 颈部慢性劳损　长期伏案工作、床上看书、长期高枕等不良姿势均可造成椎间盘、韧带、后关节囊等组织不同程度的损伤，椎间隙变窄，从而使颈椎稳定性下降，产生相应的症状。如会计、统计人员、教师、绘图员、打字员、外科医生、缝纫工、钳工、用电脑时间过长者颇为多见。

（三）分类及临床特点

临床上根据不同组织结构受累所出现的不同症状体征，将颈椎病分为以下六种类型，即颈型、神经根型、脊髓型、椎动脉型、交感神经型和混合型。

1. 颈型　是颈椎病退变的起始阶段，多在晨起、过劳、姿势不当及寒冷刺激后发病。表现反复落枕、以颈部酸胀痛为主，颈项僵硬、活动受限、有自然缓解和反复发病的特点。

2. 神经根型　最多见，主要表现颈肩臂痛，颈部僵直，活动受限，常伴有患侧上肢和手指麻木，手或臂无力感，持物不稳易坠落。部分患者有肱二头肌或肱三头肌萎缩，腱反射异常。

3. 脊髓型　是颈椎病中最严重的类型，多为颈椎间盘病变、椎体后缘骨赘、发育性椎管狭窄以及外伤等压迫脊髓所致。常见下肢麻木无力，足下踩棉花感，抬步沉重，渐至跛行，步态笨拙，行走困难等。一侧或双侧上肢可出现麻木、疼痛或无力，握物不稳、易坠落。严重者可出现胸或腹部束带感、大小便功能障碍，甚至瘫痪。

4. 椎动脉型　为椎间关节退变、骨质增生压迫或刺激椎动脉而导致椎动脉发生痉挛，造成瞬间或长期血管腔狭窄，椎—基底动脉供血不足所致。常因头颈部突然旋转而诱发，易出现一过性眩晕，恶心、呕吐，甚至发生猝倒。

5. 交感神经型　为颈部交感神经受到激惹所致，可表现为交感神经兴奋或抑制症状，而且涉及多系统、多器官。

（1）交感神经兴奋症状

1）头部症状：头晕、头痛或偏头痛，枕部痛或颈后痛等症状。

2）眼部症状：睑裂增宽，视物模糊，眼球胀痛、有鼓出或凹陷感，瞳孔散大或缩小，眼睑下垂等症状。

3）心脏症状：心动过速或心动徐缓，心前区疼痛、血压升高等心脏症状。

4）周围血管症状：肢体发凉怕冷，局部温度偏低，多汗或肢体发红怕热，血压可偏高或偏低等症状。

（2）交感神经抑制症状：头昏眼花、眼睑下垂、流泪、鼻塞、心动过缓、血压偏低、胃肠蠕动增加或嗳气等。

6. 混合型　具有以上两型或两型以上的临床表现，常以某一类型为主，其他类型的症状不同程度地合并出现，病变范围、部位不同，其临床表现也各不相同。

二、主要康复问题及康复护理评定

（一）主要康复问题

1. 疼痛　疼痛是常见症状，以慢性疼痛为主，反复发作，常有劳累、受凉、受伤、姿势不当等诱因。疼痛的部位、性质及持续时间不尽相同。

2. 运动功能障碍　表现有颈部、肩关节活动受限，上肢肌力和手握力减退。

3. 感觉功能障碍　表现有颈、肩、背、上肢疼痛，皮肤麻木、蚁走感、触电样感觉，手指发热、发冷，躯干部紧束感等。

4. 日常生活活动能力障碍　因患者有运动功能障碍、疼痛及其他感觉功能障碍，还可有头晕、眩晕、听力下降、视物模糊、大小便障碍等，常导致日常生活活动能力下降，如梳头、穿衣、提物、个人卫生、站立行走等基本生活活动明显受限。

5. 心理障碍　由于颈椎病病程长，加上各种功能障碍影响患者日常生活和工作，使患者产生焦虑、恐惧、暴躁、抑郁、悲观失望等心理问题。

（二）康复护理评定

颈椎病的护理评估可以从疼痛程度、颈椎活动范围受限情况以及对日常生活活动的影响进行单项评定，也可根据颈椎病分型，采用不同的评定方法。

1. 量表评价法　可采用日本学者和日本骨科学会的评价量表，对神经根型颈椎病（表 12-3）、脊髓型颈椎病（脊髓型颈椎病 JOA 评分：术后改善率[（术后总分－术前总分）/（17－术前总分）]×100%）进行评定，评价方法较为全面且实用。国内常应用的是颈椎病脊髓功能 40分评分法（表 12-4），主要从患者生活自理能力以及疾病痛苦程度等 5 个方面进行评估。

表 12-3　颈椎病症状量表（20）分法

	评价项目	得分
1. 症状（共9分）（1）颈肩部疼痛与痛苦感	正常	3
	偶有轻度痛感	2
	常有轻度颈肩痛，或偶有严重颈肩痛	1
	常有严重颈肩痛	0
（2）上肢疼痛和 / 或麻木	无	3
	偶有轻度上肢痛和 / 或麻木	2
	常有上肢疼痛和 / 或麻木，或偶有严重上肢疼痛和 / 或麻木	1
	常有上肢疼痛和 / 或麻木	0
（3）手指疼痛和 / 或麻木	无	3
	偶有轻度手指疼痛和 / 或麻木	2
	常有手指疼痛和 / 或麻木，或偶有严重手指疼痛和 / 或麻木	1
	常有手指疼痛和 / 或麻木	0
2. 工作和生活能力（共3分）	正常	3
	不能持续	2
	轻度障碍	1
	不能完成	0

评价项目			得分
3.体征(共8分)	(1)椎间孔挤压试验	阴性	3
		有颈肩疼痛而无颈椎运动受限	2
		有上肢、手指疼痛而无颈椎运动受限或既有颈肩疼痛又有颈椎运动受限	1
		既有上肢、手指疼痛,又有颈椎运动受限	0
	(2)感觉	正常	2
		轻度障碍	1
		明显障碍	0
	(3)肌力	正常	2
		轻度减退	1
		明显减退	0
	(4)腱反射	正常	1
		减弱或消失	0
4.手的功能(0分到-2分)		正常	0
		仅有无力、不适而无功能障碍	−1
		有功能障碍	−2
上肢运动功能		手不能完成主要功能,如吃饭、写字、系纽扣等	0
		手能够完成主要功能,但非常困难,如只能使用匙吃饭	1
		手能够完成主要功能,但非常缓慢和笨拙,如仍然能够使用筷子	2
		手能够完成主要功能,但不如从前正常,包括主观不舒服	3
		完全正常	4
下肢运动功能		不能行走	0
		在平地上需要手杖或帮助	1
		上下楼需要手杖或帮助	2
		能够行走,无需手杖或帮助,但不如从前正常	3
		正常行走	4
感觉障碍		共三项,最多六分 明显感觉障碍=0,轻度感觉障碍=1, 正常=2	上肢 下肢 躯干
膀胱功能		完全尿潴留	0
		严重障碍:膀胱排尿不足,排尿费力,尿漏	1
		中等障碍:尿频,尿迟疑	2
		完全正常	3

表 12-4 颈椎病脊髓功能评定（40）分

功能	得分
1. 上肢功能（左右分查，共 16 分）	
无使用功能	0
勉强握食品进餐，不能系扣、写字	2
能持勺子进餐，勉强系扣，写字扭曲	4
能持筷子进餐，能系扣，但不灵活	6
基本正常	8
2. 下肢功能（左右不分，共 12 分）	
不能端坐，站立	0
能端坐，但不能站立	2
能站立，但不能行走	4
扶双拐或需人费力搀扶勉强行走	6
扶单拐或扶梯上下楼行走	8
能独立行走，跛行步态	10
基本正常	12
3. 括约肌功能（共 6 分）	
尿潴留，或大小便失禁	0
大小便困难或其他障碍	3
基本正常	6
4. 四肢感觉（上下肢分查，共 4 分）	
麻、痛、紧、沉或痛觉减退	0
基本正常	2
5. 束带感觉（躯干部，共 2 分）	
有紧束感觉	0
基本正常	2

Ⅰ级 0～10 分　完全不能实现日常生活活动；Ⅱ级 11～20 分　基本不能实现日常生活活动；Ⅲ级 21～30 分　部分实现日常生活活动；Ⅳ级 31～40 分　基本实现日常生活活动。

2. 特征性检查　颈椎病常需进行一些特殊的检查。

（1）压顶试验（椎间孔挤压试验）：患者坐位，全身放松，检查者左手掌置其头上，用右手握拳叩打左背（图 12-1）。若患者出现一侧或双侧手臂疼痛、麻木者为阳性，说明神经根受压。

（2）臂丛神经牵拉试验：患者坐位，检查者一手抵于患侧颞顶侧，将患者头推向健侧，另一手握住患者手腕向相反方向牵拉（图 12-2）。如患肢出现放射性疼痛或麻木者为阳性，说明臂丛神经受压。

（3）低头旋颈试验：患者坐位，头颈放松，检查者站其身后，双手将其头部向左或右旋转后停约 15s。如出现头晕、恶心等症状为阳性，提示椎动脉受压。

（4）低头试验：患者直立，双手自然下垂，双足并拢，低头看自己足尖 1min。如出现头痛、头晕、耳鸣、下肢无力、手麻、手出汗等症状为阳性，说明神经受压或椎—基底动脉供血不足。

（5）仰头试验：姿势与低头试验相同，改低头为仰头看屋顶 1min。出现低头试验各种症状者为阳性。

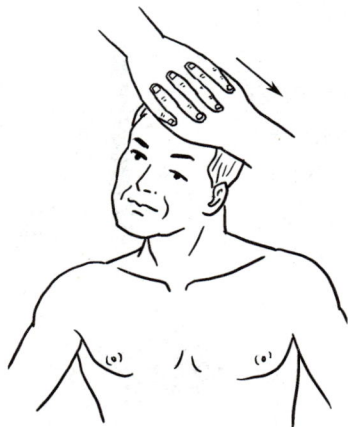

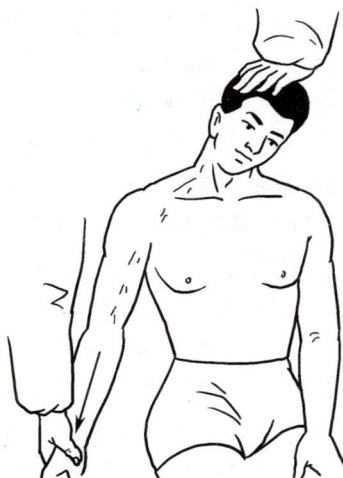

图12-1　压顶试验　　　　图12-2　臂丛神经牵拉试验

3. 影像学与其他检查

（1）X线检查：是诊断颈椎病的重要依据。X线检查表现为颈椎生理曲线变直、发育畸形等改变，前纵韧带、后纵韧带钙化，椎体前后缘增生、椎间隙狭窄、椎体移位、钩椎关节增生、椎管狭窄、椎间孔变小、小关节骨质增生等。

（2）CT检查：可判断有无椎间盘突出、后纵韧带钙化、椎管狭窄、神经根管狭窄、横突孔变小等。

（3）MRI检查：可判断椎间盘突出类型（膨出、突出、脱出）、硬膜囊和脊髓受压情况，髓内有无缺血和水肿的病灶，脑脊液是否中断，有无神经根受压、黄韧带肥厚、椎管狭窄等。

三、康复护理目标与措施

（一）康复护理目标

1. 避免诱发颈椎病的因素，预防复发。
2. 减轻颈神经及组织的受压与刺激。
3. 缓解颈、肩、臂肌痉挛，松弛肌肉。
4. 增强颈部肌肉力量，重建和保持颈椎稳定性。

（二）康复护理措施

1. 保持正确的工作坐姿　颈椎病的发生、发展与头部长期所处的某一位置有一定关系。长期伏案工作是颈椎病发病的重要原因。因此，应注意调整桌面或工作台的高度，原则是使头、颈、胸保持正常生理曲线标准，避免颈部长久维持某一种姿势导致疲劳。应每隔1~2h让头颈部向各个方向缓慢转动数次。

2. 保持良好睡姿　良好的睡眠体位，既能够维持整个脊柱的生理曲度与支撑性，又使患者感到舒适。应注意枕头的选择：枕头不应过硬，高度一般为10~12cm，宽度与肩同宽，确保在睡眠体位变化时始终能支撑颈椎。

3. 颈椎牵引的护理　颈椎牵引是治疗颈椎病常用的方法之一，应用广泛，简便易行。对颈型、神经根型颈椎病疗效最好，常采用颌枕吊带牵引法。在牵引时应为患者选取好体位，牵引过程中观察患者身体反应，注意有无头晕、恶心等不适情况，如有不适及时停止牵引。

（1）牵引体位：一般取坐位，年老体弱者可采用仰卧位牵引。根据颈椎的病变部位来选择牵引角度。牵引产生的应力位置与牵引角度有关，牵引角度越小，作用的位置越靠近颈椎上段。例如，颈前屈 0°～5°牵引时最大牵引力在颈椎上段（$C_{2\sim3}$、$C_{3\sim4}$）；前屈 10°～15°时，最大牵引力在颈椎中段（$C_{4\sim5}$、$C_{5\sim6}$）；当前屈 20°～30°时，最大牵引力在颈椎下段（$C_{6\sim7}$、$C_7\sim T_1$）。

（2）牵引重量和时间：正常成年人牵引重量相当于体重的 10%，通常可以按体重的 1/8～1/12 计算。首次牵引一般从 4～6kg 开始，每日增加 1kg，最大重量一般不超过 20kg。若牵引重量过度（超过 20kg），可能造成肌肉、韧带、关节囊等软组织的损伤。牵引时间 15～20min，每日 1 次，10d 为 1个疗程，如采用间歇牵引法，时间可稍长（图 12-3）。

4. 理疗的护理　可根据患者病情选用直流电药物离子导入治疗、超短波治疗、调制中频电治疗、超声波治疗及红外线治疗等。在治疗前做好患者的准备，治疗过程中要注意观察患者的皮肤情况、治疗效果和其他不良反应。

5. 医疗体操　对各型颈椎病症状缓解期或术后均可应用，是提高和巩固疗效的重要手段。锻炼内容包括保持和恢复颈部和肩部活动范围的练习；加强颈部和肩胛带肌肉力量的练习。可采用医疗体操的方式，如颈功操。

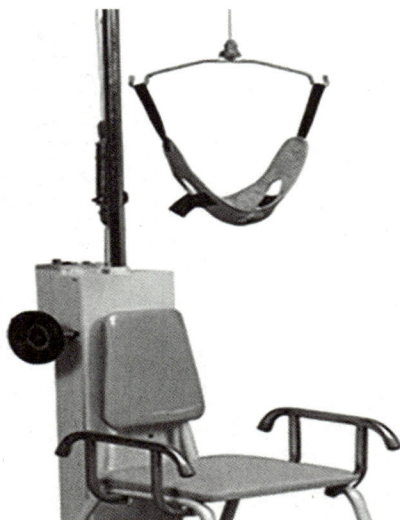

图 12-3　颈椎牵引

知识链接

颈椎医疗体操

　　第一节左顾右盼　两脚分开，与肩同宽，两臂自然下垂。头颈慢慢向一侧转动，直至看到肩部，保持 3～5s，还原，再转向对侧，重复 5～10 次。要求：动作缓慢，幅度要大，肌肉、韧带等组织充分牵拉开，自觉颈部酸胀感。

　　第二节健侧牵伸　准备体位同上。头颈向健侧缓慢侧屈，同时患侧手臂伸直用力下压，保持 3～5s，重复 5～10 次。

　　第三节夹脊牵颈　准备体位同上。两臂在腋前屈曲并用力向后伸，同时挺胸，后颈项上拔，静止用力保持 10s 左右，然后还原，重复 5～10 次。

　　第四节抗阻后伸　准备体位同上。双手托住颈枕部，头颈用力对抗两手阻力向后靠，静止对抗 3～5s，还原，重复 5～10 次。

　　第五节颈项环绕　准备体位同上。双手叉腰，头颈放松，呼吸自然，幅度要大，缓慢顺时针、逆时针转动颈部，交替进行，重复 5～10 次。

---

6. 佩戴颈围的护理　颈椎病急性发作时，使用颈围有制动和保护作用，有助于组织的修复与症状缓解，但避免长期使用，以免肌肉萎缩，影响颈部功能。可按照患者需要选用高度合适的颈围领或颈托，保持颈椎处于功能位。常用的有软海绵材料制成的颈围领、聚乙烯泡沫塑料板与附加的硬塑料板增强条制成的颈围领等（图 12-4）。

（三）康复护理教育

1. 保护颈部免受外力伤害　乘车外出系好安全带，避免在车上睡觉，以免急刹车而损伤颈椎。

2. 注意颈部保暖　避免寒冷、受凉。冬季可用围领或围巾保护，夏天避免风扇、空调直接吹向颈部，出汗后不要直接吹冷风。

3. 纠正不良姿势　在日常生活和工作中，注意保持良好姿势和习惯，避免在床上屈颈看书、看电视时间过长。坚持正确的功能训练，防止病情复发。

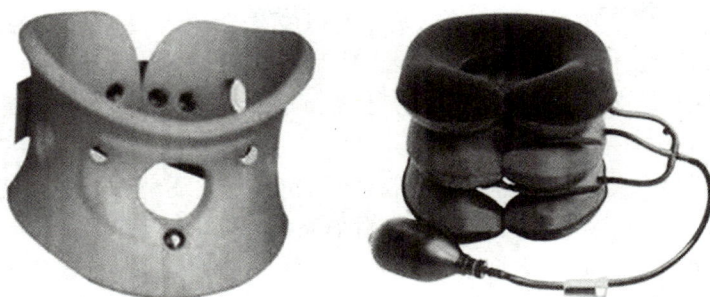

（1）聚乙烯泡沫塑料颈围领　　　　（2）软海绵颈围领

图12-4　颈围领

第四节　肩关节周围炎的康复护理

一、概　述

（一）定义

肩关节周围炎（scapulohumeral periarthritis）简称肩周炎，俗称凝肩、冻结肩、五十肩、漏风肩，是指肩关节周围肌肉、韧带、肌腱、滑囊、关节囊等软组织损伤、退变而引起的关节囊和关节周围软组织的慢性非特异性炎症。临床表现为肩部疼痛及肩关节活动受限。

肩关节在日常生活中活动比较频繁，周围软组织经常受到摩擦挤压，并且随着年龄的增长而易发生退行性改变。发病年龄大多50岁左右，女性发病率略高于男性，且多见于体力劳动者。所以本病又称为"五十肩"。患者自觉有冷气进入肩部，也有患者感觉有凉气从肩关节内部向外冒出，又称"漏肩风"。

> **案例分析**
>
> 患者张某，女，58岁，会计。右肩部疼痛逐渐加重20余天，夜间比白天明显，严重影响睡眠。不伴有颈部及双侧上肢的痛、麻，无发热、咳嗽，否认有外伤史，大小便无明显异常。体检显示颈部活动度尚可，无明显压痛点；右肩冈上肌、斜方肌处较对侧有明显萎缩，肱二头肌长头腱、冈上肌和肩胛下肌附着点有压痛，关节活动度下降。X线检查示右侧肩关节有骨质疏松。
>
> 请问该患者存在哪些康复问题？应采取哪些康复护理措施？

（二）病因

1. 软组织退行性病变　如冈上肌腱炎、肱二头肌腱炎、肩峰下滑囊炎、关节囊炎症和损伤，均可波及肩部软组织，引起慢性炎症和粘连。

2. 肩关节损伤　如肩部挫伤、肱骨外科颈骨折和肩关节脱位等。由于局部炎性渗出、疼痛及肌肉痉挛，会导致肩关节囊和周围软组织粘连，发生肩关节冻结，是最常见的病因。

3. 肩关节活动减少　如肩关节脱位、上肢骨折、外科手术后固定或脑外伤、脑卒中后瘫痪侧肩关节活动减少，造成局部血液循环不良，淋巴回流受阻，炎性渗出淤积，日久纤维素沉着，导致关节囊挛缩和软组织粘连。

4. 其他疾病引发　如颈椎源性肩周炎、心脏病、肺尖癌、胆道等疾病引发的肩部牵涉痛，并因原发病长期不愈使肩部肌肉持续性痉挛、缺血而形成炎性病灶,进而转变为肩周炎。

(三)病理分期

1. 急性期(早期) 又称为凝结期。病变主要位于肩关节囊。肩关节造影显示关节囊紧缩,肱二头肌长头腱与腱鞘间有粘连。

2. 慢性期(中期) 又称为冻结期。随着病变程度加剧,逐渐进入冻结期,除关节囊严重挛缩外,关节周围软组织均受累,退行性变加剧,滑膜充血、组织缺乏弹性,肩关节活动明显受限。

3. 恢复期(末期) 又称为解冻期。经 7~12 个月后炎症逐渐消退,疼痛消失,肩关节活动功能逐渐恢复。

二、主要康复问题及康复护理评定

(一)主要康复问题

1. 疼痛 疼痛是突出的症状。主要为肩前外侧疼痛,也可放射至三角肌、前臂或颈部。常因天气变化及劳累而诱发。

2. 肩关节活动障碍 常因肩部疼痛、肌肉痉挛、关节囊和肩部其他软组织的挛缩及粘连而导致肩关节的前屈、后伸、外展、内旋、外旋等活动范围受限。

3. ADL 能力下降 患者由于疼痛及肩关节活动受限,导致日常活动明显受限,穿脱衣、手叉腰、插衣兜、刷牙、洗脸、梳头等日常活动均感困难。

4. 心理障碍 患者可因严重而持续的疼痛造成情绪波动,严重者产生焦虑和忧郁。

(二)康复护理评定

1. Constant-Murley 肩关节功能评分 总分 100 分,包括疼痛(15 分)、日常生活活动(20 分)、关节活动度(40 分)和肌力(25 分)四个部分,其中 35 分来自患者主诉的主观感觉(疼痛和日常生活活动),65 分为客观检查(关节活动度和肌力)(表 12-5)。

2. ADL 评定 肩关节活动受限,常严重影响患者的日常生活活动。对这类患者的患臂需进行 ADL 能力评定,如评定患者有无穿脱上衣困难,询问如厕、梳头、刷牙、洗澡等受限的程度,了解从事家务劳动如洗衣、切菜、做饭等受限情况。常用 Bartherl 指数和 FIM 评定法。

表 12-5 Constant-Murley 肩功能评定标准

项目	评分
1.疼痛(最高 15 分)	无疼痛 15 分;轻度疼痛 10 分;中度疼痛 5 分;严重疼痛 0 分
2. ADL(最高 20 分)	①日常生活活动的水平:全日工作 4 分;正常的娱乐和体育活动 3 分;不影响睡眠 2 分 ②手的位置:上抬到腰部 2 分;上抬到剑突 4 分;上举到颈部 6 分;上举到头顶部 8 分;举过头顶部 10 分
3. ROM(最高 40 分)	①前屈、后伸、外展、内收 4 种活动分别按下列标准评分(每种活动最高 10 分,4 项最高 40 分):0°~30° 为 0 分;31°~60° 为 2 分;61°~90° 为 4 分;91°~120° 为 6 分;121°~150° 为 8 分;151°~180° 为 10 分 ②外旋(最高 10 分):手放在头后、肘部保持向前 2 分;手放在头后、肘部保持向后为 2 分;手放在头顶、肘部保持向前 2 分;手放在头顶、肘部保持向后为 2 分;手放在头顶、再充分向上伸直上肢为 2 分 ③内旋(最高 10 分):手背可达大腿外侧为 0 分;手背可达臀部为 2 分;手背可达腰骶部为 4 分;手背可达腰部(L_3 水平)为 6 分;手背可达 T_{12} 椎体水平为 8 分;手背可达肩胛下角水平(T_7 水平)为 10 分
4.肌力(最高 25 分)	0 级为 0 分;Ⅰ级为 5 分;Ⅱ级为 10 分;Ⅲ级为 15 分;Ⅳ级为 20 分;Ⅴ级为 25 分

三、康复护理目标与措施

（一）康复护理目标

肩周炎的康复目标以缓解疼痛、松解粘连、恢复肩关节活动度及肌力为主。其发病分为急性期、慢性期和恢复期，每期康复目标各有侧重。

1. 急性期　康复治疗以止痛，改善血液循环，解除肌肉痉挛，加速炎症吸收，预防肩关节功能障碍的发生为目的。

2. 慢性期和恢复期　康复治疗应以主动或被动运动为主，使粘连减少到最少，恢复肩关节活动功能。

（二）康复护理措施

1. 急性期

（1）三角巾吊带制动：以解除疼痛为主，可采用三角巾吊带的方法，使肩关节充分休息；疼痛减轻时，在保护肩关节的基础上每天进行等长性肌力练习。

（2）保持良姿位：尽量减少对患肩的挤压，取健侧卧位时，在患者胸前放置一软枕，将患肢搭放在枕上；取仰卧位时，在患肩下放置一薄枕，使肩关节呈水平位，得到较好的放松和休息。一般不采用患侧卧位和俯卧位，以免对患肩造成挤压。

（3）镇痛：疼痛明显并有固定压痛点者实施封闭疗法，注射泼尼松龙；或用间动电疗法，超短波等高频电疗法，温热敷、冷敷等物理治疗方法解除疼痛。必要时可内服消炎镇痛类药物，外涂解痉镇痛酊剂等外用药物。

2. 慢性期　以恢复关节运动功能为重点，可用理疗、推拿等多种措施，以达到解除粘连、扩大肩关节运动范围的目的。推拿、电、光、磁、冷、热等理疗法是治疗肩周炎有效的康复手段。针对肩周炎的不同情况，选用合适的疗法，以达到最佳效果。

3. 恢复期　以消除残余症状为主，主要以继续加强功能锻炼为原则，增强肌肉力量，恢复肌肉功能。根据不同的病情，选择不同的运动方法。

（1）关节松动术：通过对肩关节的摆动、推动、分离、牵拉等松动手法治疗，改善肩部的血液循环及营养代谢，松解组织粘连，缓解疼痛。

（2）医疗体操：应积极有计划地进行关节功能主动训练，也可采用肩周炎徒手操、器械操、滑轮操等助力运动方式，增加关节活动范围（图 12-5、图 12-6）。

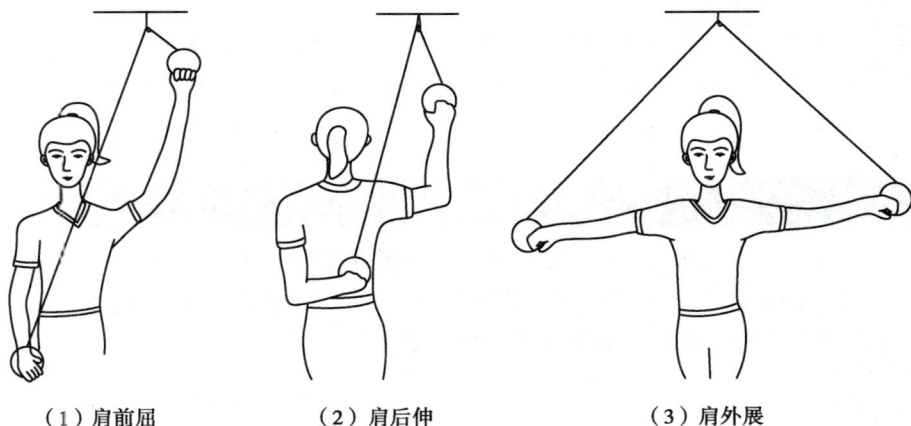

　　　（1）肩前屈　　　　　　　（2）肩后伸　　　　　　　（3）肩外展

图 12-5　滑轮操

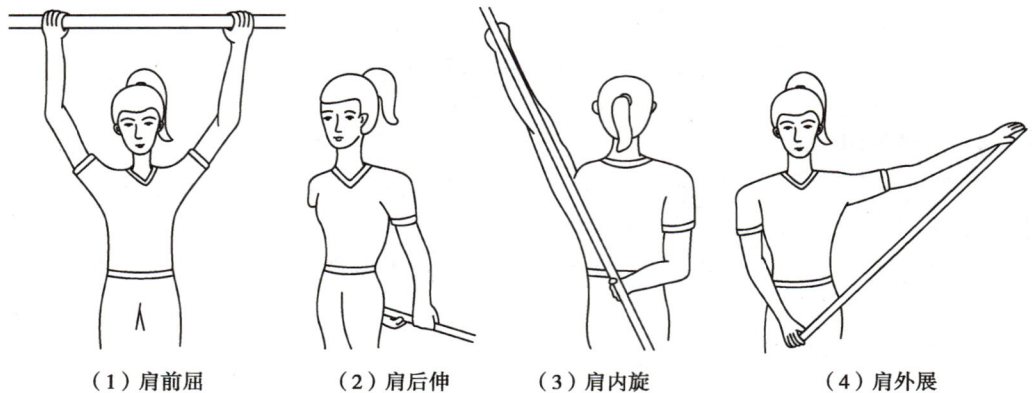

（1）肩前屈　　　（2）肩后伸　　　（3）肩内旋　　　（4）肩外展

图 12-6　棍棒操

（三）康复护理教育

1. 避免肩部受寒受湿　特别要注意夏季不要靠窗睡觉，离开空调吹风位置。

2. 避免肩关节损伤　日常注意劳逸结合，避免发生疲劳性损伤，如使用患肢提举重物或过多活动肩关节等。

3. 指导患者合理运动　避免肩部长时间不动，如因疼痛而自我制动，导致肩周炎的发生。要根据病情做主动或被动运动，以防粘连。可进行太极拳、太极剑、保健操等适合自身特点的体育锻炼。但要注意运动量，以免造成肩关节及其周围软组织的损伤。

4. 纠正不良姿势　对于经常伏案、双肩经常处于外展状态工作的人，应注意调整姿势，避免长期的不良姿势造成慢性劳损和积累性损伤。

第五节　腰椎间盘突出症的康复护理

一、概　　述

（一）定义

腰椎间盘突出症（lumbar disc herniation，LDH）是常见的腰椎疾病，是由于腰椎间盘的退变，在外力作用下纤维环部分或全部破裂，髓核突出，刺激压迫相应水平的一侧或双侧神经、血管或脊髓等组织，引起的一系列症状和体征。

腰椎间盘突出症是目前患病率最多的脊椎病之一。好发于 20～50 岁之间的青壮年，以劳动强度较大的行业多见，男女比例约为 3∶1。临床上以 $L_{4\sim5}$、$L_5\sim S_1$ 两节段发病率最高，可达 90% 以上。

案例分析

患者，男，40 岁，建筑工人，用力搬石板时突感腰部受损。休息数日不见减轻，来院就诊。查体 $L_{4\sim5}$ 椎间隙压痛明显，下肢放射痛，直腿抬高试验（+），腰部活动受限。

请问该患者存在哪些康复问题？应采取哪些康复护理措施？

（二）病因

1. 腰椎间盘的退变　随着年龄的增长，椎间盘退变，水分减少，失去弹性，周围韧带松弛，如有突然较大的外力作用或反复劳损，可导致椎间盘纤维环破坏，髓核突出。

2. 损伤　急性损伤或慢性扭伤。约有 1/3 的患者有不同程度的外伤史。如长期弯腰提举重物建筑工人、装卸工人，驾驶员长期坐位和颠簸状态，这些长期反复的外力日积月累地作用于椎间盘，加重其退变程度。

3. 诱因　寒冷或潮湿，剧烈咳嗽、打喷嚏、便秘用力屏气等腹压增高，妊娠，姿势不当，体育活动，肥胖等均是造成椎间盘压力增加、髓核突出的诱发因素。

（三）分类

1. 依据病变程度分类（CT 表现）

（1）椎间盘膨出：移位的髓核向外膨大，但仍在纤维环内。

（2）椎间盘突出：纤维环已破裂，移位的髓核已从纤维环裂隙突出，但止于后纵韧带前方，对相邻组织造成压迫。

（3）椎间盘脱出：髓核离开突出的纤维环裂口，穿过后纵韧带进入椎管内，下沉或贴附于神经或其他组织。

2. 依据突出部位分类　可分为中央突出型、外侧突出型、偏侧突出型三种。

二、主要康复问题及康复护理评定

（一）主要康复问题

1. 疼痛　腰痛是患者典型的问题、症状，发生率在 95% 以上，咳嗽、喷嚏或用力时疼痛加重，一般休息后疼痛减轻，站立加剧，坐位最严重。

2. 下肢放射痛　疼痛沿坐骨神经分布区域放射，一般是从下腰部向臀部、大腿后方、小腿外侧及足底部放射。疼痛性质呈刺痛或电击样痛，多为一侧疼痛，少数患者有双侧痛。

3. 下肢麻木无力　突出的椎间盘组织刺激本体感觉、触觉纤维，可引起下肢麻木、发冷、发凉等感觉，受累神经根受到较重损害时，所支配的肌肉力量减弱，出现无力症状。

4. ADL 能力障碍　由于腰椎活动度受限，腹、腰、背肌力减退，腰椎稳定性下降，脊柱侧弯及神经损伤等，对日常生活活动及工作等均有很大影响。

5. 心理障碍　部分患者对疾病产生恐惧心理，影响治疗效果，加重原有的功能障碍，或导致心因性躯体功能障碍。

知识链接

腰椎间盘突出症特征性检查

1. 直腿抬高试验及加强试验　患者仰卧，两腿伸直，被动抬高患肢。正常人下肢抬高到 60°～70° 才出现腘窝不适，因此抬高在 60° 以内出现坐骨神经痛即为直腿抬高试验阳性。在直腿抬高试验阳性时，缓慢降低患肢高度，待放射痛消失，再被动屈曲踝关节，如再次出现坐骨神经痛即为直腿抬高加强试验阳性。

2. 梨状肌试验　患者俯卧，屈曲患侧膝关节，检查者一手固定骨盆，一手握持患侧小腿远端，被动外旋小腿或让患者做小腿内旋抗阻。出现坐骨神经痛为阳性，否则为阴性。

3. 股神经牵拉试验　患者俯卧，检查者将患侧膝关节屈曲 90° 后上提，出现股前侧疼痛，为阳性。

（二）康复护理评定

1. 临床评定　可根据患者病史、腰痛、一侧下肢放射痛、腰部运动障碍、姿势和行走改变、下肢异常感觉等症状进行评定。

2. 特征性检查　是评定腰椎间盘突出症比较有价值的试验检查。

3. 功能评定

（1）关节活动度评定：主要包括腰椎前屈（正常值 90°）、后伸（正常值 30°）、侧屈（正常值 30°）、旋转（正常值 30°）评定。

（2）量表法：常用的评价方法有下腰痛评价表、腰痛疗效的评定表等（表 12-6、表 12-7）。

表 12-6　下腰痛的评价

项目	评分
1. 主观症状（9 分）	
（1）下腰痛（3 分）	
无	3
偶有轻痛	2
频发静息疼痛或偶发严重疼痛	1
频发或持续性严重疼痛	0
（2）腿痛或麻木（3 分）	
无	3
偶有、轻度痛麻	2
频发轻度痛麻或偶有重度痛麻	1
频发或持续重度痛麻	0
（3）步行能力（3 分）	
正常	3
能步行 500m 以上，可出现痛、麻、肌肉无力	2
因痛、麻、肌肉无力而步行＜500m	1
因痛、麻、肌肉无力而步行＜100m	0
2. 体征（6 分）	
（1）直腿抬高试验（2 分）	
正常	2
30°～70°	1
＜30°	0
（2）感觉障碍（2 分）	
无	2
轻度	1
明显	0
（3）运动障碍（MMT）（2 分）	
正常（5 级）	2
稍弱（4 级）	1
明显弱（3～0 级）	0

续表

项目	评分		
3. ADL 受限（12分）	重	轻	无
卧位翻身	0	1	2
站立	0	1	2
洗漱	0	1	2
身体前倾站立	0	1	2
坐 1h	0	1	2
举重、持物	0	1	2
4. 膀胱功能（−6分）			
正常		0	
轻度失控		−3	
严重失控		−6	

满分　27分

表 12-7　腰痛疗效的评定

症状和体征	得分
1. 疼痛和麻木	
剧烈疼痛和持续麻木，需服止痛药	5
间歇性疼痛和持续麻木，晚间服止痛药	10
仅夜间疼痛，偶有麻木，不需服止痛药	15
无明显疼痛和麻木	20
2. 行走	
<100m	4
100～500m	8
500～1 000m	12
>1 000m	16
3. 生活及工作能力	
不能工作，日常生活不能自理	4
不能工作，日常生活部分自理	8
半日工作，日常生活能自理	12
坚持工作，日常生活能自理	16
4. 压痛	
压痛、放射痛明显	4
压痛，无明显放射痛	8
压痛	12
无明显压痛	16

续表

症状和体征	得分
5. 直腿抬高试验	
0°～30°	4
31°～60°	8
61°～90°	12
阴性	16
6. 膝、跟腱反射	
未引出	4
明显减弱	8
减弱	12
无明显减弱	16

下腰痛疗效评定说明：评分＞90分，疗效为优；评分75～90分，疗效为良；评分＜50分，疗效评定为差。

三、康复护理目标与措施

（一）康复护理目标

1. 减轻椎间压力，促进突出物缩小回纳，解除神经根压迫。
2. 消除炎症，松解粘连，缓解肌肉痉挛，减轻疼痛。
3. 增强腰背肌肌力训练，改善脊柱稳定性，巩固疗效，减少复发。

（二）康复护理措施

1. 休息和制动　通常采用卧硬床，取自由体位，卧床休息1周左右。症状改善后，尽可能进行一些简单的日常活动。活动时可佩戴腰围，并注意保持正确的姿势或动作，但尽量缩短腰围使用时间。

2. 腰椎牵引　牵引治疗腰椎间盘突出症效果显著，分为骨盆持续牵引法、动力骨盆牵引法、屈曲旋转快速牵引法。目前临床上以骨盆持续牵引多见。

（1）牵引体位：一般采用仰卧位。根据牵引部位双下肢可放置于伸展位（适于上段腰椎病变）或屈髋、屈膝位（作用于下段腰椎病变）。

（2）牵引重量和时间：可从体重的60%开始，每3～5日增加3～5kg，牵引时间20～30min，每日1次，10日为1个疗程。

3. 运动疗法　具有维持患者的正常脊柱形态、提高腰背肌力量、增强椎体周围韧带弹性等作用。急性期1周以内，可以在卧位下适当垫高下肢以减轻脊柱压力；缓解期逐步开始腰背肌训练（图12-7）、腹肌训练，注意避免腰椎过度屈曲或过伸。每日2～3组，每组10～15次，每次持续5～10s。

4. 物理治疗　选用干扰电、音频电、超声波、超短波、磁疗、红外线等疗法。可改善损伤局部血液循环，促进炎症消散，松解粘连，减轻疼痛。

5. 推拿疗法　推拿可以使突出物回纳，消炎镇痛。每次推拿15～20min，每日或隔日进行1次。

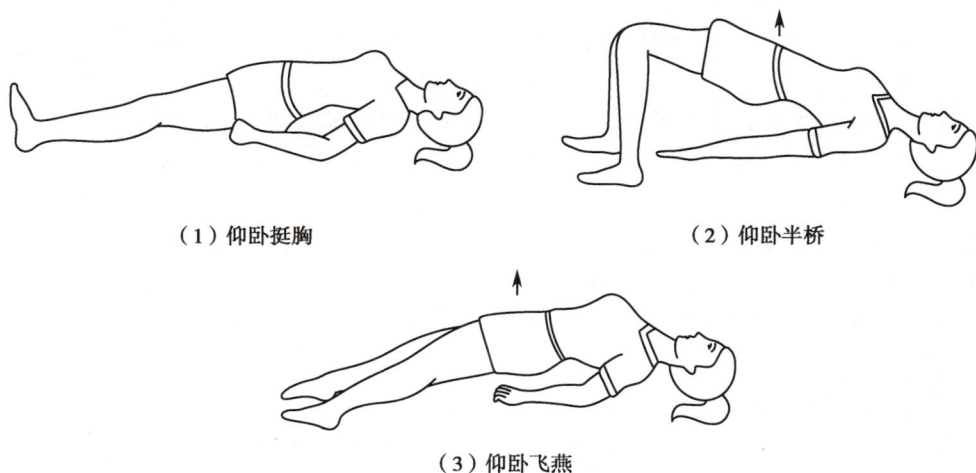

（1）仰卧挺胸　　　　　　　　　　（2）仰卧半桥

（3）仰卧飞燕

图 12-7　腰背肌训练

6. 术后康复护理　绝大多数腰椎间盘突出症患者经过康复治疗可见效，少数病例因发作频繁或症状较重而久治无效，如中央型突出压迫马尾神经者或病程中突然出现严重垂足者，需及早手术治疗。

（1）一般护理：术后密切观察患者生命体征变化；观察伤口情况；观察双下肢感觉和运动功能恢复情况。

（2）心理护理：加强与患者交流沟通，给予必要的解释，减少患者顾虑。

（3）注意卧床休息：术后患者需要平卧 4～6h，3～7 日后可根据患者情况自主翻身。

（4）术后活动：术后 1 周可在床上开始腰背部锻炼，提高腰背肌力，增强脊椎稳定性，有利于早期康复。

（三）康复护理教育

1. 指导患者正确姿态　指导正确的卧、坐、站、行等姿势，卧具尽量选择硬板床；坐时选择高度合适的椅子，工作时注意身体与桌子的高度适宜；站立时尽量使腰部伸直、收腹、提臀；行走时挺胸、抬头、收腹。

2. 指导患者省力动作　如搬重物时避免直腿弯腰搬物，应采取下蹲、腰部挺直、用腿部力量站起的方式；移动重物时应向前推，而不是向后拉；避免腰椎长时间前弯、前屈姿势等。长期一种姿势工作者，要注意变换姿势和体位，结合放松运动。

3. 指导患者正确的运动　教会患者增加腰部柔韧性和稳定性的体操，如腰椎活动、软组织牵拉、腰背肌和腹肌的肌力训练等。

4. 指导患者日常保健　饮食中摄入足够的钙、维生素；肥胖者适当减肥；尽量缩短穿高跟鞋的时间；注意腰部保暖。

第六节　骨折后的康复护理

一、概　　述

案例分析

　　患者王某，女，40 岁，车祸致左上臂肿痛，活动障碍 1h。患者患肢疼痛、肿胀，担心残疾，情绪低落。查体：左上臂明显肿胀、触痛、畸形，可扪及骨摩擦感，上肢活动障碍，左上臂DR示：肱骨中断骨折。

请问患者存在的康复问题有哪些？应该实施哪些康复护理措施？

（一）定义

骨折（fracture）是指由于外伤或病理等原因致使骨组织部分或完全断裂的一种疾病。骨折是日常生活中常见的损伤，如交通、工伤事故、运动意外、火器伤等。骨折的发生率很高，康复治疗是促进骨折愈合，防止或减少骨折后遗症发生，降低残疾程度的重要方法。

（二）病因

导致骨折的原因有多方面，主要原因有如下几种。

1. 直接暴力　暴力直接作用使受伤部位发生骨折，如撞伤、摔倒或滑倒等。

2. 间接暴力　通过暴力传导、旋转或肌肉突然强烈拉力引起骨折。

3. 积累劳损　长期反复直接或间接损伤，致使身体某一部位骨折，如远距离行军导致2、3距骨骨折。

4. 骨骼疾病　如骨髓炎、骨肿瘤所致骨质破坏，受轻微外力即可发生骨折，称为病理性骨折。

（三）分类

1. 根据导致骨折的原因　分为创伤性骨折、疲劳性骨折和病理性骨折。

2. 根据骨折程度和形态　分为完全性骨折和不完全性骨折。

3. 根据骨折处是否与外界相通　分为闭合性骨折和开放性骨折。

4. 根据骨折端的稳定程度　分为稳定性骨折和不稳定性骨折。

（四）骨折愈合

骨折愈合是骨连续性的恢复，重新获得骨结构的强度，是骨再生的过程。骨折愈合受到多种因素的影响，如身体整体状况、骨折类型、骨折部位血运、是否感染等因素。在骨折的修复愈合过程中，骨痂的形成可分为四期：①肉芽组织修复期（在骨折后2~3周）；②原始骨痂形成期（在伤后4~8周）；③成熟骨板期（在伤后8~12周）；④骨痂塑形期（几个月至几年）。四期之间并非截然分开，而是相互交织。骨折的愈合时间只能作为参考，即使同一部位骨折，也会因个体、年龄、条件不同，愈合时间有很大差别。因此，骨折的愈合主要是根据临床体征和X线所见来判断。为方便记忆，可参考Guelt骨折愈合平均时间表（表12-8）。

表12-8　成人常见骨折临床愈合时间

部位	平均时间（周）	部位	平均时间（周）
掌骨骨折	2	股骨外科颈骨折	7
肋骨骨折	3	胫骨骨折	7
锁骨骨折	4	胫腓骨骨折	8
尺、桡骨骨折	5	股骨干骨折	8
肱骨干骨折	6	股骨颈骨折	12

（五）临床表现

1. 疼痛及压痛　骨折部位有明显的疼痛，移动时疼痛加剧，在骨折处可有局限性压痛，沿骨折纵轴方向叩击或由远端向骨折处挤压，可出现轴向叩击痛或间接压痛。

2. 肿胀和瘀斑　由于骨髓、骨膜、周围软组织损伤及血管破裂出血，在骨折处出现明显肿胀和皮下瘀斑。若肿胀持续两周以上,易形成纤维化,不利于运动功能的恢复。

3. 功能障碍与畸形　由于骨折使骨的完整性和连续性破坏或骨折断端移位畸形,加之疼痛、肿胀等,使肢体丧失部分或全部功能。骨折移位时,受伤肢体的形状则发生改变,常有缩短、成角、旋转等畸形。骨折畸形愈合、肢体长期制动而缺乏功能锻炼可导致关节挛缩僵硬、肌肉萎缩、肌力下降,骨折损伤周围神经或形成创伤性关节炎等,均可引起肢体运动或感觉功能障碍。

二、主要康复问题及康复护理评定

日常生活工作中的骨折以四肢骨折和脊柱骨折较多见。骨折后常伴有不同程度的肌肉、肌腱、韧带、血管、神经、关节囊、滑囊、皮肤等软组织损伤。伤后由于关节周围及关节内粘连、肌肉和肌腱挛缩、骨化性肌炎、创伤性关节炎、骨折愈合不良等原因而遗留疼痛及不同程度的功能障碍。

(一)主要康复问题

1. 疼痛和肿胀　主要见于骨折早期。创伤引起骨折及其周围软组织损伤,同时并发出血或瘀血,表现为局部的疼痛及肿胀。

2. 关节活动障碍　骨折后制动导致关节周围纤维组织的挛缩及关节内外组织的粘连是肢体活动受限的重要原因;关节内结构异常如骨缺损、关节内骨折复位欠佳、关节内存在游离体、关节软骨的营养障碍也可导致关节活动障碍。

3. 失用性肌肉萎缩　骨折肢体制动后,肌肉出现失用性萎缩,肌力下降。

4. 骨质疏松　制动使骨丧失了应力负荷的刺激,同时使骨组织血液循环受到影响,导致骨代谢障碍,骨无机盐流失,引起骨质疏松。

5. 制动并发症　骨折后较长时间的肢体制动或卧床,对全身各系统功能均可产生明显影响,如心肺功能水平降低、坠积性肺炎、尿路感染或结石、压疮、直立性低血压、便秘及血栓性静脉炎等。

6. ADL 能力下降　局部制动、卧床休息、关节活动受限、关节僵硬、关节周围软组织粘连及肌力下降等可使骨折患者日常生活和工作受到明显影响。

7. 心理问题　骨折后由于各种康复问题,特别是经过治疗后仍存在较明显的功能障碍且短期内不会改善时,易导致患者出现如焦虑、忧郁、烦躁、消沉、失望等心理情绪改变。

(二)康复护理评定

1. 影像学评定　通过 X 线检查,可确诊大多数骨折。根据患者病情也可采用 CT 检查或 MRI 检查。

2. 肢体长度及周径测量　骨折可造成肢体长度和周径的变化。

(1)肢体长度测量:上肢全长度是测量肩峰到中指尖端的距离;也可分段测量上臂及前臂的长度。上臂长度指从肩峰到肱骨外髁的距离。前臂长度指从尺骨鹰嘴至尺骨茎突的距离。大腿长度是指从髂前上棘至膝关节内侧间隙的距离;小腿长度是测量从膝关节内侧间隙至内踝的距离。

(2)肢体周径测量:必须选择两侧肢体相对应的部位进行测量。测大腿周径时取髌骨上方 10cm 处,测小腿周径时取髌骨下方 10cm 处,并与健侧进行对比。

3. 肌力评定　骨折后,由于肢体运动减少,常发生肌肉萎缩,肌力下降。肌力检查是判定肌肉功能状态的重要指标,常采用徒手肌力评定法。

4. ADL 能力评定　对上肢骨折患者重点评定个人生活自理能力,如穿衣、进食、个人卫生和使用厕所等;对下肢骨折患者重点评定其转移、行走及上下楼梯等能力。

三、康复护理目标与措施

（一）康复护理目标

1. 促进血肿和渗出物尽快吸收。
2. 防止关节粘连、僵硬,恢复关节活动。
3. 防止发生制动引起的并发症,最大限度地促进骨折愈合,恢复日常生活活动能力。

（二）康复护理措施

根据骨折愈合过程不同,康复护理可分为早、中、晚三个阶段。

1. 骨折早期　骨折早期指骨折后 1～3 周。此期伤肢疼痛,肿胀明显,骨折断端不稳定。治疗应以正确复位、牢固固定,促进患肢血液循环,尽快止痛、消肿为目的。

（1）患肢抬高:创伤早期应抬高患肢,一般要求肢体的远端要高于近端,近端要高于心脏平面,以促进血液、淋巴回流,有利于消肿;配合矫形器的使用,尽可能将关节置于功能位(表 12-9),防止关节畸形。

表 12-9　四肢关节的功能位

部位	功能位
肩关节	外展 45°,前屈 30°,外旋 15°
肘关节	屈曲 90°,其最实用的活动范围在 60°～120°
腕关节	背伸 20°～30°,有时可根据患者的要求而定
髋关节	前屈 15°～20°,外展 10°～20°,外旋 5°～10°
膝关节	屈曲 5°～10°
踝关节	根据情况,可屈曲 5°～10°

（2）理疗:理疗可改善血液循环,消炎消肿,减轻疼痛,减少粘连及肌肉萎缩。如经皮电神经刺激(TENS)可用于镇痛;红外线、蜡疗、短波等以改善局部血液循环,促进渗出液吸收;激光或紫外线多用于开放性骨折、控制创口感染;高频电疗可在骨折后早期促进肿胀消退,缓解或消除疼痛,并防止感染,但患者体内有金属内固定时禁用。

（3）运动疗法

1）关节被动运动:骨折早期,相关肢体被固定,不能随意活动,可进行按摩和关节的被动活动。术后第二天即可开始患肢近端和远端未被固定关节各个方向、全关节活动范围的被动与助力训练,以促进肢体血液循环及增加骨折端的轴向压力,有利于消除肢体肿胀,促进骨折端愈合,并可防止关节挛缩畸形。上肢应特别注意肩关节的外展、外旋、掌指关节的屈伸及拇指外展的训练;下肢要注意保持踝关节的背屈,以防足下垂。

2）持续性被动关节活动仪:持续性被动关节活动仪是利用电子控制的机械动力装置带动活动关节的托架,使置于托架上的肢体产生模拟人体自然运动模式反复进行有节律的被动关节活动(图 12-8)。通过改善软骨细胞的代谢,同时可减轻肢体水肿或肿胀导致的疼痛,消除因关节制动导致的粘连。

3）患肢肌力训练:对于骨折固定部位的肌肉可进行有节奏、缓慢的等长收缩练习,防止失用性肌萎缩发生,有利于愈合。一般在复位稳定后 2～3 天,局部疼痛减轻时即可开始训练。先让患者在健侧肢体上体验肌肉等长收缩方式,再进行患侧的练习。收缩的强度由轻到重,以患者能忍耐的疼痛为度,无痛时可逐渐增加用力程度。每次收缩持续 5～6s,放松 20～30s,每 10 次为一组,每日可根据情况训练 2～3 组,训练量以不引起肌肉过劳为宜。

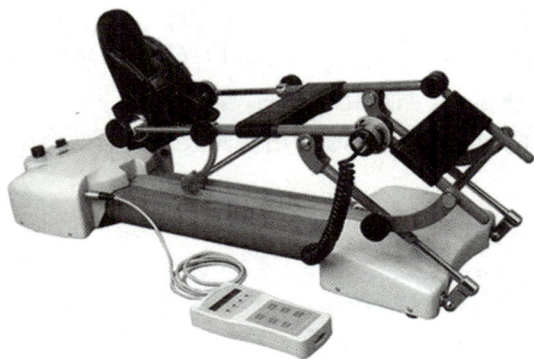

图12-8　持续性被动关节活动仪

4）健肢正常活动训练：对健侧肢体和躯干应尽可能保持其正常活动，尽量早期离床活动或在床上做肢体活动，以改善全身状况，防止压疮、呼吸系统及泌尿系统感染等并发症，尤其是年老体弱的患者更应注意。

（4）支具的使用：可采用夹板、石膏托及弹性支架。当关节挛缩较严重时，可在运动与牵引的间歇期用夹板或石膏托固定患肢，以减少纤维组织的弹性回缩，加强牵引的效果。

2. 骨折中期　指骨折后4～8周。此期伤肢疼痛、肿胀明显减轻，骨痂逐步形成，骨折部位趋于稳定。治疗以防止关节周围软组织粘连、关节挛缩，增强肌力，恢复关节活动范围为目的。

（1）理疗：局部紫外线照射，可促进钙质沉着与镇痛；直流电疗、低中频肌肉电刺激可防止肌萎缩；蜡疗、红外线、短波、按摩等可促进血液循环，改善关节活动功能；直流电钙离子导入、静电薄膜、微电流等疗法，可促进骨痂生长及骨折愈合；直流电碘离子导入、超声波、音频电疗以软化瘢痕，松解粘连；超短波或低频磁疗以促进骨再生区代谢过程加强，有利于骨折愈合。

（2）维持关节活动度训练：用于改善关节挛缩或粘连，扩大关节活动范围。常用方法有被动活动、主动活动、抗阻活动、牵张技术等。对于关节面骨折，由于关节内外粘连较重，常遗留有严重的关节功能障碍，为减轻障碍程度，在固定2～3周后，应每天取下外固定物，在保证骨折对合端稳定的前提下做受累关节主动或被动运动，并逐步增加关节活动范围，运动后继续固定。

（3）肌力训练：根据肌力情况逐步增加肌肉的工作量，以引起肌肉适度的疲劳。0～1级肌力，可采用水疗、按摩、低频脉冲电刺激、被动运动、助力运动等；2～3级肌力，以主动运动为主，配合助力运动，但助力宜小；4级肌力，应进行抗阻运动。

3. 骨折后期　指骨折8～10周后。此时骨折已基本愈合，最常见的问题是僵硬、粘连等关节活动障碍。康复治疗着重于恢复关节活动范围和肌力，并进一步促进肢体运动功能、日常生活活动能力和工作能力的恢复。

（1）增加关节活动度训练：以主动运动为主，根据需要可配合被动运动和抗阻运动。刚去除外固定的肢体可先采用助力运动，随关节活动范围的改善可逐渐减少助力。对组织挛缩及粘连严重者可进行被动运动，牵拉活动受累的关节，但动作应平稳柔和而有节奏，以不引起明显的疼痛为度。

（2）关节松动术：是解决关节活动受限或关节僵硬的有效手法操作，可配合热疗进行手法牵引。牵引力量以引起患者可耐受的酸痛感为宜。

（3）强化肌力训练：可采用渐进抗阻练习或等速练习，以促进肌力最大限度地恢复。可根据需要进行手部的各种操作、下肢负重及步行训练。

（三）康复护理教育

1. 加强安全教育指导　树立安全保障意识，遵守交通规则，严格执行安全操作规程，防止各种意外伤害发生。

2. 严格控制不利于骨折端稳定的活动,如增加重力和旋转活动。

3. 做好预防合并症的护理教育,预防压疮、坠积性肺炎、便秘、泌尿道感染、关节挛缩及抑郁症等并发症发生,促进骨折愈合,缩短卧床时间,早日康复。

4. 充分发挥患者积极性,指导患者合理应用健侧肢体和辅助器具进行科学的功能锻炼。

(张 政)

复习思考题

1. 简述类风湿关节炎的主要康复问题。

2. 简述类风湿关节炎功能障碍严重程度的评定。

3. 简述骨性关节炎的康复护理目标。

4. 简述颈椎病的发病原因。

5. 简述颈椎病的康复护理目标。

6. 简述肩关节周围炎的定义。

7. 简述引发肩关节周围炎的病因。

8. 简述腰椎间盘突出症的康复护理目标。

9. 简述导致骨折的原因。

10. 简述骨折的分类。

扫一扫,测一测

第十三章　截肢术后的康复护理

ER-13-1

PPT课件

ER-13-2

知识导览

> ## 学习目标
>
> 　　掌握截肢术后的主要康复护理问题、康复护理措施,截肢并发症的康复护理措施;熟悉截肢术后的康复护理评定,截肢术前的康复护理,截肢的康复护理教育;了解截肢的病因及分类。

第一节　概　　述

一、定　　义

　　截肢(amputation)是指通过外科手术方式将失去生存能力、没有生理功能或因局部疾病严重威胁生命的肢体截除。其中包括截骨(将肢体截除)和关节离断(从关节处分离)两种。

　　截肢的目的不仅是将已经失活、危及生命或没有生理功能的肢体截除,以挽救患者的生命,更重要的是通过残肢训练和假肢安装,以代偿失去肢体的功能,提高患者的生活质量。

> ### 案例分析
>
> 　　患者董某,男,21岁,大学生。5个月以来自感右小腿上端不明原因疼痛,呈进行性加重,夜间尤甚。遂来我院就诊,经骨科确诊为右胫骨骨肉瘤,在全身麻醉下行右小腿截肢术,术后患者生命体征平稳,转入康复科行康复治疗。入科时,患者平车推入病房,神志清楚,查体合作,精神欠佳,残端纱布包裹,无血渍、无渗液。
>
> 　　请问还需要对该患者哪些功能进行康复护理评定?如何对该患者进行康复护理?

二、病　　因

　　1. 创伤　如工伤、交通事故、战伤、烧伤、冻伤、自然灾害等引起肢体缺血坏死。

　　2. 肿瘤　尚未出现远端转移的肢体恶性肿瘤,或由于肿瘤广泛侵犯造成肢体无功能。

　　3. 周围血管病变　如血管闭塞性脉管炎、动脉硬化性闭塞症、糖尿病周围血管病变等导致肢体坏死。

　　4. 肢体严重感染　如气性坏疽、慢性化脓性骨髓炎功能预后不良者。

　　5. 肢体神经营养障碍　如脊髓损伤、脊椎裂等出现肢体感染溃烂,经久不愈。

三、分　　类

通常按截肢部位分类，可分为上肢截肢和下肢截肢。

1. 上肢截肢　分为指骨截肢、掌骨截肢、腕关节离断、前臂截肢、肘关节离断、上臂截肢、肩关节离断、肩胛带截肢等。

2. 下肢截肢　分为足趾截肢、足部截肢、小腿截肢、膝关节离断、大腿截肢、髋关节离断、半骨盆截肢等。

第二节　主要康复问题及康复护理评定

一、主要康复问题

1. 幻肢痛　在截肢后出现幻肢疼痛，呈钳夹样、切割样、烧灼样或针刺样。

2. 残肢肿胀　主要因截肢后残端血液循环较差导致肿胀。

3. 残肢挛缩与畸形　截肢后由于缺乏运动，使残肢部位肌肉出现失用性萎缩，残肢肌力不平衡、残肢体位不合理、残肢缺乏功能锻炼有关。

4. 残肢功能障碍　如前臂截肢后，手功能全部丧失；一个拇指缺失将使手功能丧失40%；下肢截肢后，影响站立、行走。

5. 知识缺乏　患者对截肢后如何进行功能锻炼、如何穿脱假肢以及并发症的护理等相关知识了解甚少。

6. ADL下降　截肢后，患者一些日常生活活动如饮食、穿衣、如厕、行走等各方面受到影响。

7. 心理障碍　截肢导致肢体的缺损和功能丧失，严重影响患者心理状态，主要表现出悲观、沮丧、自闭、恐惧，特别是在工作、生活、婚姻、社交等方面。

二、康复护理评定

（一）全身状况的评定

其主要目的是判断患者能否装配假肢、能否承受装配假肢后的功能训练等。装配假肢后的患者，在活动过程中要消耗更多的能量，因此对心脑血管功能要求较高。患者若有心脏病、闭塞性脉管炎、脑血管病等，装配假肢应慎重。

（二）残肢的评定

1. 残肢皮肤　有无溃疡、感染、破损、窦道、皮肤病以及与骨残端粘连的瘢痕、皱褶等。

2. 残端畸形　如果残端畸形明显，对假肢的制作和装配都有影响。即使勉强装配假肢，也会影响假肢的穿脱和功能代偿。

3. 残肢长度　残肢的长度对于假肢的选择和装配关系密切。理想的残端长度为：上臂截肢应在肩峰下16～24cm；前臂截肢应在肘下8～18cm；膝上截肢应在坐骨结节下25cm左右；膝下截肢应在胫骨平台内侧下15cm左右。

4. 关节活动度　注意残端能否完成各个方向的自主运动，关节有无受到限制。如髋、膝等关节的活动范围受限，也将影响假肢的装配。

5. 残端肌力　患者全身及患肢的肌力，特别是维持站立和行走的主要肌群，肌力至少达3

级以上才能佩戴假肢。

6. 残端神经瘤　残端有无神经瘤及其大小、所在部位、疼痛程度等。

知识链接

残端神经瘤

　　神经瘤在临床上通常指来自神经鞘组织的神经鞘瘤，多数位于肢体、腋窝，也可位于锁骨上、颈部等部位，属良性肿瘤，生长缓慢，切除后一般无复发。残端神经瘤又称外伤性神经瘤，是增生性非肿瘤性肿块。即截肢术后在残端神经断面生长的神经鞘瘤，是截肢术后常见并发症，以局部异常疼痛为主要临床表现。

第三节　康复护理目标与措施

一、康复护理目标

1. 最大限度地发挥残肢的功能　通过刺激潜在肢体功能或健侧代偿已丧失的肢体功能，以及通过装配假肢，尽快使患者建立新的应对模式，提高日常生活活动能力。

2. 防止或减轻截肢对患者心理造成的不良影响。

二、康复护理措施

（一）心理护理

经受较大截肢术的患者心理打击巨大，主要表现出悲观、沮丧、自我孤立。心理护理的目的在于帮助患者快速度过痛苦绝望期，认识自我的价值，重新确立自信、自尊、自强、自立，积极投入康复训练中去。

课堂互动

　　如何对截肢的患者进行心理康复，鼓励患者提高信心，面对未来的人生？

（二）截肢术前的康复护理

1. 上肢截肢　尽早进行健侧手的日常生活活动能力训练，特别是截肢侧为利手的患者，需要进行"利手交换训练"。

2. 下肢截肢　对于单侧下肢截肢者，应进行健足站立平衡功能训练和拐杖的使用训练。为便于截肢后早日回归社会，还应提前进行相关肌群的肌力训练。

（三）截肢术后的康复护理

1. 残肢体位　为了预防术后残肢关节挛缩，术后需采取正确的体位。如大腿截肢后，髋关节常有屈曲、外展趋势，小腿截肢后，膝关节常有屈曲趋势。因此，应指导患者在卧床、坐起和站立时正确摆放残肢，如膝下截肢的患者要保持膝关节伸直位，避免将残肢悬于床沿；膝上截肢者要保持髋关节伸直位，以免发生髋关节屈曲外展的挛缩与畸形。

2. 残端包扎　对残端要保持清洁、干燥，防止渗出、水肿，为促使残肢定形，在术后2周内行弹力绷带包扎。包扎时，从远向近做"8"字形对角线缠绕，由紧至松逐渐减小压力，以不妨碍邻近关节活动，又能方便取下弹力绷带为宜，一般膝上截肢包扎至腹股沟，膝下截肢包扎至髌骨下缘（图13-1）。

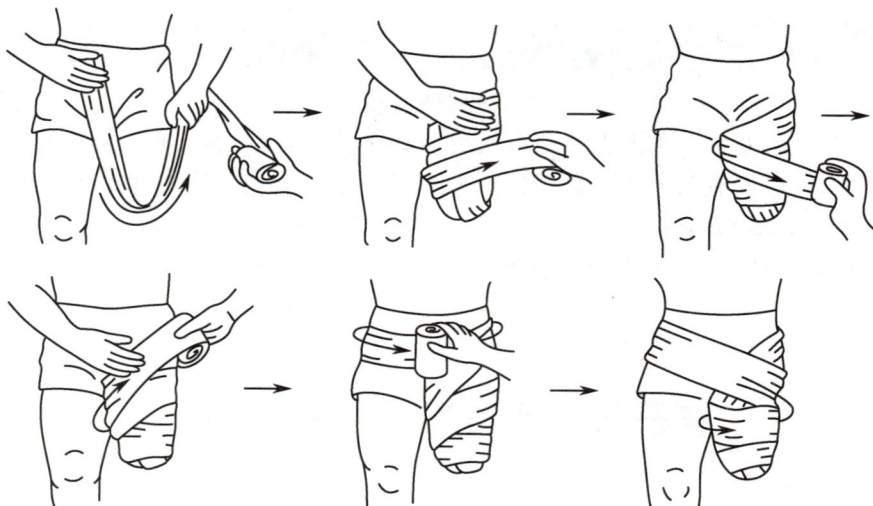

图13-1 弹力绷带对角线包扎残端

技能要点

弹力绷带包扎

弹力绷带的使用标准是小腿及上肢 10cm 宽，大腿 12～15cm 宽，2～4m 长。①先沿残肢长轴方向缠绕 2～3 次，再从远端开始斜行向近端缠绕成螺旋状。大腿残肢应缠绕至骨盆部位，小腿残肢应缠绕到膝关节以上，上臂残肢应缠绕到胸廓，前臂残肢要缠绕到肘关节以上。②全天缠绕，但是每天要更换缠绕 4～5 次，夜间一定不能除去。③弹力带的压力要远端大于近端。④对于穿戴假肢的患者，只要是脱掉假肢，就要用弹力绷带包扎，否则会因残肢的肿胀给穿戴假肢造成困难。

3. 残端训练 主要是对下肢截肢患者尽早开展促进残端形成角质层和负重训练。用细沙土在残端处揉搓，每日数次，使残端尽早形成角质层，提高残端皮肤的耐磨性。尽早进行残肢负重练习。对于双侧下肢截肢的患者，可以直接在床上练习残端负重及步行；单侧截肢的患者让残端置于木凳上，身体重心向残肢转移，做残端的适应性负重练习。

4. 残肢训练 小腿截肢者，应增强膝关节屈伸肌群，特别是股四头肌肌力训练；大腿截肢者，术后 1 周即开始主动伸髋练习，术后 2 周开始主动髋关节内收训练和外展训练。

5. 躯干肌的训练 着重训练腹背肌，并辅以躯干的回旋、侧向移动及骨盆提举等动作练习。

6. 健侧腿的训练 站立训练：下肢截肢后，残侧的骨盆大多向下倾斜，致使脊柱侧弯，导致初装假肢时总感觉假肢侧较长。在镜前做站立训练，矫正姿势，并以在无支撑的情况下能保持站立 10min 为目标。站立位膝关节屈伸运动，以能连续屈伸膝关节 10～15 次以上为目标；连续单腿跳训练。

7. 助行器训练 主要适用于双侧下肢截肢和下肢截肢平面较高的患者，在使用助行器时，应特别注意纠正不良的姿势，尤其是残肢关节要保持伸直位。

8. 穿戴假肢训练 穿戴正式假肢前，应先穿戴临时假肢，使残端适应假体接受腔的感觉，为穿戴正式假肢奠定基础。经过临时假肢训练，假肢代偿功能已达到预期目标时，便可更换正式假肢，并强化正式假肢的训练。

（1）上肢假肢训练：首先训练患者掌握假肢的穿脱，再训练手部抓握功能，然后进行饮食、修饰、如厕、穿脱衣服等日常生活活动训练。特别要着重训练健侧上肢，使健侧上肢功能更强，假肢起辅助作用即可。

（2）下肢假肢训练：首先训练患者掌握假肢的穿脱，再训练站立平衡、迈步、步行、上下楼梯等功能。特别是双下肢截肢患者，应多训练助行器配合假肢的使用。

（四）截肢并发症的康复护理

1. 残端皮肤破溃、窦道　由于假肢接受腔的压迫、摩擦导致皮肤破溃、窦道、瘢痕时，应及时调整接受腔、溃口换药、手术扩创、紫外线理疗及抗生素的应用等措施。

2. 幻肢痛　幻肢痛患者术前多有精神状态不稳定，或有比较严重而长期的肢体疼痛病史，截肢后患者不仅仍感觉患肢的存在，而且感觉患肢某部位有残端钳夹样、烧灼样或刺割样疼痛，应给予患者耐心的精神安慰和心理疏导，采用催眠、合理情绪疗法、暗示等方法缓解患者焦虑情绪。

3. 残端痛　残端痛是因炎症、瘢痕粘连、神经瘤、骨端骨刺形成及局部循环障碍而引起，不仅影响假肢的装配，而且给患者带来很大痛苦，应积极处理。如炎症所致者给予抗炎治疗；因瘢痕粘连所致者应用音频电疗以消炎镇痛、软化瘢痕、松解粘连。

4. 关节挛缩　导致残肢关节挛缩的原因主要有：①术后关节长期置于不合理体位；②术后残肢关节没有合理固定；③残端瘢痕挛缩。

护理措施主要有：加强主动和被动关节活动；更换体位；关节加压；牵伸甚至手术等。如发生膝关节屈曲挛缩畸形，应及时做膝关节的被动伸直训练，并可以用沙袋5～10kg压在膝关节上面，每日进行3次锻炼，每次30～60min。如发生髋关节屈曲挛缩畸形，应使用被动牵引法。方法：患者仰卧，残肢悬于床尾外。用5～10kg的沙袋放在残肢大腿的中部，每日3次，每次30min。

5. 肌肉萎缩　如果残肢肌肉得不到训练，残肢就会继续萎缩，对假肢接受腔的适配及功能都不利。小腿截肢者要训练小腿残肢的肌肉，做幻足的伸和屈训练；大腿截肢者要做幻膝关节的伸直和屈曲训练。

6. 残肢肿胀　截肢后残端局部血液循环差，如肿胀较轻，休息后可自行缓解。佩戴假肢的截肢者，在不穿戴假肢时残端一定要缠绕弹力绷带，夜间可持续包扎。

三、康复护理教育

1. 保持适当体重　现代假肢接受腔的形状、容量十分精确，体形的改变会影响假肢的使用寿命。教育患者节制饮食，以维持体形，特别是残端外形。

2. 保持清洁　残肢要保持清洁干燥，袜套和接受腔要经常清洗，防止残端皮肤出现过敏、红肿、溃疡、感染等。

3. 安全防护　在日常生活活动中，要有安全意识，防止跌倒损伤。

（于　梅）

? 复习思考题

1. 截肢术后的主要康复问题。
2. 截肢的常见临床分类。
3. 截肢术后的康复护理教育。

扫一扫，测一测

第十四章 人工髋、膝关节置换术后的康复护理

学习目标

掌握人工髋、膝关节置换术后的主要康复护理问题、康复护理措施；熟悉人工髋、膝关节置换术后的康复护理评定，人工髋、膝关节置换术前的康复护理措施，人工髋、膝关节置换术的康复护理教育；了解人工髋膝关节置换的病因及分类。

第一节 概　述

一、定　义

人工关节是人们为挽救已失去功能的关节而设计的一种人工器官。人工关节置换术是指通过外科手术方式使用人工关节替代和置换已经失去功能的病伤关节，达到缓解症状、改善功能的目的。

目前人工关节置换术的疗效已被医患双方共同认可，其适应证也逐渐扩大。全身有许多关节可以被置换，如髋关节、膝关节、肩关节、肘关节、掌指关节等，特别是人工髋、膝关节置换术已在骨科手术领域中广泛应用。如患有髋部骨折、股骨头缺血性坏死、强直性脊柱炎、类风湿关节炎、骨肿瘤等疾病，有关节破坏并伴有持续性疼痛及功能障碍，经其他方式治疗无效，是进行关节置换术的手术指征。

案例分析

患者刘某，女，64岁，退休工人。患者主诉10年来双膝关节持续疼痛，近2年明显加重，上下楼梯、下蹲、站起等动作时疼痛剧烈，多次到各大医院就诊，确诊为双膝关节骨性关节炎，右膝更甚。经过推拿、中药熏蒸、火针、封闭、关节腔注射玻璃酸钠、局部敷药、口服止痛药等治疗，收效甚微。于上个月在家人陪同下来医院骨科在全身麻醉下行右侧人工膝关节置换术，术后患者状态良好，生命体征平稳。遂转入康复科行康复治疗。

请问对该患者还需要做哪些方面的康复护理评定？该患者术后的康复护理措施有哪些？

二、病　因

1. 类风湿关节炎　此类疾病导致关节肿痛，继而软骨破坏，关节间隙变窄，晚期因严重骨质破坏导致关节僵硬、畸形和功能障碍。

2. 股骨头缺血性坏死　包括外伤性、特发性、激素性或乙醇性股骨头缺血坏死。

3. 骨性关节炎　多见于老年人，特别是膝关节骨性关节炎。由于年龄增大，软骨积累性损伤和软骨基质中糖胺聚糖下降及纤维成分增加，导致软骨韧性下降。

4. 严重骨折　关节骨折后造成关节正常结构的严重损害。

5. 骨端肿瘤　如骨端巨细胞瘤、骨纤维肉瘤、骨肉瘤等波及关节。

课堂互动

人体任何部位的组织、器官都可以换成人工假体吗？

三、分　类

关节置换术中常见的有人工髋关节置换术和膝关节置换术两类。

（一）人工髋关节分类

1. 按关节结构　分为人工全髋关节和双杯型人工髋关节。

2. 按关节置换术　分为人工半髋关节置换术如股骨头置换术、人工全髋关节置换术（将髋臼也同时置换）。

3. 按置换材料　分为金属材料如钛、钛合金等，高分子材料如骨水泥、陶瓷材料等。

4. 按固定方法　分为骨水泥型和非骨水泥型（生物型）固定人工全髋关节。目前我国的人工髋关节多属于改进的 Müller 型关节。

（二）人工膝关节分类

1. 根据设计种类　分为髁型、铰链式以及球臼式人工膝关节等。

2. 按固定方式　分为骨水泥型、非骨水泥型固定人工膝关节。

3. 按限制程度　分为限制型、非限制型人工膝关节。

知识链接

髁型人工膝关节

髁型人工膝关节可分为多中心假体和单中心假体两种类型。多中心假体是模拟人体股骨髁的曲率半径的变化，假体关节面曲度的轴心位置是变更的；单中心假体的设计是假体背侧部分的曲率半径比正常关节长。髁型人工膝关节适用于韧带基本正常的患者，对于存在骨质疏松、骨和韧带严重破坏以及局部明显畸形的患者均不合适。

第二节　主要康复问题及康复护理评定

一、主要康复问题

1. 关节疼痛　术后 2 天内，患者主要感觉伤口疼痛。随后因功能性活动训练的增加会出现活动后疼痛。

2. 运动能力下降　关节疼痛及活动限制造成失用性肌肉萎缩和肌力减退，从而导致运动能力下降；关节周围组织的退行性改变，关节及关节软骨的破坏，手术前后的肢体制动，均可导致关节挛缩、粘连，也会严重影响运动能力。

3. 心理及社交障碍　术后疼痛长时间存在使患者对日常社交活动充满恐惧，对假体的使用效果心存疑虑，将产生严重的心理障碍。

4. 日常生活活动受限　因疼痛、肌力下降、步态异常等原因，会影响患者日常生活活动，特别是如厕、步行、上下楼梯等动作的不同程度受限。

二、康复护理评定

（一）术前评定

术前评定应包括全身整体状况以及单项的康复护理评定。

1. 上、下肢肌力　主要采用徒手肌力评定，特别要重点评定手术关节附近的肌群，对康复治疗及护理计划至关重要。

2. 关节活动度　主要测量手术关节及相邻关节的活动度和受限原因。

3. 步态评定　确定步态类型，以及有无使用助行器。

4. 肢体长度及周径测量　测量双下肢的长度及周径，并相互比较。

（二）术后评定

术后评定可分别在门诊患者术后 1～2 天、1 周、2 周，住院患者术后 1 个月、3 个月和 6 个月进行。评定内容如下：

1. 生命体征及心肺功能　术后住院患者除观察心率、脉搏、血压、呼吸等生命体征外，还要评定心、肺功能。

2. 伤口状况　局部皮肤有无红、肿、热等感染征象，伤口有无渗出等。

3. 关节水肿　需要评定是关节内还是关节周围软组织造成的水肿。关节内积液可用浮髌试验检查，关节周围软组织水肿可通过周径大小检查。

4. 关节疼痛　疼痛程度可采用目测类比评分法评定。

5. 步态分析　除了评定患者步态的一般参数（步幅、跨步长、步宽、步频等），还要评定患者行走时的支撑相和摆动相。

6. 量表评定　国内临床常用的是人工髋关节置换术后六级评价表（表 14-1）以及人工膝关节置换术后的 HSS 评分表（表 14-2）。

表 14-1　人工髋关节置换术后六级评分

分数	疼痛		关节功能				
	程度	服止痛剂	行走距离及步态	手杖	坐蹲	上下楼梯	生活自理
6	无痛	不用	长距离行走不跛	不用	坐蹲自如	自如	完全独立
5	活动后偶有轻微疼痛	不用	长距离行走稍跛	不用	可蹲下，坐无不适	不用扶手	稍有困难，不影响功能
4	活动后疼痛稍重	偶服缓和止痛剂	室内行走良好，户外短距离行走	单手杖	不能蹲下，可以坐直	需要扶手	除剪指甲外，自己有办法进行
3	活动受限，但可以忍受	常服缓和止痛剂	室内行走明显受限	单拐或双手杖	不能蹲下，可以坐到椅子边上	上下困难	除剪指甲外，自己可以做，但勉强
2	稍活动感严重疼痛	偶服强烈止痛剂	室内行走明显受限	双拐	不能蹲下，椅子边上坐不久	不能	靠人帮助
1	卧床，不敢活动	常服强烈止痛剂	卧床或坐轮椅	不能走	卧床	不能	不能

评分标准：1 级（优）16～18 分；2 级（良）13～15 分；3 级（中）10～12 分；4 级（尚可）7～9 分；5 级（差）4～6 分；6 级（很差）3 分。

表14-2 人工全膝关节置换术后HSS评分

表现	评分
①疼痛(30分)	
任何时候均无疼痛	30
行走时无疼痛	15
行走时轻微疼痛	10
行走时中度疼痛	5
行走时严重疼痛	0
休息时无疼痛	15
休息时轻微疼痛	10
休息时中度疼痛	5
休息时重度疼痛	0
②肌力(10分)	
优:完全能对抗阻力	10
良:部分对抗阻力	8
中:能带动关节活动	4
差:不能带动关节活动	0
③屈膝畸形(10分)	
无畸形	10
<5°	8
5°~10°	5
>10°	0
④功能(22分)	
行走、站立无限制	12
行走5~10个街区(2 500~5 000m)	10
行走1~5个街区(500~2 500m)	8
行走少于1个街区(500m)	4
不能行走	0
能上楼梯	5
能上楼梯,但需矫形器	2
屋内行走,无需矫形器	5
屋内行走,需要矫形器	2
⑤活动度(18分)	
每活动8度得1分,最高18分	
⑥稳定性(10分)	
正常	10

续表

表现	评分
轻微不稳 0°～5°	8
中度不稳 5°～15°	5
严重不稳 >15°	0
⑦减分项目	
单手杖	-1
单拐杖	-2
双拐杖	-3
伸直滞缺 5°	-2
伸直滞缺 10°	-3
伸直滞缺 15°	-5
每 5° 外翻扣 1 分	-1
每 5° 内翻扣 1 分	-1

HSS 评分综合评定：优 >85 分，良 70～84 分，中 60～69 分，差 <59 分。

第三节　康复护理目标与措施

一、康复护理目标

1. 尽可能减少术后出血、感染、脱位、假体松动等并发症。
2. 提高手术关节附近肌群肌力，改善术后关节的活动范围。
3. 维持手术关节的稳定性，恢复正常的步行姿势。
4. 提高 ADL，使患者早日回归社会。
5. 增加患者对关节置换的认知，延长关节使用的寿命。

二、人工髋关节置换术的康复护理

（一）术前康复护理

术前康复护理的目的是让患者在手术前做好身体和心理上的准备，使患者预先学习术后的康复训练技术，增强患肢肌力。具体措施如下：

1. 术前心理指导　手术前应向患者介绍髋关节置换术的有关情况，消除患者疑虑与恐惧，以良好心态接受手术。

2. 体位护理　维持患侧下肢处于无内旋或外旋的伸直体位，可借助皮牵引、丁字鞋、辅助支具维持体位。

3. 肺部护理　教患者学会深呼吸及正确咳嗽、排痰，预防术后卧床引起肺部感染。

4. 肌力训练　加强手术关节周围肌群的肌力训练。如髋外展肌、股四头肌、腘绳肌的等长和抗阻训练。

5. 患肢牵引　可减轻患肢的疼痛及肌肉痉挛，同时还可以减轻髋关节内的压力。一般采用皮牵引,牵引重量一般为 3～5kg。

6. 关节活动训练　加强患侧踝关节、足部各关节及健侧下肢各关节活动范围的维持训练。

7. 床上排便训练　指导患者进行早期卧床排便训练,预防患者术后因体位不习惯而导致的尿潴留及便秘。

8. 助行器训练　指导患者正确使用助行器辅助步行,为术后的行走训练奠定基础。

9. 控制体重　对于肥胖者应控制饮食,减轻体重,减轻关节假体的负荷,延长假体使用寿命。

（二）术后康复护理

术后康复护理的目的是预防出血、感染、脱位等并发症,增强髋关节周围肌群的肌力,改善髋关节的活动度,维持髋关节的稳定性,达到髋关节的功能重建。具体措施如下:

1. 体位的放置　需要避免以下 4 种危险的体位:下肢内收超过身体中线;髋关节屈曲超过 90°;伸髋外旋;屈髋内旋。根据手术入路的不同,体位要求也有所不同。合理的体位放置一般在患者休息时,使用枕头使患者的髋关节外展,防止患肢内收。全髋置换术 1 个月后,患者髋关节能够完全伸直,屈曲、内旋、外旋、外展均可在一定范围内活动。

2. 预防并发症护理　主要预防术后伤口感染、肺部感染、深静脉血栓形成等。如合适体位卧床;重点护理骶尾部,每 2h 帮助抬臀 1 次,以防压疮发生;尽早开始深呼吸训练、咳嗽训练;辅助髋、膝关节屈曲、伸展位训练;辅助髋外展肌、伸展肌和股四头肌的等长收缩;踝关节"泵"式往返训练(图 14-1)和足趾被动活动,预防下肢静脉血栓形成。

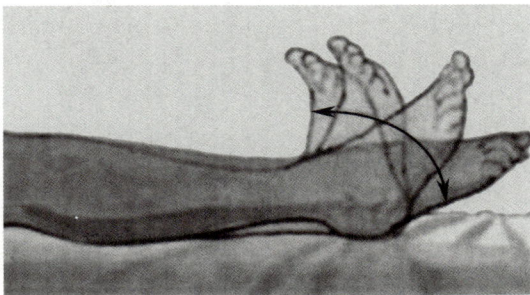

图 14-1　踝关节"泵"式往返训练

3. 肌力训练　术后第 2 天即开始患侧下肢肌肉的等长收缩训练,鼓励患者做患肢踝关节背屈和跖屈活动,臀肌、股四头肌、腘绳肌的等长收缩训练。术后 1 周开始进行抗阻训练。

课堂互动

术后进行患侧下肢肌力训练时,应对髋关节周围哪些肌肉进行训练?如何进行肌力训练?

4. 关节活动度训练　术后第 3 天开始髋、膝关节在伸直位下进行内收和外展的被动活动,要求动作缓慢,以不引起明显疼痛为宜。也可以利用电动起立床进行站立练习,每天 2 次,每次 20min,逐渐增加斜床角度及站立时间。

5. 转移能力训练　为提高患者 ADL 水平,转移能力至关重要。

(1)卧位—起坐转移:鼓励患者借助双上肢支撑坐起。切忌借助床头系带,双臂用力牵拉坐起。

(2)长腿坐—床边坐位转移:向患侧转位移动,便于控制患侧髋关节内收,同时有利于提高髋外展肌力(图 14-2)。

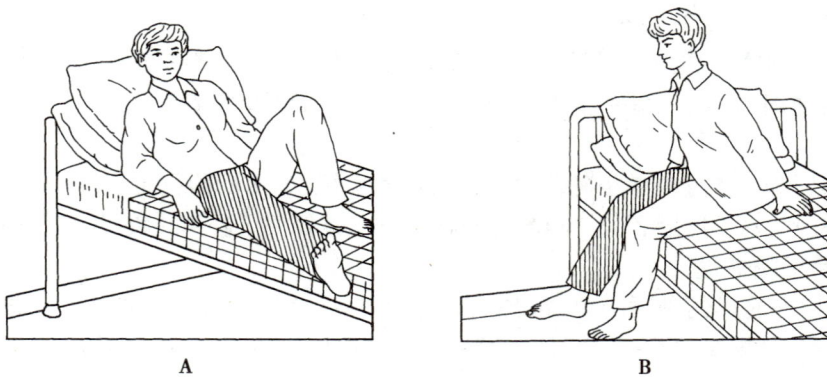

图 14-2 长腿坐—床边坐位转移

（3）床上翻身：多鼓励患者向患侧翻身，在确保安全的情况下独立完成。若向健侧翻身，必须在他人的帮助下维持患侧髋关节处于外展中立位，以免因外展肌力不足受重力影响而导致髋屈曲、内收和内旋，导致脱位。

（4）坐—站转移（图 14-3）：健侧下肢在后，患侧下肢在前，双手支撑扶手，保持在起立时躯干重心移动过程中患侧屈髋不能超过 90°，防止脱位。坐位时，膝关节不能超过髋关节。

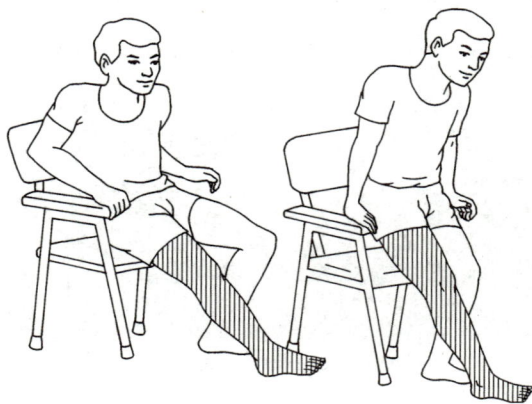

图 14-3 坐—站转移

6. 负重练习 及早负重可降低深静脉血栓、压疮等并发症，在 3 周内负重的重量可逐步增加。患侧肢体一般按照不负重→少负重→部分负重→完全负重的顺序循序渐进练习，同时进行重心转移训练、立位平衡训练。早期借助平行杠或助行器，后期使用拐杖和手杖，踏固定自行车练习。除了手术肢体的肌力锻炼，还应视全身情况进行健侧下肢和双上肢练习。

7. 步态训练 步态训练可分为支撑相和摆动相。在支撑相，训练患者的髋关节伸展，膝关节屈、伸控制，髋、膝、踝关节的协调运动，以及患肢的负重练习。在摆动相，训练患者摆动时屈髋屈膝，伸髋伸膝，足跟着地时伸膝和足背屈。除此之外，骨盆的移动和旋转，行走时各关节的配合协调运动和行走姿势要仔细观察与分析，必要时进行训练和矫正。

8. 心理咨询与护理 术后患者对日后生活抑郁焦虑者，需要进行心理方面的咨询与指导。

三、人工膝关节置换术的康复护理

（一）术前康复护理

1. 术前心理教育 教育患者使其充分了解术后康复的重要性、康复基本程序和注意事项，正确预计康复治疗目标，缓解心理压力。

2. 指导呼吸训练　指导患者学会有效咳嗽、深呼吸。

3. 指导功能训练　指导患者进行患肢股四头肌肌力收缩锻炼以及膝关节的主动运动。练习使用助行器及拐杖行走。

（二）术后康复护理

护理目的是改善膝关节的活动度，使膝关节的活动能满足日常生活活动及参与部分社会活动的需要；增强膝关节周围屈伸肌的肌力及其软组织平衡协调性，保证膝关节的稳定；加强膝关节的主、被动活动，防止术后关节粘连，改善下肢的血液循环，预防并发症的发生；改善患者的心理状态，提高生活质量。具体措施如下：

1. 床上适当体位　保持中立位，防止下肢外旋压迫腓总神经；伤口疼痛较明显者，可做下肢的按摩；可采取电疗、冰疗消肿止痛；进行患侧踝关节、足趾的主动屈伸活动；进行患侧下肢股四头肌、腘绳肌、臀肌的等长收缩训练。另外，还可以在健侧膝关节屈曲的状态下做患膝的被动伸展活动，术后第 1 天膝关节不超过 45°，以后每天增加 10°。

2. 床上运动训练　伤口疼痛减轻，肿胀逐渐消退，嘱患者坐在床上做无重力的膝关节主动屈伸活动；在床上多做直腿抬高、翻身、坐起、床上转移、桥式运动等练习；床边悬垂小腿动作；术后第 4 天开始站立练习。

3. 使用助行器具练习行走　依次借助四脚拐、肘杖、手杖进行部分负重练习；进行伸膝、屈膝肌群的渐进性肌力训练；上下楼梯、上下斜坡中髋、膝、踝的协同练习；膝关节被动牵伸；加大 ADL 训练。

4. 独自负重行走　每次 15～30min，每天 3～4 次。术后 1～2 个月可继续练习弓步、跪位、蹲位、上下楼梯，并加上洗澡、如厕、乘车等 ADL 训练。

四、髋、膝关节置换术后康复方案

髋、膝关节置换术后康复方案见表 14-3。

表 14-3　髋、膝关节置换术后康复方案

康复时间	髋关节置换术后康复	膝关节置换术后康复
术后第 1～2 天	①消肿、止痛：电疗、冰疗	①消肿、止痛：电疗、冰疗
	②辅助外展位	②踝部、脚趾的主动运动
	③辅助髋、膝关节屈曲、伸展	③股四头肌、腘绳肌、臀肌等长收缩
	④髋外展肌、伸展肌、股四头肌等长收缩	④ CPM 机：术后第 1 天 0°～45° 开始，每天增加关节活动范围 10°
	⑤踝、足、趾的主动运动	
术后第 3～6 天	①继续第 1 天的训练	①膝关节主动活动，直腿抬高
	②床上活动练习（翻身、坐起、移动、坐到床边）	②翻身、坐起、移动、坐到床边
		③ CPM 机：每天增加 10°
	③尝试从坐到站	④术后第 4 天开始站立练习
术后第 7～12 天	①髋周围肌肉渐进性肌肉训练	①股四头肌、腘绳肌渐进性肌力训练，防止屈曲挛缩
	②尽可能用拐杖行走	②部分扶拐负重行走训练
	③尝试上、下楼梯	③楼梯、坡度行走

续表

康复时间	髋关节置换术后康复	膝关节置换术后康复
	④发展独立生活能力,起床、转移、行走	④ADL 训练
	⑤ADL 训练	
术后 3 周	①增强下肢肌力及步态训练;增强步行速度及耐力训练;爬楼梯及上坡训练	①增强下肢肌力及步态训练;增强步行速度及耐力训练;爬楼梯及上坡训练
	②ADL:洗澡、如厕、乘车等	②ADL:洗澡、如厕、乘车等

五、康复护理教育

1. 注意安全   在日常生活活动中,防止跌倒损伤。

2. 注意防感染   如遇患者拔牙、插尿管、手术等有可能造成感染的治疗时,应注意防止发生细菌通过血运传播造成关节感染。

3. 告知随诊时间   第一次为术后 2 个月;第二次为术后 4 个月;第三次为术后 1 年;以后每年复诊 1 次,期间如感不适应及时随诊。

4. 避免不良姿势   髋关节置换术后要避免跷二郎腿、盘腿坐、坐太低的座椅或沙发,坐位时保持身体直立。

5. 避免剧烈活动   避免跑、跳、快速行走、爬山和一些球类运动等,这些体育活动会增加假体的负荷,导致松动。

（于　梅）

? 复习思考题

1. 导致需要行关节置换术的常见病因有哪些?
2. 关节置换术后的主要康复护理措施。
3. 关节置换术后的康复护理教育。

ER-14-3

扫一扫,测一测

第十五章 手外伤的康复护理

学习目标

掌握手外伤的主要康复护理问题、康复护理措施;熟悉手外伤的康复护理评定、康复护理教育;了解手外伤的病因及分类。

第一节　概　　述

一、定　　义

手外伤是指由于各种意外所造成的手部损伤。手外伤的康复护理是在手外伤诊治的基础上,针对手功能障碍的原因、防治及恢复,采取相应的康复治疗和护理措施,使患手最大限度地恢复功能,以适应日常生活活动、工作和学习。

手是人体最复杂的器官之一。人类通过手使用各种工具,与外界接触频繁,因而最容易受伤。手外伤往往是复合型的骨骼损伤与软组织损伤同时存在,制动后失用性变化和瘢痕挛缩都会导致手部功能障碍。因此,从手受伤到手术治疗、从组织愈合到功能恢复的全过程中,都离不开康复治疗和康复护理。

案例分析

患者张某,男,28岁,1个月前被机器碾压导致左手严重外伤,来医院手外科就诊。诊断为左手第2、3、4、5掌骨粉碎性骨折,软组织严重挫裂伤。经过清创缝合处理,1个月后再分别行四掌骨切开复位钢板内固定术,术后手部状况良好,遂转入康复科行康复治疗。

请问该患者主要存在哪些康复问题?对该患者如何进行康复护理?

二、病　　因

1. 刺伤　多由钉、针、竹尖、小木片、小玻璃片等刺伤。特点是伤口小,损伤深,并可将污物带入深部组织内,导致异物存留及腱鞘或深部组织感染。

2. 钝器伤　钝性重物或高速旋转的叶片如轮机、电扇等引起的组织挫伤,包括皮肤裂伤、撕脱、骨折、肌腱和神经损伤。

3. 挤压伤　多为门窗、车轮、机器滚轴等导致的挤压伤。如甲下血肿、甲床破裂、皮肤撕脱、骨折和关节脱位等。可导致广泛的皮肤撕脱甚至全手皮肤脱套伤、多发性开放性骨折脱位,严重者需要手术截肢(指)处理。

4. 火器伤　如烟花、鞭炮、雷管爆炸伤、高速弹片伤等。特点是伤口不整齐、面积大、污染重、坏死组织多，容易并发感染。常导致大面积皮肤及软组织损伤和多发性粉碎性骨折。

5. 切割伤　日常生活中刀、玻璃、罐头等切割伤，劳动中的切纸机、电锯伤或高速旋转的叶片伤等。伤口的深浅不一，常造成严重的深部组织如神经、血管、肌腱的断裂伤，严重者可导致断指甚至断肢。特点是伤口较整齐，污染较轻，伤口出血较多。

三、分　　类

手外伤依据损伤的组织不同通常分为以下几种类型。

1. 皮肤与软组织损伤　如机械绞伤、皮肤撕脱伤等。

2. 骨关节损伤　如腕骨骨折、掌骨骨折、指骨骨折、关节离断性损伤等。

3. 肌腱损伤　如屈肌肌腱损伤、伸肌肌腱损伤。

4. 神经损伤　如正中神经损伤、尺神经损伤、桡神经损伤。

第二节　主要康复问题及康复护理评定

一、主要康复问题

1. 外观改变　因皮肤、骨关节、断指等损伤造成伤手的肿胀、畸形、瘢痕挛缩、关节僵硬、肌萎缩等外观上的改变，不仅影响功能，也影响美观。

2. 营养障碍　外伤后可以导致神经的营养功能下降，出现手部血液循环不良、肌肉萎缩、关节僵硬等症状，严重者甚至出现反射性交感神经营养不良综合征。

3. 运动功能障碍　包括关节僵硬、肌力下降、关节活动度受限、手的灵活性和协调性不良、精细动作障碍等。

知识链接

反射性交感神经营养不良综合征

反射性交感神经营养不良综合征是以四肢远端严重疼痛伴自主神经功能紊乱为特征的临床综合征。症状常在损伤后几小时内迅速出现，也可在伤后数天或数周逐渐出现，并持续数周至数年。其疼痛具有如下特征：烧灼样疼痛，受累肢体疼痛时常伴弥漫性压痛和肿胀，疼痛部位非常敏感，可因轻微刺激，如肢体移动、摩擦、轻叩、局部干燥而加剧，并出现自主神经功能紊乱的表现，如肢体忽冷忽热，时红时白，干燥或出汗。病变呈缓慢进展，晚期出现皮肤和皮下组织的萎缩与挛缩。

---

4. 感觉功能障碍　手部表面的神经末梢非常丰富，疼痛较显著，产生的感觉异常，表现形式多样，如感觉减退、感觉过敏等，严重影响手的实用功能。

5. ADL 能力障碍　手外伤后由于瘢痕挛缩、软组织粘连、肿胀、关节僵硬、肌肉萎缩、肌力下降、组织缺损、感觉异常等造成手灵活性、协调性、精细动作障碍等严重影响日常生活、工作和学习。

6. 心理障碍　创伤导致的手功能障碍使部分患者出现自卑、焦虑、恐惧、抑郁、不合群、回避社交等心理情绪反应，影响患者的生活质量。

二、康复护理评定

（一）手外观评定

评定手部外观时，要注意手及整个上肢的外观的综合评定。

1. 手部皮肤外观　注意手部皮肤的色泽、质地、潮湿度、纹理、平滑度，有无红肿、瘢痕、窦道、伤口情况等。

2. 手的休息位　手的休息位是指手处于自然静止状态时，手部的内在肌群和外在肌群的张力处于相对平衡状态，呈半握拳姿势。腕关节背伸 $10°\sim15°$，并有轻度尺偏；手指的掌指关节及指间关节呈半屈曲状态，从示指到小指，越向尺侧屈曲越多。各指尖端指向舟骨结节；拇指轻度外展，指腹接近或触及示指远节指间关节的桡侧，这种手的自然位置称"手的休息位"（图 15-1）。无论在手部损伤的诊断上、畸形的矫正或是在肌腱修复手术中，都需要用"手的休息位"作参考。

3. 手的功能位　手的功能位是指有利于发挥最大手功能的位置。腕关节背伸 $20°\sim25°$，拇指处于对掌位，掌指及指间关节微屈 $40°$，其他手指略为分开，掌指关节及近侧指间关节半屈曲，远侧指间关节微屈曲，呈握小球或握茶杯状（图 15-2）。手在这个位置上能够根据不同需要迅速做出不同动作。了解手的功能位对处理手外伤，特别是骨折固定和包扎伤手时具有重要作用，否则常会影响手功能恢复。

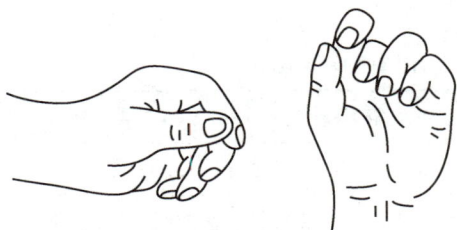

图 15-1　手的休息位　　　　图 15-2　手的功能位

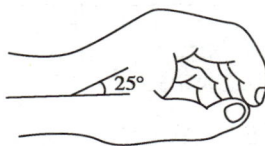

4. 手的基本动作　手是具有运动和感觉的功能器官，手的基本动作包括非抓握动作和抓握动作两类。非抓握动作包括悬浮、约束、推、压、触、钩状抓握等；抓握动作包括球形抓握、柱状抓握、拉。手具有丰富的感觉神经，尤其是手指的掌面以及正中神经分布的区域，通过手的触觉可以知道物体的大小、轻重、质地和温度。

5. 肿胀与萎缩　神经损伤、血液循环障碍、长期制动、炎性渗出等会造成手部的肿胀或萎缩。

6. 畸形　肌腱的断裂、骨折、脱位、关节损伤等都会造成不同程度的畸形。

（二）手运动功能评定

1. 肌力评定　包括徒手肌力评定、手握力和指捏力评定。

2. ROM 评定　常用通用量角器进行测量，包括主动和被动关节活动度的测量，并进行双侧对比。

3. 手指肌腱功能的评定　常用美国手外科学会和国际手外科学会 1975 年推荐的肌腱总主动活动度（total active movement，TAM）进行测定。手指肌腱功能分级标准见表 15-1。

手指总屈伸度 = 总屈曲度（掌指关节 + 近指间关节 + 远指间关节）- 总伸直受限度（掌指关节 + 近指间关节 + 远指间关节）。

$$正常 TAM=(80°+110°+70°)-(0°+0°+0°)=260°$$

表 15-1 手指肌腱功能分级标准

分级	评分	标准
优	4	屈伸活动正常，TAM≥220°
良	3	功能为健侧的 75% 以上
中	2	功能为健侧的 50% 以上
差	1	功能为健侧的 50% 以下

4. 手灵巧性评定　有赖于感觉和运动功能的健全，也与视觉等其他感觉灵敏度有关。常用的有 4 种标准评定方法：Jebson 手功能测试；明尼苏达操作等级测试（MRMT）；Purdue 钉板测试；九孔插板试验（nine-hole peg test，NHPT）。

5. 手稳定性测定　手稳定性的测定可采用手臂稳定度测试仪进行。

（三）手感觉功能评定

1. 痛觉评定　常用目测类比法（VAS 评分）及 Sunderland 针刺感觉功能分级评价（表 15-2）。

2. 温度觉评定　可采用 Sunderland 温度觉功能评价进行评定（表 15-3）。

3. 两点分辨觉评定　两点分辨觉评定是对周围神经损伤修复后，感觉功能恢复的一种定量评定，是对感觉客观有效的反映。正常人手指末节掌侧皮肤的两点区分试验距离为 2～3mm，中节 4～5mm，近节 5～6mm。本试验是神经修复后常采用的检查方法。两点辨别试验的距离越小，越接近正常值范围，说明该神经的感觉恢复越好。

表 15-2 Sunderland 针刺感觉功能分级

分级	内容
P_0	皮肤感觉消失
P_1	能感到皮肤上有物接触，但不能区别是针尖还是针头在触及，感觉能或不能定位
P_2	能区分是针尖还是针头触及皮肤，针尖刺皮肤引起钝痛感或不愉快的感觉，明显的放射和假性牵涉痛
P_3	锐刺痛感伴有一些放射或假性牵涉痛，除手、手指、腿或足以外，不能具体定位
P_4	锐感存在，伴或不伴有刺痛，无或仅有很轻的放射，能定位到 2cm 内
P_5	对针刺能正常感觉，能精确定位

表 15-3 Sunderland 温度觉功能分级

分级	内容
T_0	无温度感觉
T_1	除高温或剧冷外，对一般冷热无感觉
T_2	温度 <15℃ 或 >60℃ 时能分别正确感到冷或热，在此温度范围内，用测试管接触皮肤，有触觉或感到压力
T_3	温度 <20℃ 或 35℃ 时能分别正确感到冷或热，在此温度范围内，用测试管接触皮肤，有触觉或感到压力
T_4	温度感觉正常

第三节　康复护理目标与措施

一、康复护理目标

1. 控制水肿，预防感染，促进损伤组织愈合。
2. 保持正确功能位的摆放，防止术后组织粘连。
3. 做好患者心理护理，积极配合康复训练。
4. 恢复患手的运动速度、灵巧性及实用功能。

二、康复护理措施

（一）手外伤常见问题的康复护理

1. 水肿　导致水肿的原因主要是创伤、炎症、血液和淋巴液回流不通畅。应注意抬高患肢，减轻水肿，患手夹板固定，采用冰敷疗法以减轻疼痛和水肿；条件允许时尽早开始手部关节主动运动，促进静脉血液回流；也可采用红外线、超声波、短波等物理因子治疗；已形成慢性水肿者，可用弹力手套、弹力绷带等方法加压处理。

> **技能要点**
>
> 　消肿的康复护理技能：①抬高患肢高于心脏水平；②固定患肢：掌侧前臂夹板固定患肢，其远端不超过掌横纹，保证掌指关节和指间关节能主动活动；③手部主动活动；④加压治疗：橡胶条或弹力绷带，弹力指套，等张压力手套；⑤向心性按摩；⑥冰疗法：冰敷法，冰水浸泡法（10~15℃），15~20min/次；⑦超短波：无热量，对置法，10min/次，每日1次，10次为1个疗程。

2. 缓解疼痛　由于炎症、损伤、神经卡压等刺激手部的神经末梢所致。临床采用经皮神经电刺激、超短波疗法、干扰电疗法、中频电疗、微波电疗等理疗缓解疼痛。

3. 关节僵硬　多数由于水肿、挛缩所致。要尽早开始活动，消除水肿和挛缩，以维持手关节的运动。一般在伤后2周左右，伤口缝线拆除，可进行主动握拳、伸指、内收与外展手指训练；物理因子疗法早期可防止粘连形成，后期可软化纤维组织，增加组织弹性。对已僵硬的关节可采用关节松动术，通过对关节的牵引、滑动、挤压等手法，达到维持或改善关节活动范围和缓解疼痛的目的。

4. 肌力及耐力下降　在患手接近全范围的关节活动和相对无痛时，开始肌力训练，早期患者可用健手提供助力，之后再根据患手肌力情况利用健侧上肢、手辅助器、手练习器、弹力带、负重物等进行抗阻练习。当肌力1级以下时，可用肌电生物反馈训练；肌力2级时，继续电刺激、按摩、助力运动训练；肌力3级以上时，待伤区皮肤基本愈合后开始小幅度主动训练或抗阻练习，并逐渐增大运动范围。

（二）肌腱修复术后的康复护理

1. 固定患手于适当体位　肌腱损伤术后为促使肌腱愈合，一般使用石膏托或用低温热塑材料制成夹板固定患手，避免做引起患手修复肌腱张力增加的主动和被动运动。

2. 合适的手部活动训练　肌腱愈合后，应着重进行恢复肌腱活动度的练习，可进行远端关节的被动与主动运动，如指伸肌腱修复后腕、掌指关节与指间关节的同时屈曲练习；指屈肌腱修复后腕、掌指关节与指间关节的同时背伸练习，都有助于减轻粘连，常与各种热疗、超声波疗法结合进行，效果更好。

（三）周围神经修复术后康复护理

手部运动和感觉功能分别由正中神经、尺神经和桡神经支配。手外伤一般都伴有神经损伤，是影响手功能最主要的因素。手部神经损伤后前1～3个月是神经修复的"黄金时期"。神经从修复到恢复功能平均每天只能按1mm计算，因此神经修复术后的康复护理至关重要。

1. 正中神经修复术后的康复护理 正中神经损伤会导致手的精细功能受到影响，患者丧失技巧性活动能力，如系鞋带、写字等。康复护理措施：在患者行正中神经修复术后，使腕关节屈曲位固定3周，随后逐渐伸展为功能位；主动活动训练；用视觉来保护感觉丧失区；进行感觉再训练；日常生活辅助器具的使用训练等。

2. 尺神经修复术后的康复护理 尺神经损伤主要影响运动功能，患者不能抓握较大的物品，拇指与示指不能完成侧捏动作。康复护理措施：佩戴掌指关节阻挡夹板，预防无名指、小指爪形指畸形；用视觉代偿保护手尺侧缘皮肤感觉丧失区。

3. 桡神经修复术后的康复护理 使用腕关节固定夹板，维持腕关节伸直、掌指关节伸直、拇指外展位；进行肌肉功能训练，如抓握动作。

（四）手功能的作业康复护理

1. 利用黏土、橡皮泥训练 利用黏土或橡皮泥进行如屈指、伸指、对指、外展指、腕背伸等训练，增强手指肌力、耐力，改善手指灵活性和协调作用。

2. 利用弹力带训练 应用弹力带对手指进行肌力、耐力、关节活动度以及灵活性和协调性训练，如伸屈指、外展指训练。

3. 娱乐性训练 应用游戏机、捡球、插孔板、串珠、套环等游戏，训练腕关节屈伸、手指屈伸、对指、手指灵巧度等。

4. 日常生活活动训练 将手功能训练与日常家务劳动相结合训练等。

（五）心理障碍的康复护理

手部功能障碍或毁损残缺的患者，常表现为沮丧、抑郁、自卑等情绪。有些患者对治疗前途、生活工作持消极态度，不能主动配合康复计划顺利进行。因此，应加强患者心理疏导，提供心理上的安慰和情绪上的鼓励，帮助患者积极配合治疗等。

三、康复护理教育

1. 加强安全常识教育，减少手外伤的发生。

2. 坚持训练，改善手部肌群的耐力和肌力，防止失用性手萎缩，尤其应加强手指小关节活动，加强手指的协调性。

3. 定期去医院复诊，接受必要的检查评定和康复训练指导。

（于　梅）

? 复习思考题

1. 简述手外伤的康复护理目标。
2. 简述恢复手功能的作业康复护理。
3. 简述手外伤的康复护理教育。

第十六章　慢性阻塞性肺疾病的康复护理

> **学习目标**
>
> 掌握慢性阻塞性肺疾病的康复护理评定、康复护理措施;熟悉慢性阻塞性肺疾病的定义;了解慢性阻塞性肺疾病的主要康复问题。

第一节　概　　述

一、定　　义

(一)慢性阻塞性肺疾病

慢性阻塞性肺疾病(chronic obstructive pulmonary disease,COPD)简称慢阻肺,是由慢性支气管炎或肺气肿所致的、以不完全可逆的气流受限为特征的慢性肺部疾病。临床表现为慢性咳嗽、咳痰及进行性加重的呼吸困难,最终可并发慢性肺源性心脏病、呼吸衰竭、心力衰竭等。

(二)慢性支气管炎

慢性支气管炎是指由于物理、化学和感染等因素引起气管、支气管黏膜及其周围组织的慢性非特异性炎症,咳嗽、咳痰 3 个月以上,并连续 2 年者。

(三)阻塞性肺气肿

阻塞性肺气肿是指肺部终末细支气管远端的气道出现异常持久扩张,弹性减退,充气和肺容积增大,并伴有气道壁的破坏,多为慢性支气管炎的常见并发症。当慢性支气管炎、肺气肿患者肺功能检查出现气流受限,并且不能完全可逆时,则诊断为 COPD。

二、病　　因

(一)吸烟

吸烟可损伤呼吸道黏膜,是引起 COPD 最危险的发病因素。调查显示吸烟者 COPD 的患病率是不吸烟者的 4~8 倍,被动吸烟也可导致呼吸道症状以及 COPD 的发生。

(二)呼吸道感染

呼吸道反复感染是慢性支气管炎发病、加重及复发的基本原因。往往是在病毒或支原体感染的基础上继发细菌感染。大量的临床报告提示,肺气肿的发病 80% 是由慢性支气管炎发展而来,而且极易发展为肺源性心脏病,导致心肺功能均受到损害。

(三)空气污染

空气中的烟尘或二氧化硫明显增加时,COPD 急性发作显著增多。有研究表明,厨房烹调产生的大量油烟和生物燃料产生的烟尘与 COPD 发生密切相关。

（四）过敏

慢性支气管炎尤其是哮喘型者，与过敏有一定关系，如真菌、尘螨和花粉等，都可成为本病的过敏原。

（五）职业暴露

我国对职业接触粉尘、烟雾等化学物质对呼吸道症状的影响进行研究发现，职业粉尘暴露，如谷尘、采矿、采石、铸造、水泥粉尘、油漆等物质可增加人群呼吸道症状的危险度。

（六）个体因素

某些遗传因素可增加 COPD 发病的危险性。已知的遗传因素为 α_1- 抗胰蛋白酶缺乏。

> **案例分析**
>
> 患者，男，72 岁。因"慢性咳嗽、咳痰 16 年，活动后气短 5 年，加重 10 天"入院。查体：T 37.5℃，P 98 次 /min，R 30 次 /min，BP 126/80mmHg，神清，消瘦，口唇发绀，桶状胸，肋间隙增宽，呼吸运动减弱，叩诊呈过清音，双肺呼吸音粗，可闻及干湿啰音。心率 98 次 /min，律齐，未闻及杂音。患者既往吸烟 35 年。
>
> 请问该患者主要有哪些康复问题？请做出相应的康复护理措施。

第二节　主要康复问题及康复护理评定

一、主要康复问题

（一）有效呼吸减低

1. 有效通气量降低　肺气肿使肺组织弹性回缩力减低，呼气时将肺内气体驱赶到肺外的动力减低，气流速度减慢，同时肺组织弹性回缩力减低后，失去了对小气道的牵拉作用，呼气末期小气道容易发生闭合，气道阻力进一步增加，有效通气量降低，影响了气体交换功能。

2. 长期慢性炎症　呼吸道黏膜充血和水肿，管壁增厚，管腔狭窄，呼吸道分泌物引流不畅，加重了换气功能障碍，导致缺氧和二氧化碳潴留。

3. 胸廓活动受限　不少慢性支气管炎患者年龄偏大，有不同程度的驼背和肋软骨的钙化，限制了胸廓的活动，导致肺功能进一步下降，使有效呼吸降低。

（二）病理性呼吸模式

患者肺通气功能障碍，肺组织弹性减退，影响患者平静呼吸过程中膈肌的上下活动，减少了肺的通气量。患者为了弥补呼吸量的不足，往往在安静状态时也代偿性使用胸式呼吸（用肋间肌进行呼吸），甚至动用辅助呼吸肌（胸大肌、胸锁乳突肌、斜方肌等）参与呼吸，久之形成了浅快、用力的病理式呼吸模式，造成正常的腹式呼吸模式无法建立，限制了有效呼吸。

（三）呼吸肌无力

患者呼吸困难及病理性呼吸模式的产生，有效呼吸减少，影响了膈肌、肋间肌、胸大肌等呼吸肌的活动，失代偿后产生呼吸肌无力。

（四）日常活动能力下降

由于形成了病理性呼吸模式，气短、气促常使患者精神和颈背部乃至全身肌群紧张，使机体氧耗进一步增加。另外，患者因惧怕出现劳累性气短，限制自己的活动，有的患者长期卧床，使呼吸及循环系统对运动的适应能力减退，从而导致肺功能及日常生活等基本能力下降，独立性丧失。

（五）心理障碍

对医院环境不熟悉、对所患疾病缺乏认识，加之病程长，患者机体供氧不足，咳嗽、气短、乏力、喘息的症状造成患者精神紧张，产生焦虑、抑郁、烦躁不安等不良心理反应，影响患者休息和睡眠，担心疾病的预后等，造成极大的心理负担。

二、康复护理评定

（一）健康状态评估

了解患者的一般情况及家族史；了解患者过去史、吸烟情况，是否有慢性支气管炎、肺气肿、哮喘等。

（二）呼吸功能评估

1. 肺功能测试

（1）肺活量：尽力吸气后缓慢而完全呼出的最大空气容量。肺活量是最常用的指标之一，随病情的严重性增加而下降。

（2）第一秒用力呼气容积：第一秒用力呼气容积（FEV_1）指尽力吸气后尽最大努力快速呼气，第 1 秒能呼出的气体容量。FEV_1 与用力肺活量（FVC）的比值与 COPD 的严重程度及预后相关性良好。

2. COPD 严重程度评估　COPD 主要表现为残气量增加，肺功能检查是判断气流受限的客观指标，其重复性好，对 COPD 的诊断、严重程度分级、疾病进展、预后及治疗反应等均有重要意义。目前常依照 FEV_1 和 FVC 的比值（FEV_1/FVC），即一秒率，来分析判断 COPD 气流受限严重程度的分级。

知识链接

COPD 的严重程度分级

Ⅰ级（轻度）：$FEV_1 \geq 80\%$，$FEV_1/FVC < 70\%$ 预计值，有或无慢性咳嗽、咳痰症状。在此期患者不易察觉自己肺功能异常。

Ⅱ级（中度）：$FEV_1/FVC < 70\%$，$50\% \leq FEV_1 < 80\%$ 预计值，有或无慢性咳嗽、咳痰症状。在此期患者会因呼吸困难加重或疾病加重而常去医院就诊。

Ⅲ级（重度）：$FEV_1/FVC < 70\%$，$30\% \leq FEV_1 < 50\%$ 预计值，有或无慢性咳嗽、咳痰症状，反复出现急性加重。在此期疾病已影响患者生活质量。

Ⅳ级（极重度）：$FEV_1/FVC < 70\%$，$30\% \leq FEV_1 < 50\%$ 预计值，或 $FEV_1 < 50\%$ 预计值，伴有慢性呼吸衰竭。在此期患者生活质量明显下降，若出现急性加重则可能有生命危险。

---

3. 气短、气急症状分级　COPD 患者常有日常生活活动方面的障碍，结合日常生活能力，通常采用六级制评定法（表 16-1）。

表 16-1　日常生活活动能力评估

分级	分级标准
0 级	虽存在不同程度的肺气肿，但活动如常人，对日常生活无影响，无气短
1 级	一般劳动时出现气短，日常生活活动稍受限
2 级	平地步行不气短，速度较快或上楼、上坡时气短，日常生活活动受限

续表

分级	分级标准
3级	慢走不到百步即有气短,日常生活活动明显受限
4级	讲话或穿衣等轻微活动时亦有气短,日常生活活动严重受限
5级	安静时出现气短,无法平卧,日常生活活动无法进行

4. 呼吸功能改善或恶化程度 呼吸功能改善或恶化程度可采用5分法评定(表16-2)。

表16-2　5分法评定

分值	呼吸功能改善或恶化程度
5	明显改善
3	中等改善
1	轻度改善
0	不变
−1	症状加重
−3	中等加重
−5	明显加重

5. 呼吸困难分级 呼吸困难是COPD患者最主要的症状,也是影响患者生活质量的最重要因素。根据美国医学会《永久性残损评定指南》,将呼吸困难分为三度(表16-3)。

表16-3　呼吸困难分级

分度	特点
轻度	在平地行走或上缓坡时出现呼吸困难,在平地行走时,步行速度可与同年龄、同体格的健全人相同,但在上缓坡或上楼梯时则落后
中度	与同年龄、同体格的健康人一起在平地走时或爬一段楼梯时有呼吸困难
重度	在平地上按自己的速度行走超过4～5min后出现呼吸困难,患者稍用力即出现气短,或甚至在休息时也有气短

(三)运动能力评定

1. 心肺运动试验 通过活动平板或功率车进行运动试验获得最大吸氧量、最大心率、最大代谢当量值、运动时间等相关量化指标来评定患者运动能力。

2. 定量行走评估 对于不能进行活动平板运动试验的患者,采用定量行走法评估,可让患者在规定的时间(6min或12min)内尽可能快地行走,记录其所走的距离,距离越长,说明体力活动能力越好;或采用固定距离法,如固定距离30m,计算完成该距离行走的时间,以此判断患者的运动能力及运动中发生低氧血症的可能性。

3. 耐力运动试验 为了使康复计划更加有效,应在训练计划开始前和完成时,用一些运动耐力的标准测量进行评估。如在固定自行车上或步行器上用最大负荷(由开始的渐进练习试验测得)测定耐力,选用固定负荷为最大负荷的75%～85%,并记录其速度和时间。

4. 呼吸肌力测定 呼吸肌是肺通气功能的动力泵,主要由肋间肌、膈肌和腹肌组成。呼吸肌功能评定中最重要的就是呼吸肌力测定,包括最大吸气压、最大呼气压以及跨膈压的测定。它反映吸气和呼气期间可能产生的最大能力,代表全部吸气和呼气肌肉的最大功能,是咳嗽和排痰能力的一个指标。

（四）日常生活活动能力评定

评定内容主要包括自我照顾、家务劳动、日常活动、交通（活动性）以及人际关系等。也可参照表 16-1。

（五）营养状况评估

理想的营养状况有利于患者获得最好的健康状况，改善呼吸肌总体感觉和功能，从而改善疾病状况。COPD 患者营养不良，会导致疾病恶化，增加死亡危险性。对患者进行营养状况评估最简便的方法是查看前臂屈侧或上臂伸侧下 1/3 部位的皮下脂肪的充实程度。除此之外，也可根据身体质量指数评估患者的营养状况。身体质量指数（body mass index，BMI）是反映成人体重与身高关系和判断人体胖瘦程度的一项重要指标。计算方法为 BMI＝体重（kg）÷身高（m）^{2}。BMI<18.5 为营养不良，BMI>25 为肥胖。

（六）心理社会评定

COPD 患者由于自身呼吸困难和慢性缺氧，经常处于持续紧张不安的焦虑状态，因而胸壁肌紧张程度增加，使呼吸更为困难，患者常常表现出情绪不稳定等。

第三节　康复护理目标与措施

一、康复护理目标

1. **保持呼吸道卫生**　保持和改善呼吸道通畅，消除或减少刺激呼吸道的因素。
2. **指导呼吸训练**　改善呼吸肌的肌力、耐力和协调性，尽可能训练腹式呼吸，提高呼吸有效率。
3. **提高机体免疫力**　增强生活自理能力，减少住院。
4. **提高活动耐力**　提高机体能量储备，改善或维持体力和耐力。
5. **放松精神**　建立"控制呼吸能力"的自信心，有助精神放松。

二、康复护理措施

（一）康复护理原则

1. **个体化原则**　依据 COPD 患者不同阶段全身情况、合并症、康复要求、职业情况及家庭情况制订不同的康复护理方案。

2. **整体化原则**　在进行护理时，不仅要针对呼吸功能，还要结合心脏功能、心理功能、全身体能和环境因素等进行全面康复护理。

3. **循序渐进原则**　COPD 患者在实施康复护理时，内容应由少到多，程度由易到难，训练量由小到大，使患者逐渐适应，注意运动强度、运动时及运动后反应，严防呼吸性酸中毒和呼吸衰竭。

4. **持之以恒原则**　COPD 患者的整体康复不能仅仅局限于急性发作期，而应长期康复，减轻病痛和改善功能。要根据实施情况定时评定，调整康复护理方案。

（二）康复护理措施

1. 指导呼吸运动训练

（1）腹式呼吸：腹式呼吸又称膈呼吸，是通过增大横膈的活动范围来提高肺的伸缩性，以提高呼吸效率，缓解呼吸困难，是 COPD 患者进行康复的重要措施。腹式呼吸的要点是：吸气时鼓起腹部，呼气时腹部收缩下陷，尽量把肺的气体排出。横膈活动每增加 1～2cm，可增加肺通气量 250～350ml。腹式呼吸是一种最省力、低耗、高效的生理性呼吸模式（图 16-1）。

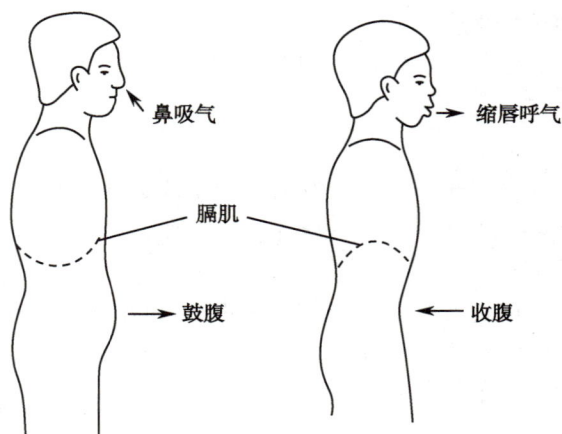

图 16-1 腹式呼吸

（2）缩唇呼吸：又称吹笛样呼气法或吹蜡样呼气法。缩唇呼吸是在呼气过程中通过缩窄口唇，增加呼气时的阻力，限制呼气气流。这种阻力可向内传递到支气管，使支气管腔内能保持一定的压力，防止 COPD 患者肺泡、气管过早塌陷，以促进更多残留气体的排出，减少肺内残气量，从而改善通气量，缓解缺氧症状（图 16-2）。

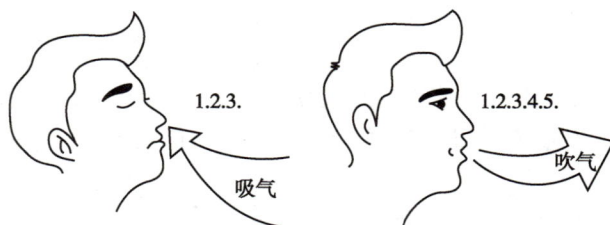

图 16-2 缩唇呼吸

技能要点

1. 腹式呼吸训练　可采用腹部加压暗示呼吸法。患者体位舒适放松（仰卧位、半卧位或坐位），将自己的手按压在上腹部来集中注意力，呼气时腹部下陷，双手随之下压，进一步增加腹压，从而使膈肌进一步上抬；吸气时，上腹部对抗手的压力，将腹部缓慢隆起。

注意训练要领为：吸时经鼻，呼时经口，深吸细呼，不可用力。每分钟 7～8 次，每次训练 10～15min，每日 2 次，反复训练，以后逐渐增加次数和时间。

2. 缩唇呼吸训练　要求患者取舒适放松体位，指导患者慢慢经鼻腔深吸气，然后将嘴唇缩紧做如吹笛样呼气，在 4～6s 内将气体缓缓呼出。呼气流量以能使距口唇 15～20cm 处的蜡烛火焰倾斜而不熄灭为度，以后可逐次延长蜡烛与口唇距离至 90cm，并逐渐延长时间。呼吸频率 <20 次 /min，吸气与呼气时间的比例为 1：2 或 1：3。

（3）放松训练：放松训练有助于消除患者因气短、气急导致的紧张情绪和肌紧张（如上胸部肩带肌和颈肌群），以减少不必要的氧消耗。指导患者采取放松体位，常采用前倾依靠坐位、倚后依靠坐位和前倾站位，然后在此体位下充分进行放松训练。对肌肉不易松弛的患者可以教放松技术，让患者先充分收缩待放松的肌肉，然后再松弛紧张的肌肉，达到放松的目的；还可以做肌紧张部位节律性摆动或转动，以利于该部肌群的放松。缓慢地按摩或牵拉也有助于紧张肌肉的放松。

2. 排痰训练

（1）有效咳嗽训练：有效咳嗽是一种帮助过多的支气管分泌物由气道排出的技术，改善通气功能。方法分为 6 个步骤：第一，进行数次深吸气、缓呼气的腹式呼吸练习；第二，先深吸气，以达到必要的吸气容量；第三，吸气末段暂屏气 3～5s，以使气体在肺内得到最大分布；第四，身体前倾，通过增加腹内压来增加胸膜腔内压，使呼气时产生高速气流；第五，当肺泡内压力明显增高时，突然将声门打开，即可形成由肺内冲出的高速气流，连续进行 2～3 次短促有力的咳嗽，将痰液咳到咽部附近，再迅速用力将痰液咳出体外；第六，再缓慢深吸气，缓呼气，重复以上动作，连续 2～3 次后，嘱患者静卧休息。咳嗽时要收缩腹肌，或用自己的手按压上腹部，帮助咳嗽。

（2）胸部叩击：利用胸部叩击和胸壁震颤结合的手法，可使黏附在支气管壁上的分泌物脱落，并移至较大的支气管而排出。方法：患者侧卧位或在他人协助下取坐位，操作者两手指弯曲并拢，使手呈成杯状（图 16-3）。运用腕力在引流部位胸壁上从肺底自下而上、由外向内、双手轮流迅速而有节律地叩击胸壁，震动气道，每一肺叶叩击 1～3min，每分钟叩击 120～180 次，以松动支气管内的分泌物，使之易脱落排出。叩击时宜有节奏，注意避开乳房、心脏、骨突出部位及纽扣、拉链。

（3）胸壁震颤：在完成胸部叩击拍打后，操作者双手掌重叠，肘部伸直，并将手掌置于欲引流部位，从吸气最高点开始，用手按住胸壁部，在整个呼气期，手掌紧贴胸壁，施加一定压力并做轻柔的上下抖动，连续做 3～5 次（图 16-4）。再做叩击，如此重复 2～3 次，同时嘱患者咳嗽以排痰。

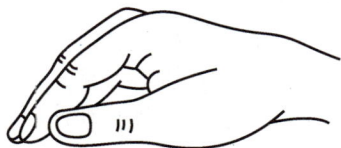

图 16-3　杯状手叩击　　　　　图 16-4　胸壁震颤手法

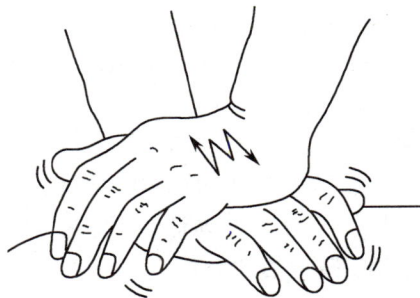

（4）体位引流：体位引流是借助重力作用使支气管内分泌物流向引流支气管开口处，而被排出体外。适用于神志清楚、体力较好、分泌物多的患者。体位的选择以支气管解剖为基础，病变肺部处于高位，引流支气管开口向下，痰液可顺体位引流排出。对 COPD 患者引流时可先取 90°侧卧位，枕放于季肋下。若引流后痰液排出不多，可改变体位，即 45°仰卧或 45°俯卧。若有两个以上炎性部位时，一般先从痰液较多的部位开始，然后进行另一部位（图 16-5）。引流频率视分泌物多少而定，痰量少者，每天上午、下午各引流 1 次；痰量多者宜每天引流 3～4 次，每次引流 1 个部位，每种体位维持 5～10min，总时间 30～45min。因为夜间气道分泌物潴留，故在早晨清醒后做体位引流最有效。如需取头低位应在饭后 1～2h 进行，避免引起胃部不适或恶心、呕吐；引流过程中需注意生命体征变化等。

3. 提高活动能力的训练

（1）有氧运动训练：是肺康复的重要内容。运动锻炼可改善肌肉代谢，增强四肢肌力和耐

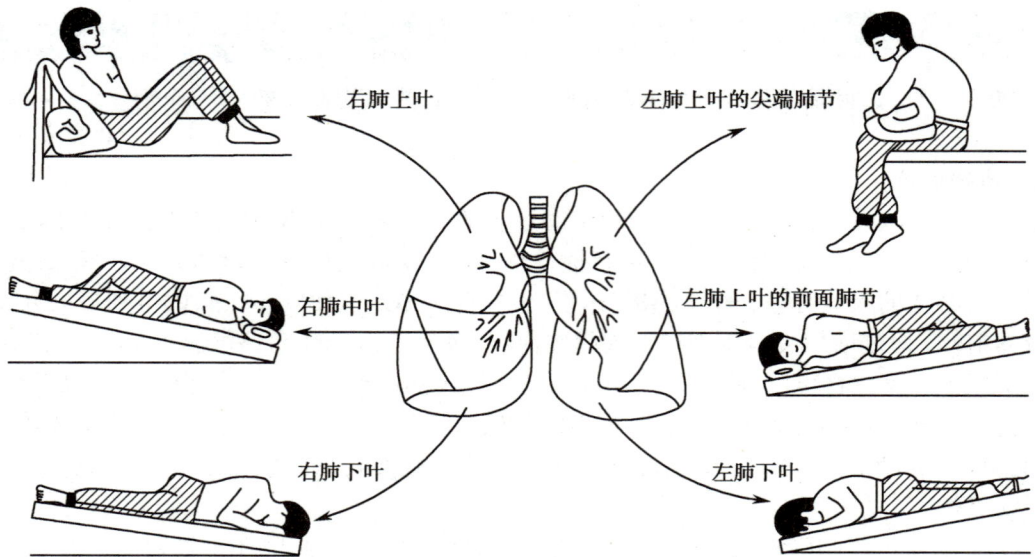

图16-5 排痰体位

力,提高身体抵抗力。有氧训练方案的制订应结合患者个体情况、环境及兴趣爱好等因素,以达到持久训练的目的。最常见的方法是步行和慢跑步,游泳、踏车、爬山、上下楼梯、呼吸操、使用手摇车训练等。通常先做最简单的12min行走距离测定,了解患者的活动能力,然后采用亚极量行走和登梯练习,改善患者的耐力。可先慢走,然后正常步行,最后慢跑或步行与慢跑交替进行。适宜的步行量为停止步行后3~5min内呼吸困难缓解,心率恢复正常。慢跑从5min开始,逐渐增加到20~30min,以出现轻度呼吸短促为宜。

(2)上肢训练:包括上肢功率计法、扔球等,也可以让患者用体操棒做高度超过肩部的各个方向的练习,还可让患者做高过头的上肢套圈练习,手持重物(0.5~3kg)做高过肩部的活动,每次活动1~2min,休息2~3min,每日2次。上肢训练有助于增强辅助呼吸肌群力量和耐力。

(3)下肢训练:常用步行、登山、骑车等方法。下肢训练可以增加COPD患者的活动耐力,减轻呼吸困难的症状,改善整体功能和精神状态,是运动锻炼的主要组成部分。

4. 作业治疗 有针对性地选择可以提高全身耐力和肌肉耐力的作业活动,能改善心肺功能,恢复活动能力,减少患者对他人的依赖,增强独立生活的信心。活动中可以适当使用合适的辅助器具和周密的活动安排与活动简化,运用能量节约技术,减少活动中能量的消耗,减少需氧量。

5. 辅助治疗

(1)氧疗:长期氧疗可以改善COPD患者的预后,能明显改善患者的生存质量,延长寿命。氧气治疗可以在家中进行,每天15h以上持续低流量氧疗或以夜间为主。为防止患者因吸氧造成二氧化碳麻醉,休息时氧流量应低于3.0L/min,运动时氧流量应低于5.0L/min。

(2)营养支持:保证充足营养,给予患者高蛋白、高热量、高维生素饮食。合理的膳食搭配、科学的烹调方法、正确的饮食习惯,可改善患者的代谢功能,从而增强身体素质,促进疾病的康复。

6. 心理护理 患者往往会认为慢性阻塞性肺疾病是慢性和不能治愈的疾病,常常感到无望和无法应对这种状况,尤其会因害怕呼吸困难而产生焦虑、否认、发怒或孤立自己等心理障碍。因此,给予患者正确的心理护理可改善其异常心理状态,指导患者学会放松肌肉、减压及控制惊慌,有助于患者以积极主动的态度参与康复治疗,提高康复效果。

三、康复护理教育

1. 疾病知识教育　进行呼吸系统结构、功能和慢阻肺相关知识的介绍，说明康复治疗的意义、方法和注意事项。

2. 劝告戒烟、改善生活环境　耐心对患者讲解吸烟的危害，引导其行为的改变；经常开窗通风，避免在多尘、异味或烟雾环境中生活。

3. 增强体质　COPD 患者易患感冒，在身体条件允许的情况下，可采用冷水洗脸，进行耐寒锻炼。在呼吸道传染病流行期间，应戴口罩或尽量少去公共场所。

4. 坚持训练　学会自我控制病情的技巧，坚持腹式呼吸及缩唇呼吸，提高摄氧能力，有效咳嗽和促进痰液排出。进行适宜的全身活动，不但可改善骨骼肌、心肺功能，还可调节情绪，增加活动耐力。告知患者康复训练一定要在病情稳定时进行，在训练中如感到不适，及时与医生取得联系。

5. 家庭氧疗指导　在 COPD 患者出院前应提供有关家庭氧疗的咨询与帮助，并提供购置、使用和保养家庭氧疗机等方面的知识和技能。告知患者在进行氧疗时应注意用氧安全，做到四防，即"防火、防热、防震、防油"，远离火源、高温，搬运时要轻拿轻放，防止火灾和爆炸。吸氧过程中禁止吸烟。氧疗装置要定期更换、清洁和消毒。

（余雪琴）

? **复习思考题**

1. 简述引发慢性阻塞性肺疾病的病因。
2. 简述慢性阻塞性肺疾病的主要康复问题。
3. 简述慢性阻塞性肺疾病的康复护理目标。
4. 简述慢性阻塞性肺疾病的康复护理教育。

ER-16-3

扫一扫，测一测

第十七章　冠心病的康复护理

掌握冠心病的康复护理评定、康复护理措施；熟悉冠心病的定义；了解冠心病的主要康复问题。

第一节　概　　述

一、定　　义

冠状动脉粥样硬化性心脏病（coronary atherosclerotic heart disease，CHD）简称冠心病，是指冠状动脉粥样硬化使血管腔狭窄或阻塞，和/或因冠状动脉功能性改变（痉挛）导致心肌缺血、缺氧甚至坏死而引起的心脏病，统称冠状动脉性心脏病，亦称缺血性心肌病。

目前，冠心病是威胁人类健康的常见疾病之一。随着生活方式的改变，近年来我国冠心病患病年龄呈现年轻化趋势，发病率也在不断增加，脑力劳动者多于体力劳动者。开展冠心病的康复护理不仅是为了提高患者生活质量，也可通过控制危险因素，减轻症状，降低复发率和病死率。

二、病　　因

（一）高脂血症
脂质代谢紊乱是冠心病发病最重要的危险因素。主要表现为总胆固醇、甘油三酯、低密度脂蛋白或极低密度脂蛋白增高。

（二）高血压
高血压与本病形成和发展关系密切。冠状动脉粥样硬化患者中60%～70%有高血压。

（三）糖尿病和糖耐量异常
高血糖可使血管内皮受损。糖尿病患者冠心病发病率较正常人高约2倍，糖耐量减低者也常患冠心病。

（四）不良生活方式
1. **吸烟**　吸烟可造成动脉壁氧含量不足，促进动脉粥样硬化的形成。吸烟者的发病率和病死率比不吸烟者高2～6倍。
2. **饮食**　不良饮食方式，如饮食摄入过多的动物脂肪、胆固醇、糖、盐等。
3. **体力活动**　缺乏锻炼，脑力活动紧张，经常有紧迫感而不注意休息者。
4. **其他**　如家族史、A型性格者（性情急躁、进取心和竞争性过强）。

<h1 style="text-align:center">三、分　类</h1>

根据冠状动脉病变的部位、范围、血管堵塞程度和心肌供血不足的发展速度、范围和程度的不同,冠心病分为5种类型。

(一)无症状型

无症状型冠心病也称隐匿型冠心病。患者因病变较轻,或有较好的侧支循环等而无症状,但负荷运动后有ST段压低、T波低平或倒置的心肌缺血的心电图改变特征。

(二)心绞痛型

心绞痛型冠心病常因患者心肌急剧短暂缺血缺氧引起,表现为胸骨后压榨样疼痛,一般持续3~5min好转,常放射到左侧的肩部、手臂部、背部等,经休息和含服硝酸甘油可缓解,为一过性心肌供血不足引起。根据发作频率和严重程度,又分为劳力性心绞痛、变异型心绞痛、混合型心绞痛。

(三)心肌梗死型

心肌梗死型冠心病症状严重,为冠状动脉闭塞、血流中断,部分心肌因严重而持久地缺血而发生局部坏死所致,临床上常出现较心绞痛更为严重和持续时间较长的胸痛,多持续30min以上,含服硝酸甘油不能缓解。患者常烦躁不安、大汗、恐惧,或有濒死感。少数患者无疼痛,开始即表现为休克或急性心力衰竭。此外,还可伴发心脏破裂,常为致命的并发症。

(四)心力衰竭和心律失常型

心力衰竭和心律失常型冠心病常因患者长期心肌缺血引起心肌纤维化所致,有心绞痛、心肌梗死病史,心脏逐渐增大,心律失常,最终导致患者心力衰竭。

(五)猝死型

猝死型冠心病多为缺血心肌局部发生电生理紊乱,引起严重的心律失常所导致的心搏骤停而突然死亡。

案例分析

李某,女,63岁,原发性高血压病史25年。患者于半月前自觉心跳过快,偶尔伴有心前区不适,在轻微的体力劳动或上楼时,稍感到气促,夜间不能平卧。偶尔出现劳累后胸骨局限性闷胀感,持续3~5min,休息后可以缓解。2天前患者突然心前区极度不适,胸骨后压榨样疼痛,放射到左侧肩部,疼痛持续2个小时,口含硝酸甘油未能缓解,出现胸闷、心悸、气短,诊断为急性心肌前壁梗死。目前患者病情稳定,但自觉乏力、活动后有心慌感觉,休息后缓解。

请问应对患者采取怎样的康复护理措施?

第二节　主要康复问题及康复护理评定

冠心病患者除了直接由于心肌供血不足导致心脏功能障碍之外,还可因缺乏体力活动和不良生活习惯等,导致一系列的躯体和心理问题,需要进行康复治疗。

<h2 style="text-align:center">一、主要康复问题</h2>

(一)心血管功能障碍

患者因活动后心脏负荷增加,耗氧量增加,造成心肌缺血,往往需要限制体力活动,从而使心血管系统的适应性降低，导致循环功能减退。

（二）呼吸功能障碍

冠心病直接的全身表现是缺氧症状，表现为胸闷、气短，与循环功能不良有关。而长期的心血管功能障碍均会伴随不同程度的肺循环功能障碍，使肺血管和肺泡气体交换的效率降低，吸氧能力下降，诱发并加重缺氧症状。

（三）全身运动耐力减退

全身运动耐力是指持续进行全身体力活动的能力。冠心病本身再加上运动缺乏均会导致机体摄氧能力减退，肌肉萎缩和代谢能力降低，从而引起全身运动耐力减退。

（四）代谢功能障碍

运动缺乏可导致脂质代谢和糖代谢障碍。脂肪和能量物质摄入过多、缺乏运动是造成代谢功能障碍的主要原因。此外，缺乏运动还可导致胰岛素抵抗，除了引起糖代谢障碍外，还可促使形成高胰岛素血症和高脂血症。

（五）心理行为障碍

由于冠心病相关的危险因素存在，患者随时都有可能发生心肌缺血而出现心绞痛等临床表现，给患者造成极大的心理压力和精神负担，严重影响正常工作与生活。

二、康复护理评定

（一）健康状态评估

了解患者的现病史、既往史和个人史，心绞痛、心肌梗死的情况评估，患者的全身体格检查情况等。

（二）心功能分级

目前主要采用美国纽约心脏病学会（NYHA）提出的一项分级方案，主要是根据患者自觉的活动能力划分为四级（表17-1）。

表17-1　NYHA心功能分级

心功能	临床情况
I级	患者患有心脏病，但活动量不受限制，平时一般活动不引起疲乏、心悸、呼吸困难或心绞痛
II级	心脏病患者的体力活动受到轻度限制，休息时无自觉症状，但一般体力活动下可出现疲乏、心悸、呼吸困难或心绞痛
III级	心脏病患者的体力活动明显受限，低于平时一般活动即引起上述症状
IV级	心脏病患者不能从事任何体力活动，休息状态下就出现心衰的症状，体力活动后加重

（三）运动功能评定

1. **心电图运动试验**　以心电图为主要检测手段，并通过试验前、中、后心电图和症状以及体征的反应来判断心肺功能。平时心电图无明显改变的患者，逐步增加其运动负荷，一般采用运动平板、功率自行车、二级梯等运动试验，暂时增加患者的心肌负荷及耗氧量，可在心电图上出现心肌缺血的表现。

2. **超声心电图运动试验**　超声心电图可以直接反映心肌活动情况，从而揭示心肌收缩和舒张功能，还可以反映心脏内血流变化情况，从而有利于提供运动心电图所不能显示的重要信息。检查一般采用卧位踏车或活动平板方式。

3. **代谢当量测定**　代谢当量（metabolic equivalent，MET）是以安静、坐位时的能量消耗为基础表达各种活动时相对能量代谢水平的常用指标。MET 可由 VO_2max 推算而来，1MET 相当于耗氧量 3.5ml/(kg·min)，是能量代谢的另一种表达方式。MET 的最大优点是将人体所消耗的能量标准化，MET 与热量换算公式为：热量(卡)＝METs×3.5×体重(kg)÷200。从而使不同年龄、性别、体重的个体间得以进行比较(表 17-2)。

表 17-2　各项日常生活活动和职业活动的代谢当量

活动	METs	活动	METs
生活活动			
穿衣	2.0	步行 1.6km/h	1.5～2.0
站立	1.0	步行 2.4km/h	2.0～2.5
洗手	2.0	步行 4.0km/h	3.0
坐倚	1.2	步行 5.0km/h	3.4
淋浴	3.5	下楼	5.2
站立	1.0	上楼	9.0
自我料理			
坐位自己吃饭	1.5	铺床	3.9
穿、脱衣	2.5～3.5	扫地	4.5
上、下床	1.65	擦地	5.3
站立热水淋浴	3.5	拖地	7.7
职业活动			
秘书(坐)	1.6	焊接工	3.4
织毛衣	1.5～2.0	缝纫(坐)	1.6
写作	2.0	开车	2.8
娱乐活动			
打牌	1.5～2.0	桌球	2.3
有氧舞蹈	6.0	弹钢琴	2.5
跳绳	12.0	游泳(慢)	4.5
网球	6.0	游泳(快)	7.0
乒乓球	4.5	羽毛球	5.5

（四）行为类型评估

A 类型人具有工作主动、有进取心和雄心、有强烈的时间紧迫感，同一时间总是想做两件以上的事情，但往往缺乏耐心、易激惹、情绪易波动特点。此行为类型的应激反应较强烈，冠心病发生率相对较高。B 类型人具有平易近人、耐心、充分利用业余时间放松自己、不受时间驱使、无过强的竞争性的特点，冠心病发生率相对较低。

第三节　康复护理目标与措施

一、康复护理目标

国际上一般将冠心病康复治疗分为三期进行。

（一）Ⅰ期目标

Ⅰ期是指急性心肌梗死或急性冠脉综合征住院期康复。通过适当活动，减少或消除绝对卧床休息所带来的不利影响。

1. 低水平运动试验阴性，可以按正常节奏连续行走100～200m或上下1～2层楼而无症状和体征。

2. 运动能力达到2～3METs时，能够适应家庭生活，使患者理解冠心病的危险因素及注意事项，在心理上适应疾病的发作和处理生活中的相关问题。

（二）Ⅱ期目标

Ⅱ期是指患者出院后至病程的12周左右，即恢复初期。患者出院开始，至病情稳定性完全建立为止，时间为5～6周。Ⅱ期康复目标为保持适当的体力活动，逐步适应家庭生活，等待病情完全稳定，准备参加Ⅲ期康复锻炼。

1. 逐步恢复一般日常生活活动能力，包括轻度家务劳动、娱乐活动等。

2. 运动能力达到4～6METs，提高生活质量。对体力活动没有更高要求的患者可停留在此期。

（三）Ⅲ期目标

Ⅲ期是指病情处于较长期稳定状态。冠心病的康复重点放在此期。康复程序一般为2～3个月，自我锻炼应该持续终身。Ⅲ期康复目标为巩固Ⅱ期康复成果，控制危险因素，改善或提高体力活动能力和心血管功能，恢复发病前的生活和工作。

二、康复护理措施

（一）Ⅰ期康复护理措施

以循序渐进的方法增加活动量为原则，生命体征一旦稳定，无并发症时即可开始。康复护理方案很多，其基本原则是根据患者的自我感觉，尽量进行可以耐受的日常活动。此期活动一般在心脏科进行。

1. 心理护理 早期的心理康复护理是急性心肌梗死常识宣教先导和成功的保障。患者在突然心前区疼痛、胸闷等症状发作后，往往产生紧张、焦虑、恐惧感。护理人员和康复治疗师必须对患者进行医学常识教育，使其理解冠心病的发病特点、注意事项和预防再次发作的方法，减少患者的不适感和精神压力，促进患者心脏功能的恢复。

2. 呼吸训练 主要训练患者腹式呼吸。在吸气时鼓起腹部，让膈肌尽量下降；呼气时腹部收缩下陷，把肺的气体尽量排出。呼气与吸气之间要均匀连贯，可以比较缓慢，但是不可憋气。

3. 床上活动 活动一般从床上肢体活动开始，从不对抗地心引力开始，先活动远端肢体的小关节，强调活动时呼吸自然、平稳，无任何憋气和用力的现象时，再逐步过渡到抗阻运动。例如捏气球、皮球或拉皮筋等，吃饭、洗脸、刷牙、穿衣等日常生活活动可以早期进行。

4. 坐位训练 坐位训练是重要的康复起点，应该从康复训练的第1天就开始。开始坐时可以有依托，例如把枕头或被子放在背后，或将床头抬高。有依托坐的能量消耗与卧位相同，直立时心脏负荷低于卧位。当有依托坐适应之后，患者可以逐步过渡到无依托独立坐。

5. 床边站立与步行训练 先从床边站立开始，然后过渡到床边步行，以克服直立性低血压。在床边站立无问题之后，开始床边步行，以便在疲劳或不适时，能够及时上床休息。此阶段患者的活动范围明显增大，开始活动时最好进行若干次心电监护，要特别注意避免上肢高于心脏水平的活动，例如患者自己手举输液瓶上厕所。此类活动的心脏负荷增加很大，常是诱发意外的原因。

6. 保持大便通畅 鼓励患者适量摄入蔬菜、水果等高纤维素的食物，以利于排便，务必使患者大便保持通畅。卧位大便时由于臀部位置提高，回心血量增加，使心脏负荷增加，同时由于排便时必须克服体位所造成的重力，所以需要额外地用力。因此，在床边放置简易的坐便器，让患者坐位大便，其心脏负荷和能量消耗均小于卧床大便，也较容易排便。如果患者出现便秘，应该使用通便剂。有腹泻时也需要注意严密观察，因为过分的肠道活动可以诱发迷走神经反射，导致心律失常或心电不稳。

7. 上下楼梯　上下楼梯的活动是保证患者出院后在家庭活动安全的重要环节。下楼的运动负荷不大，而上楼的运动负荷主要取决于上楼的速度。必须保持非常缓慢的上楼速度。一般每上一级台阶可休息片刻，以保证呼吸平稳，没有任何不适症状。

8. 方案调整与监护　康复护理计划应遵循个体化原则，根据患者年龄、体质、心肌梗死部位和面积、病后心理反应等调整方案。如果患者在训练过程中没有不良反应，活动时心率增加10 次 /min，次日训练可以进入下一阶段。运动中，心率增加在 20 次 /min 左右，则需要继续同一级别的运动。心率增加超过 20 次 /min，或出现任何不良反应，则应该退到前一阶段运动，甚至暂时停止运动训练。为了保证活动的安全性，可以在心电监护下开始所有的新活动。在无任何异常的情况下，重复性的活动不一定要连续监护。

9. 出院前评估及计划制订　当患者能顺利达到训练目标，即连续步行 200m 无症状和无心电图异常后，在出院前应制订一个完整的家庭康复计划，包括康复训练内容、训练注意事项以及出现异常的急救知识等，以实施在家中的Ⅱ期康复。

（二）Ⅱ期康复护理措施

1. 运动训练　包括室内外散步、医疗体操（如降压舒心操）、太极拳、家庭卫生、厨房活动、园艺活动或在邻近区域购物、作业治疗等；活动强度应逐步达到最大耗氧量的 60%～80%；每次运动时间从 10min 开始逐步达到 60min（包括准备运动和整理运动在内）；训练频率逐步达到每周3～4 次。

2. 康复活动检测　康复活动应注意循序渐进，禁止过度用力，无并发症的患者可在家属帮助下逐渐用力，活动时不可有气喘和疲劳。所有上肢超过心脏平面的活动均为高强度运动，应该避免或减少，可以参考Ⅱ期康复程序（表 17-3）。训练时要注意保持一定的活动量，但日常生活和工作时应采用能量节约策略，比如制订合理的工作或日常活动程序，减少不必要的动作和体力消耗等，以尽可能提高工作和体能效率。

3. 每周需要门诊随访 1 次，出现任何不适均应暂停运动，及时就诊。

表 17-3　冠心病Ⅱ期康复参考方案

活动内容	第一周	第二周	第三周	第四周
门诊宣教	1 次	1 次	1 次	1 次
散步	15min	20min	30min	30min×2 次
厨房工作	5min	10min	10min×2 次	10min×3 次
看书或电视	15min×2 次	20min×2 次	30min×2 次	30min×3 次
降压舒心操	保健按摩学习	保健按摩 ×1 次	保健按摩 ×2 次	保健按摩 ×2 次
缓慢上下楼	1 层 ×2 次	2 层 ×2 次	3 层 ×1 次	3 层 ×2 次

（三）Ⅲ期康复护理措施

此期应以等张和节律性有氧运动为主，在确保安全的前提下，因人而异制订个体化的康复运动方案，循序渐进。

1. 运动方式　包括行走、慢跑、骑自行车、游泳、登山、瑜伽、医疗体操等有氧训练。

2. 运动量　运动量要达到一定的阈值才能产生训练效应。每周合理的总运动量应在

2 931～8 374kJ（相当于步行或慢跑 10～32km）。运动量＜2 931kJ 只能维持身体活动水平，而不能提高运动能力。运动量＞8 374kJ 则不增加训练效应。运动总量无明显性别差异。

合适运动量的主要标志：运动时稍出汗，轻度呼吸加快，但不影响对话，次日早晨起床时感舒适，无持续疲劳感和其他不适感。

运动量的基本要素为：运动强度、运动时间和运动频率。

（1）运动强度：运动训练所规定达到的强度称之为靶强度，可用心率、心率储备、最大摄氧量等方式表达。靶强度越高，产生心脏中心训练效应的可能性就越大。

（2）运动时间：指每次运动锻炼的时间。靶强度运动一般持续 10～60min。在额定运动总量的前提下，训练时间与强度成反比。运动强度小，可用延长运动时间来弥补。准备活动和结束活动的时间另外计算。

（3）训练频率：训练频率指每周训练的次数。国际上多数采用每周 3～5 天的频率。

3. 训练实施 每次训练都必须包括准备活动、训练活动和结束活动。

（1）准备活动：主要目的是预热，即让肌肉、关节、韧带和心血管系统逐步适应训练期的运动应激。运动强度较小，运动方式包括牵伸运动及大肌群活动，要确保全身主要关节和肌肉都有所活动。一般采用医疗体操、太极拳等，也可附加小强度步行。

（2）训练活动：指达到靶训练强度的活动，中低强度训练的主要目的是达到最佳外周适应。高强度训练的目的在于刺激心肌侧支循环生成。

（3）结束活动：主要目的是冷却，即让高度兴奋的心血管应激逐步降低，适应运动停止后血流动力学改变。运动方式可与训练方式相同，但强度逐步减小。

充分的准备与结束活动是防止训练意外的重要环节。训练时的心血管意外 75% 均发生在这两个时期。

（四）注意事项

1. 选择适当的运动，避免竞技性运动。
2. 感冒或发热后，要在症状和体征消失两天以上才能恢复运动。
3. 注意周围环境因素对运动反应的影响，包括寒冷和炎热气候要相对降低运动量和运动强度。
4. 穿戴宽松、舒适、透气的衣服和鞋。
5. 上坡时要减慢速度；饭后不做剧烈运动；运动后勿立即洗浴。
6. 运动时如出现胸部不适、无力、气短、骨关节疼痛，应停止运动，及时就医。
7. 训练必须持之以恒，如间隔 4～7 天以上，再开始运动时宜稍减低强度。

三、康复护理教育

1. 知识宣教 向患者及家属介绍冠心病的基本知识，生活行为与冠心病的相互影响关系，药物治疗的作用及运动疗法的重要性。

2. 生活指导 合理膳食，宜进食清淡、易消化、低脂、低盐饮食，多食富含维生素 C 和粗纤维的新鲜蔬菜和水果，控制体重。严禁暴食或过饱，可少食多餐，养成良好的饮食习惯。戒烟限酒，避免饮咖啡和浓茶，生活规律，保证充足睡眠。注意保暖，预防上呼吸道感染。

3. 用药指导 患者家中应备有如硝酸甘油、硝酸异山梨酯、速效救心丸等急救药物并随身携带，以便心绞痛或心肌梗死突发时自己或家人能及时取到，并立即舌下含服，病情不缓解可重复给药。

4. 定期随访 患者应学会自我检测血压，注意病情变化，坚持按医嘱服药，并定期到医院做健康检查。

5. 心理指导　可采取个人或小组形式进行咨询和教育。情绪波动过大或精神极度紧张，对心脏会产生不良的影响，教会患者处理应激的技巧和放松方法，保持情绪稳定，积极参加有利于身心健康的社会活动。

（余雪琴）

? 复习思考题

1. 简述冠心病的定义。
2. 简述冠心病的类型。
3. 简述冠心病的主要康复问题。
4. 简述冠心病康复训练的注意事项。
5. 简述冠心病的康复护理教育。

ER-17-3

扫一扫，测一测

第十八章　糖尿病的康复护理

掌握糖尿病的主要康复护理问题、康复护理措施；熟悉糖尿病的定义、康复护理评定方法；了解糖尿病的病因。

第一节　概　　述

一、定　　义

糖尿病（diabetes mellitus，DM）是一组由多病因引起的以慢性高血糖为特征的代谢性疾病，是由于胰岛素分泌和/或作用缺陷所引起。

临床上早期无症状，至症状期典型病例可出现多饮、多食、多尿、消瘦、疲乏无力等表现，即"三多一少"症状，主要有糖、蛋白质、脂肪、水及电解质等代谢紊乱。其特征为高血糖、糖尿、葡萄糖耐量降低及胰岛素释放异常，久病可引起多系统的损害，如神经、心脏、血管、眼、肾、足等组织的慢性进行性病变，导致功能缺陷及衰竭。病情严重时可发生酮症酸中毒、高渗性昏迷、乳酸性酸中毒而威胁生命。

糖尿病常易出现化脓性感染、尿路感染、肺结核等并发症。如能及早防治，严格持久性控制高血糖、高血压、高血脂，能明显减少慢性并发症，患者体力可基本正常。

随着经济的发展，城市化进程加快，人民生活水平明显提高，生活方式也发生了巨大的改变，肥胖和超重的比例大幅度增加。这些因素导致糖尿病的患病率不断增加，糖尿病已是仅次于心脑血管疾病、肿瘤的另一个危害人类健康的常见的重要慢性非传染性疾病。

二、病因及分型

糖尿病病因极为复杂，主要与遗传因素和环境因素有关，肥胖、感染、应激为常见诱因。

（一）1型糖尿病

1. 自身免疫缺陷　1型糖尿病患者血液中可查出多种自身免疫抗体，如谷氨酸脱氢酶抗体、胰岛细胞自身抗体等，可导致人体胰岛 β 细胞损伤，引起胰岛素分泌绝对不足。

2. 遗传因素　有家族史倾向，主要表现在人体第6对染色体的组织相容性抗原异常。

3. 病毒感染　相关病毒有柯萨奇 B_4 病毒、腮腺炎病毒、风疹病毒、脑炎病毒、心肌炎病毒等，通过直接损伤胰岛组织引起糖尿病。

（二）2型糖尿病

1. 遗传易感性　2型糖尿病比1型糖尿病具有更强的遗传倾向，由多基因变异引起。其发病也与营养过剩、中心性肥胖、体力活动不足以及应激、化学毒素等因素有关。

2. 胰岛素抵抗　胰岛素抵抗时,机体对一定量的胰岛素的生物学反应低于预计正常水平,脂肪组织对葡萄糖的摄取、利用或储存能力降低,糖异生增加。随病情进展,血糖不能恢复正常的基础水平,最终导致高血糖。

3. β 细胞功能缺陷　患者在早期可出现餐后低血糖,随病情进展,血糖逐渐增高,最终发展为空腹血糖增高。

4. 糖耐量降低和空腹血糖受损　目前认为,糖耐量降低和空腹血糖调节受损,均为糖尿病发病的危险因素。

（三）妊娠糖尿病

妊娠糖尿病与激素异常、遗传与肥胖有关,好发于妊娠第 24～28 周。胎盘产生的多种供胎儿生长发育的激素可以阻断母亲体内胰岛素的作用,引发糖尿病。近 30% 的妊娠糖尿病患者以后有可能发展为 2 型糖尿病。

（四）特殊类型糖尿病

特殊类型糖尿病是从不同水平上病因学相对明确的一些高血糖状态,如胰腺炎、库欣综合征等引起的高血糖状态。

案例分析

患者,女,67 岁,身高 158cm,体重 70kg,糖尿病病史 5 年。口服盐酸二甲双胍片（格华止）片,每次 1 片,每日 3 次。空腹血糖 5.8～6.2mmol/L,餐后 2h 血糖多在 7.8～8.2mmol/L,平时睡眠好。自认血糖控制较好,饮食控制尚可,主食每餐 50～75g,肉类每天 100～150g,不喜食蔬菜,喜欢炸虾片和糕点。目前血甘油三酯 7mmol/L,血胆固醇 9mmol/L,血压 156/92mmHg。

请问目前该患者存在的主要康复问题是什么?如何针对该患者实施康复护理?

第二节　主要康复问题及康复护理评定

一、主要康复问题

（一）生理功能障碍

糖尿病患者若长期血糖控制不佳,可导致心、脑、血管、眼、肾和神经的慢性并发症,使这些器官和组织发生功能障碍。

1. 糖尿病性心脏血管病变　主要由于冠状动脉粥样硬化而引起冠状动脉供血不足,导致无症状性心肌缺血、心绞痛或心肌梗死型冠心病,主要表现为心前区疼痛、心律失常、心电图特征性改变及心肌酶谱改变。

2. 糖尿病性脑血管病变　主要由脑动脉粥样硬化引起,临床上易继发脑梗死和脑出血,表现有运动障碍、言语障碍、认知功能障碍等。糖尿病性脑血管病变是糖尿病致死的主要原因之一。

3. 糖尿病视网膜病变　由于血糖长期升高,患者大多数合并不同程度的视网膜病变,轻则血管渗出导致视力模糊,重则继发视网膜脱离导致失明。

4. 糖尿病性肾病变　由于毛细血管间肾小球硬化,临床表现为蛋白尿、水肿、高血压,最终发展为肾衰竭。

5. 糖尿病神经病变　主要以周围神经病变最常见,通常表现为对称性,下肢较上肢严重,感觉神经较易受累,病情进展缓慢。早期表现为袜子或手套状肢体感觉异常,肢体疼痛;后期因为运动神经受累可出现肌力、肌张力减退甚至肌萎缩或瘫痪。自主神经也可受累,出现尿潴留、尿失禁及性功能障碍。

6.糖尿病足　由于下肢远端不同程度的周围血管病变和神经异常而发生踝关节或踝关节以下部位的皮肤溃疡、肢端坏疽或感染,形成经久不愈的溃疡,可深及肌腱并导致骨破坏,是创伤性截肢致残的主要原因。

(二)心理功能障碍

由于糖尿病是一种慢性疾病,需要长期的饮食控制、运动锻炼、频繁测血糖或注射胰岛素,严重影响患者的生活,并加重了患者的医疗经济负担。患者对失明、脑梗死、截肢等严重并发症的担心更是产生了沉重的精神心理负担。临床主要表现为焦虑、抑郁和躯体化症状群。

(三)日常生活活动及社会参与能力受限

患者常表现为疲乏、消瘦等,日常生活活动能力受到了一定的限制。治疗过程中患者易出现低血糖,因此给患者择业带来一定的限制,如职业驾驶员、高空作业人员、中夜班工作、重度体力劳动等。慢性并发症的出现会导致患者相应的功能障碍和生活能力的丧失,不同程度地影响患者的生活质量、劳动、就业和社会交往等能力。

二、康复护理评定

(一)血糖测定

空腹及餐后2h血糖升高,是诊断糖尿病的依据,多采用静脉血浆测定。详见表18-1。

表18-1　WHO糖尿病和中间型高血糖诊断标准

名称	诊断标准
糖尿病	空腹血糖≥7.0mmol/L(126mg/dl)或餐后2h血糖≥11.1mmol/L(200mg/dl)
糖耐量减低(IGT)	空腹血糖<7.0mmol/L(126mg/dl)且餐后2h血糖≥7.8mmol/L(140mg/dl)并<11.1mmol/L(200mg/dl)
空腹血糖异常(IFG)	空腹血糖6.1~6.9mmol/L(110~125mg/dl)且餐后2h血糖<7.8mmol/L(140mg/dl)

(二)靶器官损害程度评定

1.糖尿病性冠心病的评定　主要为心功能的评定。在运动状态下,对受试者的心肺功能进行综合评估。患者主要表现有心前区疼痛、心律失常、心电图特征性改变。运动负荷试验不仅可以判断患者心血管系统对运动的反应能力、患者的体力活动能力,还能筛查未诊断出的缺血性心脏病,也能指导糖尿病运动处方的制定。

2.糖尿病脑血管病变的评定　是糖尿病致死的主要原因之一,主要评定由脑血管病变引起的运动功能、言语功能、认知功能障碍的严重程度。

3.糖尿病性视网膜病变的评定　长期血糖升高的患者大多合并不同程度的视网膜病变,导致视力模糊,严重者继发视网膜脱离导致失明。可用检眼镜、荧光血管造影术及眼底光学断层扫描等方法进行检查。

4.糖尿病肾脏病变的评定　毛细血管间肾小球硬化症是糖尿病主要的微血管病变之一,临床表现为蛋白尿、水肿和高血压,严重者发展为肾衰竭,可根据肾功能和肾组织学检查确诊。

5.糖尿病周围神经病变的评定　包括运动神经、感觉神经和自主神经功能的评定。详细参考第十一章周围神经病损的康复护理评定。

6.糖尿病足溃疡的类型　糖尿病足溃疡分为神经性溃疡、缺血性溃疡、感染性溃疡。

(1)神经性溃疡:常见于反复受压部位,如跖骨头的足底面、胼胝的中央,伴有感觉的缺失或异常，局部供血良好。

（2）缺血性溃疡：多见于足背外侧、足趾尖部或足跟部，局部感觉正常，但皮肤温度低，足背动脉和/或胫后动脉明显减弱或不能触及。

（3）感染性溃疡：局部多有创面渗出和坏死组织。

（三）康复疗效评定

糖尿病康复治疗疗效的评价实际上与临床治疗疗效评价是一致的。糖尿病的控制目标对判断糖尿病康复治疗的疗效具有较好的参考价值（表18-2）。

表18-2　糖尿病的控制目标

	理想控制	较好控制	控制差
①血浆葡萄糖			
空腹（mmol/L）	4.4～6.1	≤7.0	>7
非空腹（mmol/L）	4.4～8.0	≤10.0	>10
②HbAlc（%）	<6.5	6.5～7.5	>7.5
③血脂			
总胆固醇（mmol/L）	<4.5	≥4.5	≥6.0
HDL-C（mmol/L）	>1.1	1.1～0.9	<0.9
甘油三酯（mmol/L）	<1.5	<2.2	≥2.2
LDL-C（mmol/L）	<2.6	2.6～3.3	>3.3
④血压（mmHg）	<130/80	130/80～140/90	≥140/90
⑤BMI（kg/m²）	男<25	男<27	男≥27
	女<24	男<26	男≥26

（四）心理功能评定

糖尿病患者的心理改变主要是对疾病相关知识的缺乏而产生的焦虑、抑郁等，一般选择相应的量表进行测试评定，如 Hamilton 焦虑量表（HAMA）、Hamilton 抑郁量表（HAMD）、简明精神病评定量表（BPRS）、症状自评量表（SCL-90）等。

（五）日常生活活动能力评定

可采用改良巴塞尔指数量表进行评定，高级日常生活活动能力（包括认知和社会交流能力）的评定可采用功能独立性量表（FIM）评定。

知识链接

糖尿病足的预防

1. 观察与检查　每天检查足部一次，注意趾甲、趾间及足底部位皮肤变化，有无胼胝、鸡眼、甲沟炎、甲癣、红肿、青紫、水疱、溃疡、坏死等，如发现异常及时处理。

2. 促进肢体的血液循环　冬天注意足部的保暖，避免长期暴露于寒冷或潮湿环境；每天进行适度的运动，以促进血液循环；经常按摩足部，由趾端向上按摩。

3. 选择合适的鞋袜　为避免足部受压，选择柔软、前头宽大的鞋子，透气散热性好的棉毛质地袜子；外出不可穿拖鞋，以免受伤。

4. 保持足部清洁　每天用温水清洁足部，脚趾缝之间要洗干净，擦干；趾甲不要剪得太短。

5. 预防外伤　不赤脚走路，以防刺伤；冬天使用电热毯或烤灯时谨防烫伤；对鸡眼、胼胝、脚癣及时治疗。

第三节　康复护理目标与措施

一、康复护理目标

1. 消除高血糖等代谢紊乱所引起的各种症状。
2. 纠正糖代谢紊乱，控制高血糖，使血糖降到正常或接近正常水平。
3. 纠正脂代谢紊乱及其他代谢异常。
4. 防治各种急、慢性并发症的发生和发展，减少患者的致残率和病死率。
5. 教育患者掌握糖尿病的防治知识、必要的自我监测能力和自我保健能力。
6. 改善糖尿病患者的生活质量，保持正常的心理。

二、康复护理措施

糖尿病康复治疗方案主要包括运动疗法、饮食治疗、药物治疗（口服降糖药、注射胰岛素等）、糖尿病健康教育、血糖自我监测以及心理治疗。前五项被称为糖尿病康复治疗的"五驾马车"，适用于各种类型的糖尿病患者，是目前最有效的治疗方法。

（一）运动疗法

主要适用于轻度和中度2型糖尿病患者，肥胖型是最佳适应证。病情稳定的1型糖尿病患者也可进行运动锻炼。

常采用有较多肌群参加的持续性周期性运动。可根据患者的年龄、兴趣选择简单易坚持的项目，如步行、慢跑、广播操、广场舞、太极拳、球类等活动。

制订运动方案前，对患者进行全面检查，详细询问病史，并进行血糖、血脂、血酮体、肝肾功能、血压、心电图、运动负荷试验，X线检查关节和足的。运动实施前后必须要有热身活动和放松运动。适当减少口服降糖药或胰岛素的剂量，以防发生低血糖。运动中如果出现胸痛或胸闷，应立即停止运动。

（二）饮食治疗

1. 控制总热量　饮食治疗是糖尿病治疗的基础，不论是1型糖尿病患者还是2型糖尿病患者都应尽早进行饮食治疗。应定时、定餐、定量，严格和长期执行，以便促进胰岛功能的恢复。成人糖尿病患者每天每公斤标准体重所需热量可用公式：标准体重（kg）＝［身高（cm）－105］×0.9，然后根据理想体重和工作性质，计算每日所需的总热量。

成人卧床休息状态下，每日每千克理想体重给予热量105～126kJ（25～30kcal）；轻体力劳动者为126～146kJ（30～35kcal）；中度体力劳动者为146～167kJ（35～40kcal）；重体力劳动者为167kJ（40kcal）以上。青少年、孕妇、乳母、营养不良和消瘦及伴有消耗性疾病者应酌情增加，肥胖者酌减，使者的体重逐渐控制在理想体重的±5%范围内。

2. 营养素热量分配　比较合理的饮食结构为：碳水化合物占饮食总热量的50%～60%；蛋白质占总热量的10%～15%；脂肪占总热量不超过30%。

3. 三餐热量分配　每日三餐分配为1/5、2/5、2/5或1/3、1/3、1/3；也可按四餐分配为1/7、2/7、2/7、2/7，按照患者的饮食习惯、用药情况及病情控制情况做必要调整。

4. 其他　每日饮食中食用纤维含量以不少于40g为宜。可增加患者的饱腹感，有助于减食减重，促进肠蠕动，有利于大便通畅。糖尿病患者应忌酒，饮酒可干扰血糖控制和饮食治疗计划的执行。糖尿病患者每日的食盐摄入量不应超过6g，有高血压者更应严格限制摄入量。

你如何指导患者饮食治疗？尝试列举出一天食谱。

（三）药物治疗

1. 口服降糖药物　2型糖尿病是进展性的疾病，为血糖控制达标，在临床上多数患者需药物治疗。目前常用的口服类降糖药物分为三类：促胰岛素分泌剂、胰岛素增敏剂和 α- 葡萄糖苷酶抑制剂。促胰岛素分泌剂可引起低血糖，后两类一般不引起低血糖。可根据病情选用一种或两种药物联合治疗。

（1）促胰岛素分泌剂：主要包括①磺酰脲类：如格列齐特，80～240mg/d；格列吡嗪 5～30mg/d 等，餐前服。②格列奈类：如瑞格列奈，每次 0.5～4mg；那格列奈，每次 120mg，餐前口服。

（2）胰岛素增敏剂：①双胍类：可选用二甲双胍，0.5～2.0g/d，餐后服用。②噻唑烷二酮类：罗格列酮，4～8mg/d，早晚服用。

（3）α- 葡萄糖苷酶抑制剂：临床常用的 α- 葡萄糖苷酶抑制剂有阿卡波糖、伏格列波糖等，与第一口饭同服。阿卡波糖的剂量一般为 150～300mg/d，伏格列波糖的常用剂量为 0.6mg/d，具体情况应视病情轻重而定。

2. 胰岛素治疗　短效胰岛素，3～4 次 /d，餐前 30min 皮下注射；中长效胰岛素，1～2 次 /d，早、晚餐前 30min 皮下注射；预混胰岛素，1～2 次 /d，早、晚餐前 30min 皮下注射。

技能要点

胰岛素注射方法

1. 普通胰岛素注射时间　饭前半小时皮下注射，鱼精蛋白锌胰岛素在早餐前 1h 皮下注射。注射胰岛素时，须先询问患者是否准备好进餐。

2. 普通胰岛素注射方法　长、短效胰岛素混合使用时，应先抽吸短效胰岛素，再抽吸长效胰岛素。

3. 胰岛素注射部位　应选皮肤松软处，如上臂外侧、臀部、大腿前及外侧、腰部、腹部均可，且按顺序轮流选择，注射部位要离开上次注射处至少 3cm，重复注射同一部位要间隔 8 周以上。

4. 胰岛素保存　胰岛素适合保存在冰箱的冷藏室内（2～8℃）。

ER-18-3

胰岛素的注射方法（视频）

三、康复护理教育

1. **健康教育**　使患者和亲属认识到糖尿病是终身疾病，治疗需持之以恒。

2. **预防诱发因素**　如精神紧张、情绪不稳定、过度劳累、低血糖频繁发作、饮食控制不当、药物使用不当等。

3. **饮食指导**　指导患者食用富含粗纤维食物，可以降低血浆胆固醇水平，降低营养素利用率，达到减慢糖的吸收、降低血糖的目的。

4. **心理护理**　由于糖尿病病程长，患者常会出现各种心理问题，影响患者情绪，要支持爱护和帮助患者，消除精神压力，提高对疾病的认识，增强信心。

5. **定期门诊复查**　定期检测空腹血糖、餐后 2h 血糖、尿微量白蛋白，检查眼底、心血管及神经系统功能状态。

6. 自我监测血糖　指导患者自我监测血糖，可为糖尿病患者本人和医务人员提供动态数据，可采用便携式血糖计监测血糖变化。

（冷成香）

？　复习思考题

1. 简述糖尿病的主要康复问题。
2. 简述糖尿病的康复护理目标。
3. 简述糖尿病的康复护理教育。
4. 简述糖尿病治疗方案中的"五驾马车"内容。

扫一扫，测一测

第十九章 高尿酸血症及痛风的康复护理

PPT 课件

知识导览

学习目标

掌握高尿酸血症及痛风的主要康复护理问题及康复护理措施；熟悉高尿酸血症及痛风的分类及康复护理评定方法；了解高尿酸血症及痛风的病因。

第一节 概 述

一、定 义

高尿酸血症（hyperuricemia，HUA）是由嘌呤代谢紊乱导致尿酸生成增多和 / 或排泄减少，使血液中尿酸浓度高出正常范围所致的一组异质性疾病，是痛风最重要的生化基础和最直接病因。

案例分析

患者董某，女，54 岁，因"反复趾指关节肿痛 10 年，加重 10 天"入院。患者 10 年前始无明显诱因下突发第一跖趾关节红肿热痛，以夜间发病多见，持续数天后自行缓解，未予足够重视，后渐累及趾指各关节，同时伴关节功能障碍，疼痛发作时不能屈伸，外院确诊为"痛风"。平时不规则服用小苏打片、别嘌醇等药物，患者关节肿胀渐为严重，关节畸形变硬。近 10 天来患者前述症状更为明显，疼痛难忍，故来本院要求住院治疗。辅助检查：白细胞 14.75×10^9/L，中性粒细胞 0.75，淋巴细胞 0.20，血红蛋白 99g/L，血尿酸 640μmol/L。

请问该患者的康复问题有哪些？如何进行康复护理？

随着我国人民生活水平的不断提高，高尿酸血症的患病率呈逐年上升趋势，患病率达 5%～23.5%。男性高于女性，近年来患病人群呈现年轻化趋势。南方和沿海经济发达地区较同期国内其他地区患病率高，可能与这些地区人们摄入较多含嘌呤高的海产品、动物内脏以及大量饮用啤酒等因素有关。

二、病 因

（一）饮食因素

高嘌呤饮食可使尿酸的合成增加，血尿酸浓度升高。含嘌呤量较高的食物有海鲜、动物内脏、浓的肉汤等。血尿酸值与饮酒量有密切关系，酒精饮料中嘌呤含量各有不同，白酒、普通黄酒、啤酒、陈年黄酒嘌呤含量依次升高。

（二）肥胖因素

肥胖的人易发生高尿酸血症和痛风，体重与高尿酸血症呈明显相关性。

（三）遗传因素

痛风有家族性发病倾向。一般认为，10%～35% 的痛风患者有家族史，直系亲属中 15%～25% 有高尿酸血症。原发性痛风是常染色体显性遗传病，但外显性不完全。

（四）相关疾病

高尿酸血症多与心血管疾病和代谢性疾病伴发，相互影响。

（五）药物因素

长期使用可能造成尿酸升高的治疗伴发病的药物，例如噻嗪类利尿药及袢利尿剂、烟酸、小剂量阿司匹林等。

（六）性别因素

高尿酸血症和痛风"重男轻女"，有文献报道称高尿酸血症发生的男女比例为 2∶1，痛风发病的男女比例为 20∶1，即 95% 的痛风患者是男性。这可能与男性赴宴、饮酒多，喜食富含嘌呤、蛋白质的食物有关。

（七）年龄因素

痛风发病年龄大多在 30～70 岁，目前发病在男性中有逐渐年轻化的倾向，女性的高发年龄在绝经后。

三、分　　类

（一）高尿酸血症

根据血尿酸水平和尿尿酸排泄情况分为三型。

1. 尿酸排泄不良型　尿酸排泄 <0.48mg/（kg·h），尿酸清除率 <6.2ml/min。

2. 尿酸生成过多型　尿酸排泄 >0.51mg/（kg·h），尿酸清除率 ≥6.2ml/min。

3. 混合型　尿酸排泄 >0.51mg/（kg·h），尿酸清除率 <6.2ml/min；尿酸清除率（Cua）= 尿尿酸 × 每分钟尿量 / 血尿酸。

（二）痛风

痛风可分为原发性痛风和继发性痛风两大类。

1. 原发性痛风　除 1% 左右的原发性痛风由先天性酶缺陷引起外，绝大多数发病原因不明。

2. 继发性痛风　由其他疾病如肾脏病、血液病所致，或由于服用某些药物、肿瘤放化疗等多种原因引起。

痛风主要是高尿酸血症和尿酸盐结晶沉积在关节滑膜、滑囊、软骨及其他组织中引起的反复发作性疾病。如痛风石性关节炎、痛风石沉积等，通常与高脂血症、高血压、2 型糖尿病、肥胖症、动脉粥样硬化、冠心病等疾病伴发，且与血管、心脏、肾脏不良预后密切相关，严重危害人类健康，甚至被视为继高血压、高脂血症和糖尿病"三高"之后的第四个危险因素。

第二节　主要康复问题及康复护理评定

一、主要康复问题

（一）关节疼痛

痛风患者最主要的就诊原因是关节痛，发作前可无先兆，典型发作者常于深夜被关节痛惊醒，进行性加剧，难以忍受。

（二）关节活动障碍

受累关节以拇趾、第一跖趾关节多见，其次为踝、手、腕、肘、足部。受累关节红肿灼热、皮肤紧绷、触痛明显、功能受限。可出现局部关节腔积液，关节畸形。

（三）痛风石

皮下痛风石和慢性痛风石性关节炎是长期高尿酸血症未获控制，大量的尿酸盐晶体沉积的结果。皮下痛风石为皮下隆起的大小不一的黄白色赘生物，皮肤表面菲薄，破溃后排出白色粉状或糊状物，经久不愈。慢性痛风石性关节炎常与皮下痛风石并存。关节内大量沉积的痛风石可造成关节骨质破坏、关节周围组织纤维化、继发退行性改变等，临床表现为持续关节肿痛、压痛、畸形、功能障碍。

（四）ADL 能力降低

由于关节肿胀、结构破坏、关节活动障碍等，常会造成患者不同程度的 ADL 能力降低。急性发病期表现更为明显，多于数天或 2 周内自行缓解，恢复正常。

（五）肾脏病变

血及尿中尿酸水平升高，大量尿酸结晶沉积于肾间质、肾小管、集合管等泌尿系统，会引起慢性尿酸盐肾病、尿酸性尿路结石、急性尿酸性肾病，可出现蛋白尿、夜尿增多、肾绞痛等症状。

（六）心理情绪变化

随着病情的进展，痛风发作次数逐渐增多，症状持续时间延长，甚至症状不能完全缓解，且受累关节和并发症逐渐增多，影响患者社会参与能力和生活质量，患者常表现为抑郁、焦虑等。

二、康复护理评定

（一）血尿酸增高的评定

正常嘌呤饮食状态下，非同日 2 次空腹血尿酸水平：男性 > 420μmol/L，女性 > 360μmol/L，可评定为血尿酸增高。有尿路结石症者则可有肾绞痛、血尿、血尿酸增高，尿液中尿酸排出量增多。

（二）痛风的评定

当前国内外有多个痛风评定标准，2015 年欧洲抗风湿病联盟（ACR）和美国风湿病学会（EULAR）制定的痛风分类诊断标准在临床应用较为广泛（表 19-1）。标准包含一个适用标准、一个确定标准和一个分类标准。①适用标准：至少发作过 1 次外周关节肿胀、疼痛或压痛的痛风疑似患者；②确定标准：在发作关节液、滑囊或痛风石中找到尿酸盐结晶者，可直接诊断为痛风；③分类标准：采用积分制诊断法，满足 8 分即可诊断为痛风。

表 19-1　2015 年 ACR/EULAR 痛风分类诊断标准

项目	标准	分类	得分
临床表现	受累关节	踝关节 / 足中段	1
		第一跖趾关节	2
	症状特征数目（个）：累及关节皮肤发红；疼痛关节无法触碰或受压；行走困难或受累关节无法运动	符合 1 项	1
		符合 2 项	2
		符合 3 项	3
	发病病程：发病至疼痛达峰时间 < 24h；症状缓解时间 ≤14d；两次发作之间完全缓解	单次典型发作	1
		反复发作	2
	痛风石	存在	4

续表

项目	标准	分类	得分
实验室指标	血清尿酸：患者未接受降尿酸治疗时，距离痛风发作＞4周（发作间歇期）时检测，若有条件建议多次检查，取最高值	6～8mg/dl	2
		8～10mg/dl	3
		≥10mg/dl	4
影像学	B超可见的双轨征，或双能CT的尿酸盐沉积	存在	4
	X线示痛风侵袭表现	存在	4

（备注：关节滑液未查及MSU晶体，扣2分；血尿酸水平＜4mg/dl，扣4分）

（三）影像学评定

急性发作期仅见受累关节周围非对称性软组织肿胀，反复发作的间歇期可出现一些不典型的影像学改变。B超：在关节软骨面均可见异常强回声，即"双轨征"，不管如何调整波束或角度均存在；假阳性的"双轨征"当探头调整角度后则会消失。双能CT：使用双能CT分别在80kV和140kV获取关节及关节外部位的尿酸盐沉积数据。X线：骨侵蚀，表现为骨质破坏，边缘硬化，边缘悬垂。

（四）MSU评定

关节滑液或痛风石抽吸物中发现并经鉴定为特异性单钠尿酸盐（MSU）晶体，是确诊痛风的"金标准"。对一些不典型的炎性关节炎，在关节滑液中查找MSU晶体更为必要。

（五）疼痛评定

疼痛常是痛风患者的主要主诉，可根据患者对其程度的描述，如轻度、中度、重度来评估，一般可通过视觉模拟评分量表（VAS）评定。

（六）步态异常评定

患者由于疼痛、肌肉力量减弱、畸形等原因造成跛行等异常步态。

第三节　康复护理目标与措施

一、康复护理目标

1. 快速控制急性关节炎症状，缓解关节疼痛，改善功能减退。
2. 避免诱发痛风的因素，调整饮食，降低尿酸，预防复发。
3. 维持关节的活动功能，增强关节稳定性。

知识链接

血尿酸控制目标

总体控制目标：血尿酸＜360μmol/L，对于有痛风发作的患者，血尿酸宜＜300μmol/L。干预治疗切点：血尿酸＞420μmol/L（男性），＞360μmol/L（女性）。

鉴于大量研究证实，血尿酸水平超过正常范围或者正常高限时，多种伴发症的发生风险增加。对于HUA合并心血管危险因素和心血管疾病者，应同时进行生活指导及药物降尿酸治疗，使血尿酸长期控制在＜360μmol/L。对于有痛风发作的患者，则需将血尿酸长期控制在300μmol/L以下，以防止反复发作。

二、康复护理措施

（一）一般护理

患者应注意劳逸结合，避免劳累过度，急性发作期应绝对卧床，抬高患肢，避免受累关节负重，休息至关节疼痛缓解72h后方可恢复活动，消除精神紧张，避免受寒，防止感染。

（二）饮食护理

1. 严格控制海鲜食品、动物内脏、浓肉汤等高嘌呤食物的摄入。

2. 限制高热量饮食及蛋白质的摄入量，适当增加不饱和脂肪酸的摄入量，以减少体内尿酸生成，促进尿酸的排泄。

3. 严禁酗酒和大量饮啤酒或暴食。

4. 多食碱性食物，多饮水，每天饮水2 000ml以上，可增加排尿量，有条件可饮用碱性电解水，有利于尿酸盐排出，防止尿酸盐结晶形成和沉积。

（三）疼痛的护理

观察疼痛的性质、部位、间隔时间，有无午夜因剧痛而惊醒；受累关节有无红、肿、热和功能障碍。抬高患肢，避免受累关节负重，可在病床上安放支架支托盖被，减少患部受压。

（四）运动护理

痛风急性发作缓解期和慢性痛风患者应坚持适量运动，对改善症状、防止超重和肥胖、预防和减少急性发作等均有良好作用。运动形式选择步行、慢跑、踏车、游泳、健身操等低、中强度有氧运动；运动时心率控制在100～110次/min；每次运动持续30～60min，每日1次或每周3～5次。受累关节若有局部温热和肿胀，尽可能避免活动。

（五）物理疗法

应用光、电、温热等物理因子治疗痛风已取得了较好的疗效。如紫外线、红外线照射可改善局部血液循环和新陈代谢，且有消炎、止痛和缓解肌肉挛缩作用；直流电离子导入（1%～2%碘化钾或硫酸钾或碳酸钾）有电刺激和药物的双重作用，可改善局部血液循环和营养代谢作用，有利于炎症消散和改善功能。局部蜡疗、泥敷、温包裹和全身温水浴、蒸汽浴、砂浴、矿泉浴等温热疗法，对改善血液循环和促进新陈代谢，以及缓解疼痛、解除肌肉挛缩和僵硬等均有较好疗效。

（六）中医疗法

针灸、按摩等治疗对改善血液循环、促进新陈代谢、缓解关节疼痛、解除肌肉挛缩等也有一定作用。

（七）用药指导

1. 指导患者正确用药，观察药物疗效，及时处理副作用。

2. **急性痛风**　以快速、安全地缓解关节疼痛和改善功能减退为主，常用秋水仙碱、非类固醇抗炎药、皮质类固醇和促皮质素等。

3. **慢性痛风**　以降低血尿酸水平为主，同时对慢性关节炎及可能并发的肾脏病变进行治疗。降低血尿酸水平的药物分为抑制尿酸生成药物（非布司他、别嘌醇）和促尿酸排泄药（丙磺舒、磺吡酮、苯溴马隆等），一般应从低剂量开始。

4. **药物综合治疗**　痛风患者常与肥胖症、高血压、高脂血症、糖尿病和冠心病等合并发生，在治疗痛风的同时需重视降血压、降血糖和调脂等药物综合治疗。

（八）心理护理

护理人员应有针对性地对患者进行心理干预和调适，及时消除患者各种不良情绪和心理压力，增强其战胜疾病的信心和主观能动性，给予关心和鼓励，同时转移注意力，如看电视、听广播等,让患者掌握痛风的有关知识和防治方法,保持乐观向上的良好心态,积极投入与配合完成各项康复治疗活动。

三、康复护理教育

1. 指导患者保持心情愉快　避免情绪紧张,生活要有规律,合理安排饮食、运动、休息,避免劳累、精神紧张、寒冷、感染等。

2. 教导患者严格控制饮食　饮食宜以低盐、低脂、低胆固醇饮食为主,食物宜清淡、少刺激。忌食含嘌呤多的食物,避免酗酒、过食、饥饿等。

3. 鼓励患者适度运动,并教导患者保护关节的技巧。如能用肩部负重者不用手提,能用手臂者不要用手指;交替完成轻重不同的工作,不要长时间进行重体力的工作。

4. 指导患者自我检查,定期门诊随访。

（冷成香）

? **复习思考题**

1. 简述高尿酸血症的分型。
2. 简述高尿酸血症的康复护理目标。
3. 简述高尿酸血症的饮食护理。
4. 简述高尿酸血症及痛风的康复护理教育。

第二十章 帕金森病的康复护理

ER-20-1

PPT 课件

ER-20-2

知识导览

学习目标

掌握帕金森病的主要康复护理问题以及康复护理措施；熟悉帕金森病的定义以及康复护理评定方法；了解帕金森病的病因。

第一节 概 述

一、定 义

帕金森病（Parkinson's disease，PD）又称震颤麻痹，是以静止性震颤、运动迟缓、肌强直和姿势步态异常为主要特征的一种神经系统变性疾病。

二、病因及发病机制

1. 神经系统老化 帕金森病主要见于老年人，40 岁以前发病十分少见。随着年龄的增长发病率增高，50 岁以上发病率为 500/10 万，60 岁及以上者明显增加，为 1 000/10 万。

2. 环境因素 发病与农作方式有关，长期接触杀虫剂、除草剂或某些工业化学品可能是帕金森病发病的危险因素。

3. 遗传因素 本病在一些家族中呈聚集现象，有报道 10% 左右的帕金森患者有家族史，多呈常染色体显性遗传。

目前认为，本病与黑质多巴胺能神经元变性缺失有关，黑质变性不能合成多巴胺，导致纹状体中乙酰胆碱（ACh）与多巴胺的功能失去平衡。多巴胺和乙酰胆碱作为纹状体中两种重要的神经递质系统，功能相互拮抗。两者维持平衡对基底节环路的活动起重要的调节作用。

知识链接

"帕金森病"名字的由来

1817 年，英国内科医生詹姆斯·帕金森博士发现一些老年人经常有手足震颤、身体发僵、行动迟缓等症状，称其为"震颤麻痹"。后来其他医生就逐渐用"帕金森病"来描述这种患者。为纪念詹姆斯·帕金森博士在该领域的杰出贡献，从 1997 年开始，将每年的 4 月 11 日定为"世界帕金森病日"，这一天正好是他的生日。

第二节 主要康复问题及康复护理评定

一、主要康复问题

（一）运动障碍

1. 静止性震颤 静止性震颤是帕金森病患者最常见的首发症状。早期出现在肢体远端，手部震颤多见，出现有规律的拇指对掌和手指屈曲的不自主震颤，类似"搓丸"样动作。震颤在静止时出现，紧张时加重，随意运动时减轻，睡眠时消失。震颤常影响患者的书写、持物、精细动作等，严重的丧失劳动力和生活自理能力。

2. 肌强直 肌强直多开始于一侧肢体，通常上肢先于下肢出现，可累及四肢、躯干、颈部、面部，主动肌和拮抗肌张力均增加。在对肢体关节被动运动时，似弯曲软铅管的感觉，故称为"铅管样强直"。运动时的阻力大小始终一致，不受被动运动速度和力量的影响。若肌强直与静止性震颤叠加，肢体被动运动时可感觉均匀的阻力中有断续停顿、似齿轮运动感，又称为"齿轮样强直"。面肌强直使面部表情呆板，双眼凝视和瞬目动作减少，呈现出"面具脸"。由于口、舌、腭、咽部肌肉运动障碍，常出现流涎。肌强直限制了帕金森患者的活动程度，在早期即出现明显的笨拙，晚期患者表现为全身肌肉僵硬。

3. 运动迟缓 由于肌肉强直，患者动作缓慢，随意动作减少，穿衣、翻身、进食、洗漱等日常动作完成困难，手指精细动作如系裤带、鞋带等很难完成。写字时笔迹颤动或出现越写越小的倾向，称为"写字过小征"。

4. 步态异常 早期行走时启动和终止均有困难，走路拖步，迈步时身体前倾，行走时步距缩短，上肢协同摆动的联合动作减少或消失。迈步后碎步、往前冲、越走越快，不能立刻停步，称为"慌张步态"。

5. 姿势不稳定 姿势障碍是帕金森病患者的一个特征性表现，这是导致患者行走中容易跌倒的主要原因。帕金森病患者肌张力的逐渐增高引起颈、躯干和肢体的屈曲性姿势，上臂保持在躯干的两侧，肘和腕轻度弯曲，与前冲或后冲相关的平衡缺失。患者缺乏正常的姿势反射，在起步时躯干、髋部不能协调地向前或左右摇摆而引起"僵步现象"。

（二）认知障碍

随着疾病的进展，认知功能损害会逐渐加重。视空间能力障碍是帕金森病患者最常见的认知功能障碍，早期即可出现，发生率高达93%，表现为观察问题能力下降。视觉记忆、视觉分析综合能力、视觉运动协调能力和抽象空间结合技能减退。抽象思维能力下降，洞察力及判断力差，理解和概括形成能力障碍，对事物的异同缺乏比较，言语表达及接受事物能力下降，以及学习综合能力下降等。

（三）语言障碍

由于帕金森病患者肌肉的强直和协调功能异常，多数患者逐渐出现语言障碍而影响正常交流。

1. 音量降低 患者说话时音量降低通常是帕金森病较早的症状，随着时间推移，音量严重降低至难以听见。

2. 语调减弱 在开始讲话时音量较强，而后逐渐衰减；声音维持在同一水平上，缺乏表情和重音变化。

3. 音质与语速变化 声音发颤或高音调或嘶哑等；语速快，从句子的开始到句尾吐字逐渐加速，无任何停顿。

（四）心理和精神障碍

震颤和渐进的运动迟缓导致患者在社会活动中的窘迫心理；异常的步态、易跌倒、语言和发音困难等将增加患者的精神压力；严重的残疾使患者害怕出现生活自理能力缺失；患者常表现出抑郁、幻觉、认知障碍、痴呆等表现。

（五）吞咽困难

帕金森病患者咽喉部肌肉运动功能障碍，易导致吞咽困难，表现为不能很快吞咽，进食速度减慢，食物在口腔和喉部堆积，当进食过快时会引起噎塞和呛咳。

（六）膀胱功能障碍

患者在疾病后期往往出现尿频、尿急、排尿困难、尿流减弱和夜间尿频等症状，对患者休息和心理都造成负担。

案例分析

患者张某，女，58岁，因"左侧肢体抖动2年、加重伴右上肢抖动1年"入院。患者于2年前无明显诱因出现左手抖动，静止时明显，活动时减轻，肢体肌力正常。后左手抖动逐渐加重，渐出现左下肢抖动，静止时明显，行走时正常。近1年来右手逐渐出现静止性抖动，且感到行走发僵，迈步困难，行走时呈小碎步，双臂垂于身体两侧。既往有高血压史5年，口服多巴丝肼治疗3年。服药早期症状控制较好，但近2个月来，上述症状明显加重，诊断为帕金森病而收入院治疗。

请问该患者存在哪些康复问题？应采取哪些康复护理措施？

二、康复护理评定

（一）运动功能障碍评定

1. Hoehn-Yahr分期　分为五期。

Ⅰ期：单侧身体受影响，功能减退很小或没有减退。

Ⅱ期：身体双侧或中线受影响，但没有平衡功能障碍。

Ⅲ期：受损害的第一症状是直立反射，当转动身体时出现明显的站立不稳或当患者两脚并立身体被推动时不能保持平稳。

Ⅳ期：严重的无活动能力，但患者仍可以自己走路和站立。

Ⅴ期：除非得到帮助，否则只能卧床或坐轮椅。

2. 异动症评分

（1）清醒状态下出现异动症的时间百分比（A）

0：无；

1：1%～25%；

2：26%～50%；

3：51%～75%；

4：76%～100%。

（2）异动症的严重程度评分（B）

0：轻微可见，不影响生活；

1：轻微影响生活；

2：中度残疾；

3：重度残疾。

总计分 =A+B

（二）认知功能评定

应用视觉形状辨别测验、线方向判断测验、人面再认测验、视觉组织测验等评估视空间能力；采用韦氏记忆量表评价病人的记忆力和智力。

（三）言语功能评定

评定言语障碍主要是通过交流、观察、使用通用的量表以及仪器检查等方法，了解被评者有无语言障碍，判断其性质、类型及程度。

（四）精神和心理障碍评定

1. 常用的智力测验量表　有简明精神状态检查法和韦氏智力量表。

2. 情绪评定　最常见的消极情绪主要有抑郁与焦虑。

（1）常用抑郁评定量表：Beck 抑郁问卷、自评抑郁量表、抑郁状态问卷及汉密尔顿抑郁量表。

（2）常用焦虑评定量表：焦虑自评量表、汉密尔顿焦虑量表。

（五）吞咽困难评定

1. 反复唾液吞咽测试　患者坐位，检查者将手指放在患者的喉结及舌骨处，观察 30s 内患者吞咽次数和活动度（即观察喉结上下移动状况），正常吞咽环甲骨（喉结）可上下移动 2cm，约滑过一指距离。高龄患者 30s 内完成 3 次即可。对于患者因意识障碍或认知障碍不能听从指令的，反复唾液吞咽测试执行起来有一定的困难，这时可在口腔和咽部用棉棒冰水做冷刺激，观察吞咽的情况和吞咽启动所需要的时间。

2. 饮水试验　患者坐位，像平常一样喝下 30ml 的温水，然后观察和记录饮水时间、有无呛咳、饮水状况等。

第三节　康复护理目标与措施

一、康复护理目标

1. 促进四肢关节的充分运动，预防挛缩。
2. 改善运动的速度、灵巧性及协调能力。
3. 增强姿势的稳定性，提高患者对平衡障碍的感知。
4. 步态训练，增加灵活性。
5. 增强日常生活活动能力，维持和改善耐久力，教会患者能量保存的技术。
6. 帮助患者对慢性残疾进行心理调整和生活方式的修正。

二、康复护理措施

（一）运动功能训练

运动锻炼的目的是防止和推迟关节强直与肢体挛缩。根据患者的病情尽量鼓励自行进食、穿衣，提高平衡协调能力，增强主动运动。

1. 头颈部运动　头后仰、左右旋转、左右侧屈、下颌前伸等训练。

2. 面部训练　鼓腮、噘嘴、龇牙、伸舌、吹气等训练，以改善面部表情和吞咽困难现象。

3. 上肢运动　双上肢上举、外展运动；双上肢左右交叉屈伸；交替拍打对侧肩部；双手上举向后在背部，左手抓住右肘，右手抓住左肘，身体向两侧弯曲。

4. 手部运动　交替握拳、松拳；对指、分指。

5. 下肢运动　原地反复起立、高抬腿踏步、下蹲练习；步行时让患者精神放松，尽量迈大步向前走，背部挺直，摆动双臂，目视前方，维持平衡。

（二）认知功能训练

认知功能障碍常常给患者带来许多不便，所以认知训练对患者的全面康复极其重要。详细请参照第八章颅脑损伤的康复护理。

（三）语言功能训练

1. 音量的训练　目的是增加吸气的频率，限制呼气时所讲出的单词数量。正常的讲话是在中间适当的时候有停顿呼吸，而帕金森病患者对呼吸肌肉活动控制的能力降低，使得在单词之间就停顿，做频繁的呼吸，训练时要求患者在停顿呼吸前采用常规的组词方式讲完一定数量的单词。如首先深吸气，再分别讲出下列词语的每一个字：读 / 一本 / 书、刷 / 牙、刀 和 / 叉、高兴 / 得 / 跳、理 / 想、一帮 / 男孩。注意每次读说词组前先吸气并做短暂的停顿。

2. 音词的训练　①每次发音前先吸气，然后发"啊"或"de, po"音，从轻柔逐渐调高声音至最大，重复数次。②在不同声级水平上重复一些简单的词语。③连续讲下列词语两遍，第一遍音稍低，第二遍声音大而有力：安静 / 安静、别动 / 别动、走远点 / 走远点。④练习读句子，注意句中的疑问词、关键词等要重复读。

3. 清晰发音锻炼　①舌运动练习：舌头重复地伸出和缩回；舌头在两嘴角间尽快地左右移动；舌尖环绕上下唇快速做环形运动；舌头伸出尽量用舌尖触及下颌，然后松弛，重复数次；尽快准确地说出"拉—拉—拉""卡—卡—卡""卡—拉—卡"，重复数次。②唇和上下颌的练习：缓慢地反复做张嘴闭嘴动作，上下唇用力紧闭数秒钟，再松弛；尽快地张嘴和随之用力闭嘴，重复数次；尽快地说"吗—吗—吗—吗……"，休息后再重复。

（四）精神和心理障碍的训练

帕金森病患者早期多有抑郁，回避人际交往，拒绝社交活动，沉默寡言，闷闷不乐。随着病程延长，病情进行性加重，患者丧失劳动能力，生活自理能力也逐渐下降，会产生焦虑、恐惧甚至绝望心理。护士应细心观察患者的心理反应，注意倾听他们的心理感受，与患者讨论身体健康状况改变所造成的影响，及时给予正确的信息和引导，使其能够接受和适应自己目前的状态并能设法改善。鼓励患者尽量维持过去的兴趣与爱好，多与他人交往。指导家属关心体贴患者，创造良好的亲情氛围，减轻他们的心理压力。

（五）吞咽困难训练

1. 指导患者进行如鼓腮、伸舌、噘嘴、龇牙、吹吸等面肌功能训练，可以改善面部表情和吞咽困难，协调发音。

2. 进食或饮水时保持坐位或半卧位，注意力集中，并给予患者充足的时间和安静的进食环境。

3. 对于流涎过多的患者可使用吸管吸食流质。

4. 对于咀嚼能力和消化功能减退的患者应给予易消化、易咀嚼的细软、无刺激性软食或半流食，少量多餐。

5. 对于咀嚼和吞咽功能障碍者应选用稀粥、面片、蒸蛋等精细制作的小块食物或黏稠不易反流的食物，并指导患者少量分次吞咽。

6. 对于进食困难、饮水反呛的患者要及时给予鼻饲，并做好相应护理，防止经口进食引起误吸、窒息或吸入性肺炎。

（六）膀胱功能障碍的训练

对于尿潴留者指导精神放松，腹部按摩、热敷以刺激排尿，必要时给予导尿。应注意皮肤护理，必要时留置导尿，并应注意正常排尿功能重建的训练。

三、康复护理教育

1. 用药指导　告知患者及家属本病需要长期或终身服药治疗，让患者了解常用的药物种类、用法、用药注意事项、疗效及不良反应的观察与处理。

2. 康复训练　向患者及家属介绍康复治疗措施，充分认识康复的作用，鼓励患者持之以恒，坚持康复训练，适当参加运动和体育锻炼，做力所能及的家务劳动等，以延缓身体功能障碍的发生和发展，提高生活质量。

3. 照顾者指导　患者疾病病程长达数年，家庭成员身心疲惫，经济负担加重，易产生无助感。医护人员应关心患者家属，倾听他们的感受，理解他们的处境，尽力帮他们解决困难，走出困境，以便给患者更好的家庭支持。

4. 皮肤护理　患者因震颤和不自主运动，出汗多，易造成皮肤破损和继发皮肤感染，应勤洗勤换，保持皮肤卫生。

5. 安全护理　指导患者避免进食带骨刺的食物和使用易碎的器皿。外出时需人陪伴，防止受伤等意外发生。尤其是精神智能障碍者，其衣服口袋内要放置写有患者姓名、住址和家属联系电话的"安全卡片"，或佩戴手腕识别牌，以防丢失。

（何海艳）

❓ 复习思考题

1. 简述帕金森病的定义。
2. 帕金森病有哪些运动功能障碍？
3. 帕金森病有哪些语言功能障碍？
4. 简述帕金森病的康复护理目标。
5. 简述帕金森病的吞咽困难训练。

ER-20-3

扫一扫，测一测

第二十一章　阿尔茨海默病的康复护理

学习目标

掌握阿尔茨海默病的主要康复护理问题及康复护理措施；熟悉阿尔茨海默病的康复护理评定方法；了解阿尔茨海默病的病因及临床分期。

第一节　概　述

一、定　义

阿尔茨海默病（Alzheimer disease，AD）又称老年性痴呆，是由于各种原因所致脑功能障碍引起的获得性和持续性智能障碍综合征，是老年期出现的慢性、渐进性精神衰退疾病。主要临床症状为痴呆综合征。其智能损害主要包括记忆、语言、视空间能力、应用、辨认、执行功能及计算力等认知功能损害，而且在智能衰退过程中可伴发情感或行为学症状。这些功能障碍会导致患者的日常生活、社会交往和工作能力明显减退，并出现人格和行为改变。

二、病　因

目前该病病因尚不明确，与其发病有关的因素可能有遗传、慢性病毒感染、自身免疫功能障碍、铝中毒等。本病随年龄增加发病率有增高趋势。几乎 60 岁以上的老年人年龄每增加 5 岁，患病率将增加 1 倍。在 80 岁以上人群中发病率可高达 20%。本病严重影响老年人的生活质量并增加了家庭社会负担。

三、临 床 分 期

本病起病隐匿，老人及其家属均不能追溯到准确的起病日期。病程进展缓慢，整个病程经历 5 年以上，甚至达 7～11 年之久，难以缓解或终止进展。根据病情演变，临床大致分为遗忘期、混乱期、痴呆期三个阶段。

（一）第一阶段（遗忘期）

1. 记忆力减退　常是本病的首发症状，尤其对近期发生的事情记忆下降，不能学习和保留新信息。例如常常忘记刚说过的话、做过的事和存放的东西。

2. 语言能力下降　早期一般社交性语言能力相对保持较好，随着病情发展，可出现找词困难，表达复杂思维内容的语言能力降低，严重时无法进行深层次的思想交流，甚至出现孤立性失语。

3. 视觉空间感知障碍　患者表现为看地图、画钟表、搭积木等空间识别或空间性操作无法完成。在日常生活中，有明显穿衣困难，不能判断衣服上下、左右和前后，日常生活能力减退。

失认症患者通常不能阅读,不能辨别物品、亲友,空间定向不良,易于迷路。

4. 情绪改变 情绪不稳,易激惹,情感较幼稚,或呈童样欣快,有时出现抑郁、偏执、急躁、缺乏耐心、易怒等。

5. 人格改变 如主动性减少、活动减少、孤僻、自私、对周围环境兴趣减少、对人缺乏热情,敏感多疑。病程可持续1~3年。

(二)第二阶段(混乱期)

此期是本病护理照管中最困难的阶段,多在起病后的2~10年。

1. 认知能力减退 患者大脑皮质的功能明显受损,认知能力进一步减退,完全不能学习和回忆新事物,远事记忆受损,注意力不集中,判断力差,不能正确处理生活工作中的问题,大事被忽略、小事纠缠不清,工作能力下降。书写困难,甚至不能写出自己的名字。

2. 定向力丧失 患者常去向不明或迷路。

3. 人格改变 患者兴趣更加狭窄,对人冷漠,甚至对亲人漠不关心,言语粗俗,无故打骂家人,缺乏羞耻感和伦理感,行为不顾社会规范,不修边幅,不知整洁,将他人之物据为己有,争吃抢喝类似孩童,随地大小便,甚至出现本能活动亢进,当众裸体,发生违法行为。

4. 行为紊乱 如精神恍惚,无目的性翻箱倒柜,爱藏废物,视作珍宝,怕被盗窃,无目的徘徊、出现攻击行为等。

5. 日常生活能力下降 如洗漱、梳头、进食、穿衣及大小便等需别人协助。

(三)第三阶段(痴呆期)

此期多在发病后8~12年。

1. 丧失认知能力 生活完全不能自理,起居生活依赖家人照顾,二便失禁。

2. 无自主运动 患者缄默不语,植物人状态。常因吸入性肺炎、压疮、泌尿系感染等并发症而死亡。

第二节 主要康复问题与康复护理评定

一、主要康复问题

(一)记忆障碍

记忆障碍主要为学习新信息能力缺陷,不能准确回忆以前学会的东西,患者表现出遗忘、行为重复、容易错放物品等。

(二)计算与理解能力减退

首先是计算困难,此后逐渐发展为理解能力受损、判断力差、概括等能力丧失,表现出组织、计划和制订策略困难。

(三)语言障碍

词汇量减少,交流时患者往往很难找到合适的词汇,有时词不达意,不能参与交谈,不能理解他人提出的问题等。

(四)视空间损害

视空间损害表现为环境定向力障碍,不能绘画或复制图案,严重时容易迷路。进行韦氏智力测验时患者的视空间能力测验得分最低,如方块造型。

(五)心理和行为障碍

患者出现行为举止改变,坐立不安、动作散漫、焦虑、多疑、易激惹、伤人毁物、攻击性行为、偷窃、失眠等。

案例分析

　　患者李某，男，70岁，退休前为教师。近两年出现记忆力衰退、注意力下降，但对物品、声音、形状以及气味等具有较好的识别能力。患者于1个月前到医院以记忆障碍就诊。头颅CT检查显示轻度脑萎缩。近1个月无焦虑、抑郁等精神障碍，配合度良好。诊断为阿尔茨海默病。

　　针对该患者的情况，需进行哪些方面的康复护理评定及康复护理指导。

二、康复护理评定

（一）痴呆筛选量表

　　简易精神状态检查量表（mini mental state examination，MMSE）是国内外最普及、最常用的痴呆筛查量表。MMSE共包含19个大项，30个小项。项目1～5项为时间定向感；6～10为地点定向感；项目11为语言即刻记忆能力，包括3小项；项目14评定物品命名能力，包括2小项；项目15评定语言复述能力；项目16评定阅读理解能力；项目17评定语言理解能力，包括3小项；项目18检测表达能力；项目19检测描图能力。评定时，测试者要直接询问被试者，并选择安静无干扰的地方进行。

（二）记忆功能评估

　　临床上，阿尔茨海默病患者认知障碍首发表现为记忆功能障碍，临床常使用韦氏记忆量表（Wechsler memory scale，WMS）。该表是应用较广的成套记忆测验，也是神经心理测验之一。共有10项分测验，分测验A～C测长时记忆，D～I测短时记忆，J测瞬时记忆，MQ值表示记忆的总水平。

（三）注意力评估

　　根据参与器官的不同可以分为听觉注意、视觉注意等。下面介绍几种视觉、听觉和声觉注意测试方法。它们不是成套测验，可根据临床需要选用。

　　1. 视觉评估　　包括视跟踪、形态辨认以及删字母测试。

　　（1）视跟踪：要求患者目光跟随光源做左、右、上、下移动。每1个方向记1分，正常为4分。

　　（2）形态辨认：要求患者临摹画出垂线、圆形、正方形和A字各1个。每项记1分，正常为4分。

　　（3）删字母测试：要求患者用笔以最快速度划去字母列表中的两个指定字母。100s中划错1个为注意有缺陷。

　　2. 听觉注意　　包括听认字母测试、背诵数字以及词辨认。

　　（1）听认字母测试：在60s内以每秒1个字母的速度念无规则排列的字母给患者听。其中有10个为指定的同一字母，要求患者听到此字母时举手，举手10次为正常。

　　（2）背诵数字：以每秒1个数字的速度念一列数字给患者听，念完后要求患者立即背诵。从两位数开始至不能背诵为止，背诵少于5位数为不正常。

　　（3）词辨认：向患者放送一段短文录音，其中有10个为指定的同一词，要求受试者听到此词时举手，举手10次为正常。

　　3. 声辨认　　包括声音辨认和在杂音背景中辨认词。

　　（1）声音辨认：向患者放送一段有嗡嗡声、电话铃声、钟表声和号角声的录音，要求患者听到号角声时举手。号角声出现5次，举手少于5次为不正常。

　　（2）在杂音背景中辨认词：测验内容及要求同上述听觉注意的"词辨认"，但录音中有喧闹集市背景等。举手少于 8 次为不正常。

（四）失认症评估

失认症是指丧失了对物品、人、声音、形状或者气味的识别能力。

1. 单侧忽略 单侧忽略是指患者对脑损害部位对侧一半的身体和空间内的物体不能辨认的症状。常用的评定方法如下：

（1）平分直线：患者在一张白纸上画一条横线，让患者用一垂线将其分为左右两段，如果画的垂线明显地偏向一侧，即为阳性。

（2）看图说物：用一张由左至右画有多种物品的图片，让患者看图说出物品的名称。如果漏说一侧的物品，甚至因对一个物品的半侧的失认而说错，即为阳性。

（3）绘图：患者先在纸上画一个人、房子或一朵花，然后让患者去模仿着画。如果画出来的缺少一半，或者明显偏歪，即为阳性。也可以让患者模仿画一个钟表，如果只画钟表的一半，或者将钟表 1～12 的时间数字集中在一侧，即为阳性。

（4）删字：将一组阿拉伯数字放在患者面前，让其用笔删去指定的数字（如 1 和 4），如仅删去一侧，另一侧未删，即为阳性。

2. 触觉失认 是指患者虽然触觉、温度觉、本体感觉功能正常，但不能通过手触摸的方式来辨认物体的形态。评估方法如下：在患者面前放置各种物品，如球、积木块、硬币、铅笔等。先让患者闭眼，用手认真触摸其中一件，辨认是何物，然后放回桌面。再睁开眼，从物品中挑出刚才触摸过的物品，能在适当的时间内将所有物品辨认清楚者为正常。

3. 疾病失认 患者否认自己有病，对自己的病漠不关心，主要依靠临床患者的表现进行评定。

4. 视觉失认 患者对所见的物体、颜色、图面不能辨别其名称和作用，但经触摸或听到声音或嗅到气味，则能正确说出。评估方法如下：

（1）形状失认：取图形为三角形、菱形的塑料块各两块，杂乱地混放于患者面前，让其分辨，辨认不正确者为阳性。

（2）物品失认：将多种东西混放在一起，其中有同样的物品，让患者将同样的物品挑选出来，能够正确完成者为正常，不能完全挑出来的为异常。也可将梳子、牙刷、钢笔、硬币、手表等日常生活用品摆放在一起，患者说出物品名称或模仿使用动作，选出相应的物品，能在适当的时间内正确完成的为正常，反之为异常。物品的分类检查是将多种物品混放在一起，让患者根据物品的形态、材料、颜色、用途等进行分类。能在适当的时间内正确完成为正常，反之为异常。

（3）颜色失认：给患者一张绘有苹果、橘子、香蕉的无色图形，让患者用彩色笔在每张图上描上相应的颜色，完成不正确的为阳性。

（五）失用症评估

失用症评估是指在运动、感觉、反射均无异常的情况下，患者不能完成某些以前通过学习而会用的动作。其评价方法如下：

1. 结构性失用 可以通过用笔画空心十字试验和用火柴棍拼图试验两种方法来进行检查评价。①画空心十字试验是给患者纸和笔，让他照着一个"十"字画一个空心"十"字的图形。如果不成空心、边缘歪扭、形状怪异则为阳性。②用火柴棒拼图试验是由检查者用火柴棒拼成各种图形，让患者照样复制，不能完成者为阳性。

2. 运用性失用 检查以下 4 个方面的动作：①面颊：吹火柴；②上肢：刷牙、钉钉子；③下肢：踢球；④全身：做拳击姿势、正步走。评定标准为正常、阳性和严重损伤。正常：即使没有实物也可以根据描述和指令完成动作；阳性：只有在给一实物的情况下才能完成大多数动作；严重损伤：即使给一实物也不能完成指定的动作。

3. 穿衣失用　穿衣失用表现为对衣服部位辨认不清，因而不能穿衣。评估时让患者给自己穿衣、系扣、系鞋带，如对衣服的正、反、左、右不分；手穿不进袖子；系扣、系鞋带困难者为阳性，不能在合理时间内完成指令者亦为阳性。

4. 意念性失用　意念中枢受损时，不能产生运动的意念，此时即使肌力、肌张力、感觉、协调能力正常也不能产生运动，称为意念性失用。特别是对复杂精细的动作失去应该有的正确观念，致使各种动作的逻辑混乱。评定可进行活动逻辑试验，如果患者动作的顺序错乱则为阳性。

5. 意念运动性失用　意念中枢与运动中枢之间的联系受损时，运动的意念不能传达到运动中枢，因此患者不能执行运动的口头指令，也不能模仿他人的动作。但由于运动中枢对过去学会的运动仍有记忆，有时能无意识地、自主地进行常规的运动，但有意识的运动则不能。如给他牙刷时他能自动去刷牙，但告诉他去刷牙时，他却又不能去刷牙。评定时可以让患者按口头命令动作，让患者执行检查者的口头动作指令，不能执行者为阳性。

第三节　康复护理目标与措施

一、康复护理目标

1. 控制症状，减轻患者认知功能损害，延缓疾病发展进程。
2. 纠正异常的精神行为，改善情感障碍，提升社交技能。
3. 力争控制或延缓病情的发展，最大限度地提高生活质量。

二、康复护理措施

（一）安全护理

阿尔茨海默病患者感觉迟钝，行动不方便，要防止烫伤、跌伤、自伤等意外伤害，保证患者安全。不要让患者单独外出，给患者衣服上缝上患者和家属姓名、年龄、家庭住址和联系电话，以免迷路走失，防止意外发生。

（二）饮食护理

餐具最好选用不易破损的不锈钢制品，不要让老人用刀叉进食，食物清淡，切成小块，方便入口，易咀嚼消化。进食必须有人照护，每次吞咽要确保食物全部咽下，以免患者噎食和呛入气管。

（三）皮肤护理

由于患者自理能力缺陷，要经常观察患者身体各部分血液循环、排泄等情况，保持患者皮肤清洁，注意定期给卧床患者翻身、拍背，预防压疮发生。

（四）睡眠护理

为保证患者良好的睡眠，各种治疗护理应尽可能集中在白天，以免打扰患者睡眠，同时保持病房通风良好，灯光柔和，温湿度适宜。

（五）心理护理

经常与患者对话，锻炼患者的语言能力和思维能力，语速缓和，态度和蔼，让患者感到亲切，通过语言、动作、情景等信息交流手段给患者鼓励安慰，增强其生活的信心。

（六）用药护理

患者由于记忆力减退、健忘，其口服药物要妥善管理。服药时要送药到口，看着患者服下，并观察药物不良反应,以便及时告知医生处理。

(七)康复护理训练

1. 记忆力康复训练　护士及患者家属要经常与患者进行回忆性交流,反复训练患者记忆居住的环境、物品的放置、周围的人和事物,可使他们的心情变得愉悦,语言也会变得较流畅,能够改善患者的记忆状况。

(1)视觉记忆:先将3~5张绘有日常生活中熟悉物品的图片卡放在患者面前,给患者5s的时间记忆卡片上的内容,看后将卡片收回,请患者叙述卡片上物品的名称,反复数次,加深记忆。根据患者病情的程度,降低或者增强记忆训练的难度,减少或增加图片的数量。

(2)地图作业:在患者面前放一张大的、上面有街道和建筑物而无文字标明的城市地图,告诉患者先由护士用手指从某处出发,沿其中街道走到某一点停住,让患者将手指放在护士手指停住处,从该处找回到出发点,反复10次,连续两日无错误,再增加难度,如设置更长的路程、绕弯更多等。

(3)彩色积木块排列:用6块2.5cm×2.5cm×2.5cm的不同颜色的积木块和一块秒表,以每3s一块的速度向患者展示木块。展示完毕,让患者按护士所展示的次序展示积木块,正确的记"+",不正确的记"-",反复10次,连续两日均10次完全正确时,加大难度进行增多木块数或缩短展示时间等。

(4)缅怀治疗:"缅怀"是一种适用于治疗老年痴呆症及老年抑郁症的方法。可以老幼共聚,不局限于同龄人,可用不同形式进行,包括个别回想、与人面谈、小组分享、展览及话剧等。

知识链接

缅怀治疗是利用患者所拥有的记忆作媒介,去鼓励患者与他人沟通及交往。由于远期记忆是一些实在的材料,患者可以在没有心理压力的情况下抒发自己的意见及情感。一般缅怀活动会引发开心或不快的回忆。在分享过往光辉岁月及成就时,患者的个人尊严得以维持,有助于重新肯定自己,而朋友的分享也给予一个学习和认同的机会,使自己得到更大的支持去面对目前或将来。合适的"缅怀"活动有助于增强患者的生活满足感,降低抑郁及提高生活质量。

---

2. 时间感训练　给患者一块秒表,让患者按护士口令启动并于10s内由患者自动停止它。然后将时间由10s逐步延长至1min。当误差小于1~2s时改为不让患者看表,启动后让患者心算到10s时停止。然后将时间延长,到2min时停止。误差应不超过每10s有1.5s,即30s时允许范围为[30±(3×1.5)]s。当误差不超过比值时再改为一边与患者交谈一边让患者进行同上训练,让患者尽量控制自己不受交谈影响而分散注意力。

3. 解决问题能力的训练　解决问题的能力涉及推理、分析、综合、比较、抽象、概括等多种认知过程的能力。简易的训练方法如物品分类:给患者一张列有30项物品名称的清单,要求患者按照物品的共性进行分类,如家具、食物、衣服等类别。如果患者有困难,可给予适当帮助。训练成功后,可增加分类的难度,如将食物细分为植物、动物、奶类、豆制品等。培养生活情趣,在日常生活中适当让他们做一些洗碗、打扫卫生、递送东西等简单家务,即使做得不规范,也要尽可能让他们去做,以维持各种功能。

4. 定向能力训练　应反复给予患者对于环境的定向练习,随时提醒患者产生正确的时间、地点、人物的概念,减少因定向力错误而引起的不安;在患者的房间内应有大而明显的标志,大指针的时钟有助于患者对时间定向力的认识;将患者置于人群集体之中,通过加强接触而减少其孤独的感觉，最终可能使失用的神经通路再次促通。

5. 失认症训练

（1）触觉失认：包括刺激增强—衰减法和暗箱法。

1）刺激增强—衰减法：先让患者看着物体，用健手触摸，再用双手触摸，最后用患手触摸。反复多次后，闭目进行。

2）暗箱法：可将多种物体放入一个暗箱中，让患者按指令找出正确的物体，或让患者看图片在暗箱中找出相应的物体。

（2）听觉失认：根据检查出的类型进行针对性训练，可在放录音的同时展示相应内容字卡或图片。例如听狗叫时看狗的图片或字卡等。

（3）视觉失认：包括颜色失认、物品失认、形状失认、面容失认和视空间失认。

1）颜色失认：提供各种色板让患者配对，或提供各种物体的轮廓图，让患者填上正确的颜色。

2）物品失认：可将多种物品放在一起，其中有相同的物品，护士先拿出一个，让患者拿出相应的另一个，同时告诉患者该物品的名称、作用等。

3）形状失认：可用各种图形的拼板拼出图案，让患者模仿复制，或要求患者按图纸拼图案。

4）面容失认：护士及其家属可拿知名人物或熟悉人物如家人、挚友等的照片让患者辨认，或将人物照片和写好的名字进行配对。

5）视空间失认：包括二维法和三维法。①二维法：让患者在地图上找出本省、本市位置，从本市的地图中查找曾经去过或熟悉的地方的位置或路线。或让患者在地图上用手指指出从某处出发到某处终止，再令其手指停放于终止处，原路找回出发点。②三维法：让患者从重叠图中找出是何种物品重叠在一起。或让其从白纸上拿出白毛巾；穿衣服时找出袖子、衣领、扣子、扣眼等；在一堆衣服中辨别出哪件是长袖的，哪件是短袖的等。

（4）一侧空间失认：如果患者存在患侧忽略现象，护士及家属在日常生活中应给予及时的提醒。

1）对忽略侧经常提供触摸、拍打、挤压、擦刷或冰刺激等感觉刺激。

2）将患者急需要的物品故意放在其忽略侧，让患者用另一只手越过中线去取它，反复进行训练。

3）在忽略侧内用移动的颜色鲜艳的物体或手电筒光提醒患者对该侧的注意。

4）阅读时为避免读漏，可在忽略侧的极端放置颜色鲜艳的规尺，或让患者用手摸着书的边缘，从边缘处开始阅读。

5）各项训练及活动尽可能地在其患侧进行，使患者更多地向患侧转头或转动眼睛，增强对患侧的注意力。

（5）身体失认：包括以下几种训练方法：①刺激患者身体的某一部位，例如轻轻拍打瘫痪的手，让他说出其名称；②说出患者身体名称时让他指出其部位；③让患者先指出护士身体的某一部位，然后指出他自身相应的部位；④描绘身体各部分的位置，画人的轮廓，组装小型的人体模型，拼配人体和面部拼板玩具等。

6. 失用症训练

（1）意念性失用：这类患者在训练时，护士应该遵循从易到难、从简单到复杂的原则。护士可选择一些在日常生活中常见的一系列分解动作组成的完整动作来进行训练，如泡茶后喝茶，洗菜后切菜等。由于次序常混乱，护士除将分解动作分开训练以外，还要对一个步骤后的下一个步骤给予提醒。

（2）意念运动性失用：训练这类患者时，护士的口令应尽可能简短明确，清晰缓慢。护士可边说边结合动作让患者模仿，如患者不能模仿，把实物放在他面前或手中。可先从面部动作开始，如轻咳、用鼻子吸气、闭眼、皱眉、吹蜡烛、鼓腮、伸舌、微笑等，肢体动作可包括招手再见、握手、敬礼、点头、刷牙等。

（3）运动性失用：这类患者进行训练时，护士要给予大量暗示、提醒或手把手地教患者做。症状改善后可减少暗示和提醒并加入复杂的动作。

（4）结构性失用：护士可先给患者示范画图或拼搭积木，让患者复制，遵循从易到难、从平面到立体的原则，起初给予较多的提醒和暗示，待有进步后再逐步减少提醒和暗示的数量，并增加作业的难度。

（5）穿衣失用：护士最好在上衣、裤子和衣服的左右做明显的记号，在领口、袖口处贴上颜色鲜艳的标签，以便患者易于找到。患者穿衣时，护士可在旁暗示、提醒，甚至一步步地用言语指示，同时用手教患者进行，症状有改善后再逐渐减少帮助，直到能自己独立穿衣为止。

（6）步行失用：护士可给患者预备一个拐杖。当患者不能迈步时，将拐杖的水平部横在足前，形成障碍诱发迈步。开始行走后，可喊口令配合患者行走，鼓励患者摆动手臂以帮助行走。

三、康复护理教育

对阿尔茨海默病患者的治疗，重点是要将医院、社区和家庭联合起来发挥作用。由于老年患者常患多种慢性病，这些慢性病多数不可能痊愈，所以只在急性发作期短期住院，在疾病相对稳定期主要在家中进行康复锻炼。因此，应做好如下康复护理教育指导。

1. 专家指导，定期随诊　需要有康复医师指导，进行定期检查随访。

2. 注意饮食　均衡摄取食物纤维、蛋白质、维生素和矿物质。常吃富含胆碱的食物，如豆类及其制品、蛋类、花生、核桃、鱼、瘦肉等；富含维生素 B 的食物，如贝类、海带等。饮食需注意低盐、低动物性脂肪、低糖饮食，降低血脂，减少动脉硬化，降低血管性痴呆的发生率。

3. 加强心理护理　开展社会心理治疗，与患者和家属建立良好的合作关系，尽可能维持患者的认知和社会生活功能，同时保证患者的安全和舒适。

4. 劳逸结合　照顾者应鼓励患者做一些轻柔的活动，循序渐进地进行锻炼。经常让患者听广播，看报纸，每日可安排一定时间看电视。让头脑得到活动的机会，增强与人交往的能力，树立战胜疾病的信心，提高生活质量。

思政元素

阿尔茨海默病的正确认识

9 月 21 日是"世界阿尔茨海默病日"，又称世界老年痴呆日。在这一天，全世界 60 多个国家和地区都将组织一系列活动。数据显示，我国阿尔茨海默病患者人数已居世界第一。60 岁及以上老年人中约有 1 500 万痴呆患者，其中 1 000 万是阿尔茨海默病患者。然而，很多人甚至是部分医师对于该疾病的认识仍存在大量误区，导致我国阿尔茨海默病就诊率和治疗率非常低。阿尔茨海默病是导致老年人自身残疾的主要因素之一，并且患者的死亡率要显著高于普通群体。通过学习阿尔茨海默病的康复护理，提高大家对本病的认识，能帮助身边的人早期识别疾病、建立正确诊疗观念、共同关爱患者。

（何海艳）

? 复习思考题

1. 简述阿尔茨海默病的主要康复问题。
2. 阿尔茨海默病的失用症评估哪些内容？
3. 简述阿尔茨海默病的单侧忽略评定。
4. 简述阿尔茨海默病的康复护理。

ER-21-3

扫一扫，测一测

第二十二章　恶性肿瘤的康复护理

第一节　概　　述

一、定　　义

肿瘤是指机体在各种致癌因素作用下，局部组织的细胞基因突变，导致异常增生所形成的局部肿块。根据肿瘤的生物学特性及其对机体的危害性，将肿瘤分为恶性肿瘤和良性肿瘤两大类。恶性肿瘤即通常所说的癌症（cancer），早期即可发生浸润和转移，侵犯、破坏邻近的组织和器官的结构和功能，引起坏死出血合并感染，疗效较差，是严重威胁人类生命与生存健康的疾病之一。

癌症康复（cancer rehabilitation）是指调动医患双方积极性，应用综合的治疗方法，以调整患者的心理状态，改善生理功能，增进身心健康，延长生存期，提高生活质量。

随着现代诊疗技术水平的不断提高、综合治疗的不断推广，癌症患者的生存期不断延长，许多患者存活期可大于或等于5年。

> **知识链接**
>
> **癌症的5年生存率**
>
> 5年生存率系指某种肿瘤经过各种综合治疗后，生存5年以上的比例。用5年生存率表达有其一定的科学性。某种肿瘤经过治疗后，有一部分可能出现转移和复发，其中的一部分人可能因肿瘤进入晚期而去世。转移和复发大多发生在根治术后3年之内，约占80%；少部分发生在根治后5年之内，约占10%。所以，各种肿瘤根治术后5年内不复发，再次发生的机会就很少了，故常用5年生存率表示各种癌症的疗效。

二、病　　因

恶性肿瘤的发生是一个多因素、多基因参与，多阶段形成的复杂渐进的过程，与环境因素、遗传因素、内分泌因素等有关。

（一）机体因素

1. 遗传因素　如食管癌、胃癌、直肠癌、乳腺癌或肝癌，呈家族聚集现象。

2. 内分泌因素　如雌激素和催乳素与乳腺癌有关。

3. 免疫因素　如艾滋病患者及器官移植术后长期使用免疫抑制剂者易患恶性肿瘤等。

（二）环境因素

1. 化学因素　化学致癌物可致 DNA 损伤，如亚硝酸类可致消化道恶性肿瘤，芳香胺类可引起膀胱恶性肿瘤。

2. 物理因素　如电离辐射、紫外线可引起皮肤癌。

3. 生物因素　如人乳头瘤病毒与宫颈癌有关、乙型肝炎病毒与肝癌有关。

三、分　类

（一）肿瘤细胞的分化程度

在病理学上以四级法或三级法确定其恶性程度。

1. 四级法　Ⅰ级：未分化癌细胞占 0～25%；Ⅱ级：未分化癌细胞占 25%～50%；Ⅲ级：未分化癌细胞占 50%～70%；Ⅳ级：未分化癌细胞占 75%～100%。

2. 三级法　分为高度分化、中度分化和低度分化（或未分化）。分化程度越低，恶性程度越高，预后越差。

（二）国际抗癌联盟（UICC）TNM 分期法

T 指原发肿瘤，N 表示淋巴结，M 为远处转移。根据肿瘤大小、浸润程度在 T、N 后标以数字 0～4，表示肿瘤的发展程度；有远处转移为 M_1，无为 M_0。根据 TNM 的不同组合将之分成Ⅰ～Ⅳ期。

四、临 床 表 现

癌症的临床表现取决于肿瘤发生的组织、所在部位以及发展程度。一般早期多无明显症状。随着疾病的发展，症状逐渐出现，尽管表现不一，但有其共同的特点。

（一）局部症状

1. 肿块　肿块部位较浅者易发现，可单发或多发，肿瘤性质不同，其硬度、活动度不同及有无包膜，可有不同表现。位于深部或内脏者，肿块不易触及，可出现压迫及梗阻症状。

2. 疼痛　早期疼痛不明显，中晚期由于肿瘤生长、破溃、感染等刺激、牵拉或压迫神经干、神经末梢，会出现隐痛、刀割样疼痛或放射痛。

3. 出血　若肿瘤生长过快，血供不足，或侵蚀血管，可继发感染而发生溃烂、出血。如肺癌可并发咯血、直肠癌可有血便等。

4. 梗阻　空腔脏器肿瘤可导致阻塞，如食管癌阻塞时出现吞咽困难和呕吐、肺癌可出现肺不张等。

5. 转移症状　多为晚期癌症。可转移至区域淋巴结、骨、肝、脑等其他器官或组织，并出现相应的转移症状。

（二）全身症状

癌症早期多无明显的全身症状，中晚期可伴消瘦、乏力、贫血、低热等，多为非特异性表现；至晚期，患者全身衰竭，呈恶病质。

第二节　主要康复问题及康复护理评定

一、主要康复问题

1. 焦虑与恐惧　与担忧疾病预后以及治疗后形象、功能改变，经济状况、家庭和社会地位改变,疼痛等有关。

2. 营养失调　与肿瘤致高代谢状态,消耗增加;化疗、放疗及疾病引起厌食、恶心、呕吐,摄入减少、吸收障碍等有关。

3. 疼痛　与肿瘤生长侵及神经、肿瘤压迫周围组织和神经、手术创伤、放疗及化疗致组织损伤等有关。

4. 自我形象紊乱　与肿瘤致生活方式及角色改变;手术致脏器缺失、功能障碍;化疗引起脱发等有关。

5. 有感染的危险　与手术致组织创伤;放疗、化疗致白细胞减少;免疫系统受抑制;营养不良等有关。

6. ADL 能力减退　肿瘤晚期,由于患者营养失调、并发感染出血等,出现明显消瘦、乏力、贫血,甚至恶病质,导致患者 ADL 能力下降,不同程度地丧失衣食住行、个人卫生等方面的自理能力。

7. 继发性功能障碍　癌症压迫除直接引起原发功能障碍外,还影响到身体其他部位和功能,如小脑肿瘤导致共济失调;骨肉瘤后肢体活动受限,导致肌肉萎缩和肌力减退等。恶性肿瘤患者晚期还可出现大小便障碍、废用综合征等。

二、康复护理评定

(一)心理障碍的评定

患者在被确诊为癌症或发生残疾后,面临着癌症与残疾给自己带来的冲击,会发生强烈的心理变化和承受调整过程。主要表现为焦虑和抑郁。

1. 焦虑　表现为心悸、出汗、坐立不安、失眠、头痛、疲乏等,对行为失去控制,容易激动,缺乏耐心,发脾气,自责和谴责他人。客观评定可用焦虑自评量表(SAS)进行,<46 分为正常,≥46 分即考虑为焦虑。

2. 抑郁　表现为情绪低落、自我评价降低、自我感觉不良、睡眠障碍、食欲下降、体重减轻、缺乏对日常生活的兴趣、悲观失望、消极厌世、自责感重,严重时有自杀念头或行为,缺乏活力、性欲降低等。客观评价可采用汉密顿抑郁量表(HDS)进行,20 分以上可诊断为抑郁状态,经治疗下降到 7 分以下效果满意。

3. 心理承受过程分期　患者的心理承受过程一般分为以下几个阶段。

(1)情绪休克期:患者初悉病情之初,出现知觉迟钝、表情淡漠、晕厥,表现时间一般较短,甚至不易觉察。

(2)否认期:患者对自己的病情及残疾开始有所了解,但否认这些给自己带来的问题,有的表现出极度的怀疑或否认诊断,因而拒绝帮助,不接受康复治疗,也不改变自己的生活方式,这个阶段一般也不长。

(3)波动期:患者在这个阶段中表现多种多样,有的怀疑自己的肿瘤可能已属于晚期,对治疗效果没有信心,思想波动大,情绪消极,精神抑郁,焦虑恐惧;有的对医护人员或家属对自己隐瞒诊断和病情表示猜疑、愤怒和敌意;有的对自己的残疾或形象破坏感到自卑,变得冷漠孤僻,甚至绝望轻生。有的对病情抱有希望,心存幻想,希望奇迹出现。这个阶段的持续时间较长,需努力调整。

(4)接受期:患者的态度开始有所转变,心境平静,能接受患病事实,能理性配合治疗。

以上心理变化可同时发生或反复发生,且不同心理特征者在心理变化分期方面存在很大差异,各期出现时间和顺序也不尽相同。

（二）疼痛的评定

疼痛是癌症患者最常见的症状，也是严重影响患者生活质量的主要因素。癌症疼痛的原因包括：①癌症浸润所致的疼痛，占癌症疼痛的80%；②抗癌治疗所致的疼痛，手术、放疗及化疗等抗癌治疗可损伤神经等组织，导致患者出现疼痛；③与癌症病变相关的疼痛，如患者长期卧床造成的压疮、便秘、肌肉痉挛以及合并骨关节炎、痛风、糖尿病、周围神经病变等都可能引起疼痛。

癌症疼痛的评定方法与一般疼痛评定相似（参见第六章第一节疼痛的康复护理）。评估过程中要倾听患者主诉，全面、动态地评估。

（三）营养状况的评定

评定全身营养状况常用体重、血清白蛋白、淋巴细胞总数、尿素/肌酐比率等指标。凡体重减轻超过平时10%、血清白蛋白 <35g/L，淋巴细胞总数 <1.5×10⁹/L，尿素/肌酐比率异常，为全身营养不良；血清白蛋白 <21g/L，淋巴细胞总数 <1.0×10⁹/L，为重度营养不良。

（四）肿瘤治疗的不良反应

1. 手术　如喉癌全喉切除术后丧失发声、言语交流能力；乳腺癌根治术后肩关节活动障碍、上肢淋巴性水肿；肺癌肺叶切除后肺呼吸功能降低。

2. 放疗　如放射性皮炎、骨髓造血功能抑制、放射性肺纤维变等。

3. 化疗　如药物漏出血管致组织坏死、骨髓造血功能抑制、肝肾毒性等。

（五）活动状况评定

常用五级分类法进行评定。0级：任何正常活动均不受限；1级：强体力活动受限，但可行动并能做轻工作；2级：能活动，生活也可以自立，但不能做任何工作，卧床时间 > 清醒时间的50%；3级：仅有部分自立能力，卧床时间 > 清醒时间的50%；4级：生活完全不能自立，整日卧床或坐轮椅。

第三节　康复护理目标与措施

一、康复护理目标

癌症患者康复的目标是：调整患者的心理状态，改善生理功能，增进身心健康，延长生存期，提高生活质量。由于癌症发生发展的阶段、程度不同，其康复目标也不同，主要包括四个方面。

（一）预防性康复

普及防癌知识，预防癌症发生。对癌症患者早发现、早治疗，尽可能减轻癌症病症及其功能障碍对患者精神上造成的打击，减轻可能发生的功能障碍及残疾的程度。

（二）恢复性康复

通过治疗，癌症得到治愈或控制时进行康复，其目的是促进患者恢复，使其功能障碍减轻至最低程度，以便能自理生活，参加力所能及的工作，回归家庭和社会。

（三）支持性康复

在患者治疗过程中或癌症仍存在并有进展时，进行康复的目的是减缓癌症的发展，改善患者的健康和心理状况，提高其自理生活的能力，预防继发性残疾和并发症的发生，延长生存期。

（四）姑息性康复

晚期癌症患者肿瘤继续恶化时，进行康复的目的是尽可能改善患者的一般情况，尽可能控制疼痛,预防或减轻继发性残疾和并发症的发生和发展,使患者得到精神上的支持和安慰。

二、康 复 原 则

(一)全面康复

癌症的康复治疗应包括心理康复、功能康复、体能恢复、残缺功能康复、形体外貌的康复及职业适应的康复等。

(二)综合康复

应采取心理治疗、物理疗法、运动疗法、作业疗法、整形治疗、康复工程、言语矫治、营养支持及康复护理等综合措施。

(三)动态康复

癌症一经确诊,即开始康复治疗,并在治疗的每个阶段坚持长期的康复。不应等到肿瘤治愈或形成残疾后才开始。癌症康复是一个贯穿全程的系统的康复过程。

(四)密切配合

癌症康复治疗的任务应由有关临床科室、康复科、矫形外科、康复工程部门人员以及患者的家属亲友、工作单位、社区卫生服务部门等共同配合来完成。

三、康复护理措施

(一)心理康复

心理康复是指医务人员在与患者交往过程中,通过举止、言行、态度、姿势等影响患者的感受、认知、情绪和行为的过程。包括医务人员高度的同情心和耐心、和蔼可亲的态度、暖人心田的话语、权威性的解释、建立良好的医患关系等;争取患者家属、亲友、同事的探望、关心与配合;创造良好的医疗休养环境。

1. 情绪休克及否认期 患者被诊断为癌症,面对突如其来的噩耗,患者的情绪变化最大,多表现为情绪休克、恐惧不安、焦虑紧张、愤怒等。护士应理解、同情、支持和关心患者,使其情绪稳定下来,有安全感,不阻止其发泄情绪,但要预防意外事件发生。允许患者有一定时间接受现实,但医护人员的态度要保持一致,肯定回答患者的疑问,减少患者怀疑和逃避现实的机会。

2. 波动期 护士应通过交谈和沟通,尽量诱导患者表达自身的感受和想法,纠正其感知错误。介绍疾病知识,也可以请其他病友介绍成功治疗经验,教育和引导患者正确认识疾病和治疗;护士应多巡视,加强交流,给予患者更多的关爱,减轻心理压力,鼓励其家人陪伴,并防止意外发生。

3. 接受期 护士应尊重其意愿,尽量满足其生理、心理、社会需求,提高生活质量。医务人员可有针对性地介绍有关疾病的康复知识,使患者了解疾病的规律,也可介绍成功的康复病例,或让康复成功的患者现身说法,使患者看到希望,保持良好的精神状态。

4. 焦虑患者心理护理

(1)为患者提供舒适的环境,接受患者采取的解除焦虑的应对措施,如来回踱步、哭泣、诉说等,指导患者采取适宜的放松疗法,如热水浴、按摩、深呼吸、听音乐等,把不适反应降到最低。

(2)给予患者支持性心理治疗,医务人员应给患者以充分的同情和支持,向患者介绍疾病的有效治疗措施及良好效果,使患者树立信心;同时也让患者了解可能出现的不良反应,有充分的思想准备,把应激反应降到最低限度。

(3)配合医生进行药物治疗(如地西泮、阿普唑仑等)和行为治疗(如采用松弛疗法、催眠疗法及系统脱敏疗法等)。

5. 抑郁患者心理护理

(1) 缓解心理压力：了解患者的个性心理特征，找出导致患者抑郁的因素，与患者交谈；用适宜的方式让患者宣泄内心深处的矛盾与痛苦，缓解心理压力，恢复自我价值感；通过疾病知识教育，解除患者疑虑，调整心态；做好家属工作，给予患者情感支持，让患者感到他人及社会的关心。

(2) 理性情绪疗法：理性情绪疗法是一种帮助患者恢复自我价值感，纠正对癌症的错误认识的治疗方法。治疗者要让患者领悟到自己之所以产生抑郁，是因为事物分析中不合理的信念占了上风，即看到事物的悲观面较多，看到自己的能力不够，从而导致悲观抑郁的情绪。治疗者要及时对患者的不合理情绪进行分析、说服和辩论，让患者认识自己的不合理信念，克服抑郁和消极的情绪，调整心态，配合治疗方案的实施。

（二）疼痛的康复

1. 药物镇痛　使用镇痛药物是缓解癌痛的主要手段，如正确使用恰当的药物，适当的时间，最佳的应用途径，可使大多数癌痛获得满意缓解。

(1) 镇痛药物使用原则：①尽量口服给药，无效后直肠给药，最后注射给药；②按时给药，维持有效的血药浓度，亦可采用患者自控镇痛法；③按阶梯给药，按 WHO 推荐的三阶梯疗法，从第一阶梯序贯给药；④个体化原则，根据每个人的疼痛程度、既往用药史、药物药理学特点等来确定及调整，注重实际效果。

(2) 癌痛的三阶梯止痛方案：一级止痛法：适用于疼痛较轻者，选非麻醉镇痛药（如阿司匹林）止痛；二级止痛法：适用于中度持续性疼痛，上述药物效果不显著时，选用弱麻醉镇痛药（如可待因）止痛；三级止痛法：疼痛进一步加剧、上述药物无效者，选用强麻醉镇痛药（如吗啡、哌替啶）止痛。如仍无效，可考虑药物以外的止痛治疗。

2. 放疗、化疗和激素疗法　这三种方法都是治疗癌症的方法，同时也是用于晚期癌症止痛的一种手段。放疗、化疗用于对其敏感的肿瘤，可使肿瘤缩小，使神经受压引起的疼痛减轻；放射疗法对于骨转移的疼痛有较快、较好的止痛效果；激素疗法用于一些对激素依赖性肿瘤，如乳腺癌、前列腺癌，能起到止痛的作用。

3. 物理治疗　可采用电疗、光疗、磁疗、冷疗、脊髓电刺激、针灸等疗法，但慎用按摩、热敷，禁用强电流刺激。

4. 手术疗法　可采用病灶切除或部分切除、神经松解、神经切断、脊神经后根切除、脊髓前柱切断等手术。

护理人员除观察疼痛的部位、性质、特点、持续时间外，还应注意增进患者的舒适度，保持病室安静，鼓励患者适当参与娱乐活动以分散注意力，并指导患者使用不同的方法控制疼痛，如松弛疗法、音乐疗法等。在护理过程中，应鼓励家属关心、参与止痛计划。

（三）营养康复

充分的营养是保证患者细胞代谢、促进康复的重要条件。因此，应加强营养知识宣教、创造愉快舒适的进餐环境、制订科学合理的饮食计划、鼓励患者摄取足够的营养，维持机体的正氮平衡。

1. 一般饮食护理　为患者制订合理的、平衡的饮食计划，可根据患者口味选择高热量、高蛋白、富含维生素、清淡、易消化的饮食，保证每天摄入足够的营养；进食前心情要愉快，环境要清洁，尽可能与家人共同进餐；经常改变食谱，充分利用食物的外形、色泽及调料等，烹制各种色、香、味俱佳的菜肴，以提高食欲；少食多餐，避免粗糙、辛辣饮食，忌油腻。口腔黏膜溃疡严重者宜进微凉、无刺激的流质或半流质饮食；咀嚼、吞咽困难者进食流质饮食；放疗、化疗期间伴疼痛或恶心不适者餐前可适当用药物控制症状；严重呕吐、腹泻者，给予静脉补液，防止脱水，必要时遵医嘱给予肠内、外营养支持。

2. 特殊期间营养支持

（1）手术后的营养：癌症患者手术后既缺乏营养，又有功能障碍。故应合理补充营养，进食肉类、禽类、蛋、乳、豆制品等营养丰富的食物；同时注意食用一些调味品健脾开胃，如山楂、粥类、山药等。

（2）放疗后的营养：患者放疗后常出现口鼻干燥、咽干等症状，宜多饮水，多吃富含维生素 C 及清淡降火的食物，如西瓜、梨、藕、莲子、绿豆、银耳、萝卜、白菜等。

（3）化疗后的营养：患者恶心呕吐、白细胞减少、血小板减少时，宜食开胃、促进食欲、营养丰富的食品，如蛋类、乳品、瘦肉、鲤鱼、蜂蜜、红枣等。

（四）不同治疗阶段的康复护理

1. 手术治疗阶段的护理

（1）手术前护理：手术可破坏机体的正常功能，如截肢、肠造口术等，常致自我形象紊乱。术前应针对性、耐心细致地做好患者思想工作，介绍功能重建的可能，及所需条件，提高自信心，让患者了解手术的必要性和重要性，对手术后出现的情况有思想准备，增强承受能力。

（2）手术后护理：常规监测生命体征，处理好引流管和伤口，预防或减轻伤口水肿、疼痛、感染，避免给患者增加新的痛苦；根据手术部位取适当卧位，使肢体处于功能位，并根据病情变化随时调整，尽早进行力所能及的活动；加强皮肤和口腔护理；鼓励患者翻身、深呼吸、有效咳嗽、咳痰；保持病室环境清洁；早期下床活动，指导患者进行功能锻炼，训练患者的自理能力，提高自信心，促进康复。

2. 放射治疗阶段的护理

（1）充足的休息：由于癌细胞破坏及正常组织的损害，细胞分解产物在体内聚集及大量能量消耗，患者会感到虚弱、疲劳、头晕、头痛，甚至恶心、呕吐。因此，嘱患者在放疗前后静卧30min，避免干扰；放射治疗期间鼓励患者每日多饮水，促进毒素排泄；保证充足的休息和睡眠，逐渐增加活动量。

（2）保护皮肤黏膜：放疗可引起皮肤、黏膜的急、慢性损伤。因此需要保护照射野皮肤的清洁干燥，尤其注意腋下、腹股沟、会阴部等皮肤皱褶处；加强局部黏膜清洁，如口腔含漱、阴道冲洗、鼻腔用抗生素及润滑剂滴鼻等；避免冷、热刺激及局部使用粘贴胶布，禁用刺激性药物如酒精、碘酒等外涂；穿棉质、柔软、宽松内衣并勤更换；防止日光直射、摩擦、创伤等物理刺激。

（3）密切观察：放疗期间患者免疫力低下，注意减少继发感染的发生；严格遵守无菌操作技术；保持病室空气新鲜，每日通风 2 次；及时监测体温及白细胞计数；严密观察照射器官的功能状态变化，若发现严重副反应时，如膀胱照射后血尿、胸部照射后放射性肺纤维化等，应及时向医生报告。

（4）补充营养：给予含蛋白质、热量较高及维生素（尤其是 B 族维生素）丰富的食物，以增强机体免疫功能。

3. 化学药物治疗阶段的护理

（1）知识宣教：向患者耐心解释所需实施的化疗方案、应用的化疗药物及常见的不良反应和不适等，使患者有效配合化疗的进行。

（2）正确给药：治疗时选择合适的给药途径和方法。若为静脉给药，应合理选择静脉并安排给药顺序，掌握正确的给药方法，以保护血管；妥善固定针头以防滑脱、药液外漏，一旦发现药液不慎溢出，应立即停止用药，局部皮下注入解毒药物，禁忌热敷，冷敷24h，同时报告医生并记录。

（3）监测血常规变化：每周 1～2 次监测血常规变化；注意有无皮肤瘀斑、齿龈出血及感染等。红细胞降低时遵医嘱应用升血细胞类药、成分输血、中药调理等，并给予必要的支持治疗；血小板降低时需注意安全，避免受伤；白细胞降低时要加强病室空气消毒，减少探视，预防医源性感染；对大剂量强化化疗者实施严密的保护性隔离或置于层流室。

（4）预防和处理化疗副反应：保持病室整洁，做好生活护理，减少不良刺激；教育患者在化疗前放松身心，遵医嘱选用止吐剂；保持口腔清洁，出现口腔溃疡可用相应漱口水含漱；腹泻时应注意观察粪便，加强肛周清洁护理；化疗时用冰帽局部降温，预防脱发；化疗后若脱发严重，可协助患者选购合适的发套；皮肤干燥、瘙痒，禁搔抓，可用炉甘石洗剂止痒；患者易出现高尿酸，鼓励患者多饮水，准确记录出入量，了解肾功能。

（5）合理调整饮食：保证营养，必要时经胃肠外途径补充营养素。

课堂互动

化疗期间如何预防或减少患者脱发？脱发严重怎么办？

4. 癌症晚期患者的护理　癌症晚期的患者，由于肿瘤未得到控制，病情继续进展恶化，需得到支持性康复和姑息性康复。应有效控制癌症疼痛，减轻痛苦；进行适当的治疗，尽可能减缓肿瘤的发展，减轻症状；加强支持性治疗，改善营养；长期卧床者需定时翻身，做好皮肤卫生，防止压疮的发生。根据患者体力，每天下地或在床上活动，做呼吸体操和四肢运动，以防止肺炎、肌肉萎缩、关节挛缩、下肢静脉血栓形成等合并症的发生。

四、常见恶性肿瘤术后的康复护理

（一）乳腺癌术后的康复护理

乳腺癌是危害女性最常见的恶性肿瘤之一，在我国占全身性恶性肿瘤的 7%～10%，居女性恶性肿瘤第二位，发病率仅次于宫颈癌，并呈逐年上升趋势，好发年龄为 40～50 岁。

乳癌根治术是将整个患侧乳腺组织，连同胸肌及其筋膜，腋窝、锁骨下所有脂肪组织和淋巴结整块切除。该手术面积大，可使部分神经受损，术后容易出现术侧胸廓表面和肩关节周围软组织挛缩，影响术侧胸廓和肩关节活动，造成患侧上肢功能障碍。保留胸大肌的改良根治术，可减少功能障碍，大多数患者在手术时保存胸长神经和胸背神经。有神经损伤或不保留胸长神经的患者可出现翼状肩。康复护理对于恢复患者肩关节功能和消除水肿、提高患者的生活质量至关重要。

1. 心理康复护理　患者的心理康复是乳癌术后康复治疗的重要组成部分。主要是让手术后患者适应术后所面临的外观和功能方面的缺陷，能够积极主动地配合康复治疗。向患者讲解手术的效果及术后在形体上所产生的缺陷，同时指出，美容乳罩能弥补手术后不足，以增强患者自信心，减轻焦虑状态。对于失去手术机会或体质过差而采取姑息治疗的患者，应鼓励患者正确认识自己所面临的生活、职业和社会问题，以及康复的意义，以积极的态度与癌症斗争。

2. 呼吸功能康复护理　患侧胸壁手术切口较大，加压包扎会影响呼吸时的胸廓活动。术前先教患者做呼吸练习，术后定时改变体位，叩背，促进呼吸道分泌物排出。鼓励患者做深呼吸，促使肺叶扩张，防止肺部感染，同时可增加胸壁活动，有利于术区皮肤的放松。患者能坐起或下地时需做深呼吸练习，双手放在上胸部锁骨下方，鼻吸口呼，吸气时双肩缓慢向外旋转，使胸廓扩张，呼气时胸廓放松。

3. 肩关节功能康复护理

（1）保持功能位：术侧肩胸皮肤及皮下组织张力高，容易影响肩关节活动。术后应使患者处于半卧位，术侧上肢置于功能位，肩外展，肘屈曲或自由放置，以枕头支持前臂和手。术后注意观察伤侧肢体远端的血液循环情况，及时调节绷带松紧度。

（2）主动活动：术后1～3日可做手指伸屈、握拳、腕屈伸、前臂旋前旋后和肱二头肌等长收缩练习。术后1周开始小幅度肩关节锻炼，并在他人协助下用术侧上肢洗脸、刷牙、吃饭，逐渐过渡到自己独立完成。术后2周伤口拆线后可增加上臂、肩的活动范围和活动次数，每日训练3次，一般需坚持6个月到1年。具体的医疗体操如下：

1）摆动运动：坐位或站立位，身体前倾，术侧上肢自然下垂，做前后、内外方向的摆动，做内收活动时使术侧上肢的摆动超过身体中线。

2）耸肩旋肩运动：坐位或站立位，缓慢耸肩，使肩上提达耳水平，然后下降，再使肩在水平面上做缓慢的内旋和外旋活动。

3）双臂上举运动：立位，面对墙壁，足趾离墙约30cm，双手指尖抵墙面，缓慢向上爬，使双臂保持平行，连续练习数次，然后改为侧立，使术侧肩对墙壁，肩外展，手指尖抵墙面，缓慢上爬，连续练习数次。肩关节活动范围有改善时逐渐缩小足与墙的间距。

4）护枕展翅运动：坐位，双手十指交叉，上举至额部，然后移向后枕部，将双肘移向前方收拢，再分开移向耳部，最后将交叉的双手举至头上，再降回到起始位。

在进行以上训练的初期，可用健侧上肢带动患侧上肢，所有动作均宜缓慢进行，逐渐加大活动范围。术侧肩出现疼痛时可努力活动，疼痛有所加重时做深呼吸，然后继续练习或暂停。疼痛以耐受为度，切忌强力牵拉，以免发生撕裂伤。

4. ADL康复护理　指导患者尽量减少或避免以健侧上肢代替术侧上肢完成动作，逐渐增加术侧上肢的活动和负荷。出院前可用患手拿起小于0.5kg的物品进行活动，如倒水、进食、洗脸、化妆、梳头、操作家用电器、打电话、翻书报等。出院回家的最初两周活动负荷量逐渐增加，如洗头、一般打扫房间、一般烹饪、折叠衣服等；回家1个月时活动负荷量可进一步增加，如挂衣入柜、铺床被等；回家两个月时可尝试提手提包、提菜篮、背包、轻度体育活动等活动。

5. 淋巴性水肿的康复护理　术侧淋巴结被广泛切除、腋静脉血栓形成、术侧上肢被强力牵张、手术损伤的组织粘连压迫等因素均可导致术侧上肢淋巴回流障碍，形成水肿。轻者可在数月至数年内逐渐消退，重者持续多年不退。患者自觉肢体沉重，影响活动，还容易发生破损、感染持久不愈等。其康复措施如下：

（1）抬高患肢：避免患侧上肢下垂，避免术后过早过强活动，减轻水肿。

（2）保护局部：保持皮肤清洁，防止损伤、感染，避免在患肢测量血压、静脉穿刺，戴手表、饰品。

（3）促进淋巴回流：做患肢的主动运动或向心性轻手法按摩，促进淋巴回流；间断性穿气压袖套或弹力套袖，以压迫约束上肢，促进淋巴回流。

（4）其他：限制食盐摄入量、适当应用利尿药、注意患肢的保暖等。

6. 形体康复护理　对乳房切除后的形体缺陷可以通过穿宽大上衣来掩饰，或使用外用乳房假体，改良根治术的年轻患者可考虑乳房重建术。

📋 **案例分析**

患者女性，32岁，外企职员。发现右侧乳房内无痛性肿块1个月。体检：右侧乳房外上象限可扪及直径约为2cm的肿块，表面不甚光滑，边界不清，质地硬；局部乳房皮肤凹陷，呈"酒窝征"；同侧腋窝可扪及1个肿大的淋巴结，可被推动。经活组织病理学检查证实为乳腺癌，拟行乳癌改良根治术。患者出现悲伤、厌世情绪，沉默寡言、黯然泪下。

请问该患者手术后存在哪些康复问题？如何采取有效的康复护理？

（二）肺癌术后的康复护理

肺癌是发生于支气管黏膜上皮、支气管腺上皮和肺泡上皮的恶性肿瘤，又称支气管肺癌。主要与吸烟、大气污染、电离辐射、化学和物理因子等因素有关。肺癌已成为当前世界各地最常见的恶性肿瘤之一，男女比例为4:1，发病年龄大多在40岁以上。有70%~80%的肺癌就诊时已属于晚期。

外科手术是早期非小细胞癌首选的治疗方法。实施根治性肺切除术，总的原则是在最大限度地切除癌组织和清扫肺门淋巴结的同时尽可能地保留健肺。中央型肺癌常需实施全肺切除术，周围型肺癌选择肺叶切除术。因手术切口较大，术后放置胸膜腔闭式引流等，故术后患者会出现胸痛、咳嗽无力、气道分泌物潴留、肺不张、肺感染、肩关节强直、脊柱侧弯等一系列功能障碍，需进行康复护理。

1. 心理康复护理　肺癌患者特有的心理障碍是手术后胸部切口大、疼痛严重，对呼吸、咳嗽顾虑较大，影响呼吸道分泌物排出和肺功能的恢复。故术前就应告知患者术后呼吸和咳嗽的重要性，并教会其呼吸、咳嗽的动作。患者精神的放松，对术后康复配合十分有利。

2. 室内良好环境　保持室内空气新鲜，温湿度适宜，无烟尘，减少对呼吸道的刺激。

3. 术后体位

（1）术后胸部包扎：力度适当，以不影响呼吸为度。

（2）患者卧位：全肺切除者应卧于术侧，以免限制健侧肺呼吸；头与躯干抬高30°~45°，以免腹腔脏器上顶而妨碍横膈活动，压迫肺下部。

（3）促进分泌物排出：每小时翻身一次，进行胸背叩拍振动，鼓励患者咳嗽、排痰，咳嗽时用手掌按压住术侧胸壁，以减少咳嗽时胸痛，促进分泌物排出（胸腔引流管未拔除时咳嗽前要夹住引流管）；必要时可做超声雾化吸入。患者忌烟酒与辛辣食物。

4. 呼吸康复指导　术后早期胸部切口疼痛时先进行腹式呼吸，疼痛减轻后改为自然的胸式呼吸，切口拆线后改为胸式深呼吸，以后过渡到吹瓶子、吹气球等有阻力的呼吸运动，以使肺叶充分扩张，防止发生肺不张；不同的手术部位需采用不同方式的局部呼吸功能训练：①为加强肺上部通气，可两手叉腰，充分放松肩带，进行深呼吸；②为加强肺下部通气和膈肌运动，可做深呼吸，吸气时尽量高举双上肢，呼气时还原；③为加强一侧肺下部通气和膈肌运动，身体屈向对侧，做深呼吸，吸气时尽量高举同侧上肢，呼气时还原。

5. ADL康复指导　ADL活动均离不开上肢运动。由于手术损伤，胸部肌群粘连，影响上肢、肩部活动。为提高上肢活动的耐受性，宜进行上肢功能练习（参照乳腺癌术后康复护理相关内容）。日常生活活动的项目与强度应根据呼吸困难程度、肌力和日常生活活作的能量消耗等而定。一般活动5min内气短改善，心率恢复安静时水平，说明活动方式和活动量适当。

6. 全身运动指导　术后卧床期间多作下肢活动，防止下肢静脉血栓形成；拔出引流管后尽早下地活动，在室内走动，做呼吸体操或全身体操，逐渐进行户外步行、登梯等活动，以加大肺通气量，改善全身状态。术后因两侧肺容量不等而造成脊柱侧弯畸形时，应进行呼吸练习和矫正体操，从小运动量开始，循序渐进，根据患者情况适当选用支具或矫形背心，保持脊柱正常的生理曲度和功能，预防和矫正畸形。

（三）胃癌术后的康复护理

胃癌是胃及黏膜上皮细胞的恶性肿瘤，是全球最为常见的消化道恶性肿瘤，好发于40~60岁的人群。男性发病率明显高于女性，约为2:1。发病与不良生活习惯、饮水污染、环境土壤、某些胃疾病（如胃息肉、胃溃疡、萎缩性胃炎等）、胃幽门螺杆菌感染、家族史等有关。

胃癌根治术按癌肿部位整块切除胃的全部或大部，以及大小网膜和局域淋巴结，并重建消化道。近年来，胃癌患者手术后的生存率不断提高，但术后健康的全面恢复，生活质量的提高，还需要有效的康复治疗与护理。

1. 心理康复护理 手术前让患者了解手术效果和可能出现的并发症及预防措施，使其有心理准备，必要时可让接受过类似手术且已取得良好效果的患者进行劝说、交流，同时应取得亲属的积极配合和支持。

2. 消化功能障碍的康复护理

（1）倾倒综合征的护理：应指导患者采取少量多餐的进食方法，让食物少量多次进入胃、肠；合理调节饮食，适当多进蛋白质、脂肪含量多的食物，控制碳水化合物摄入量，并使患者逐渐适应饮食调节，必要时餐前30min口服抗胆碱药，饭后平卧30min。

（2）反流性食管炎、口腔炎的护理：嘱患者进流质、半流质饮食，避免进食过硬、过热、刺激性强的食物；避免食物有异味，避免进食环境中的恶性刺激以防诱发呕吐；指导患者进食后不要平卧，应保持坐位或半坐位15～30min；必要时给予止吐药或胃动力药。

（3）腹泻的护理：指导患者饮食应限制或减少乳制品，限制脂肪摄入量，并给予消化酶制剂。

（4）空肠梗阻的护理：嘱患者应禁食禁水，并为其插入胃管进行胃肠减压，吸出梗阻的胃内容物，通过输液纠正水电解质紊乱，改善患者一般状况。如果病情仍不减轻，应及时手术。

（5）呃逆：有部分患者发生顽固性的呃逆，不利于术后吻合口的愈合或伤口撕裂。发生呃逆时可用双手拇指按压双侧眼眶的眶上神经处，以能够耐受为度。

3. 日常生活的康复护理 保持乐观的精神状态，可以促使人体的各种功能协调一致，促进胃肠道功能的恢复；规律性起居，定时睡眠，注意休息，减少各种不良刺激，保证大便通畅；应少食多餐，定时进餐，进食时细嚼慢咽，应限制食用油炸、过咸、过冷、过热、过甜、辛辣刺激性食品，禁止饮酒。注意营养素搭配，进食足够的高蛋白、维生素，保证机体营养需要，根据病情需要给予全胃肠外营养。

（四）结、直肠癌术后康复护理

结肠癌、直肠癌是指大肠黏膜上发生的恶性肿瘤，好发年龄在40～60岁。男女发病率之比为2∶1。好发部位为直肠、乙状结肠、降结肠、横结肠、升结肠等，但以直肠部位多发。与不良生活习惯有关，如长期饮酒、动物脂肪摄入过多，新鲜蔬菜、水果、硒摄入过少人群发病率较高。术后治疗是根治结、直肠癌的最有效方法。部分患者根治术需要腹壁造口。改变通常的排便途径，患者不易适应，成为患者手术后主要的康复问题，需进行康复护理。

1. 心理康复护理 进行结、直肠癌根治术后，患者最大的心理障碍是术后永久性结肠造口不卫生，妨碍生活，妨碍与他人接触，缺乏护理知识等，为此拒绝手术。因此，手术前向患者充分说明手术的必要性和术后康复措施，解除其顾虑，使之能密切配合手术与术后康复。当患者术后造口袋使用方法未熟练掌握，以致粪便泄漏、臭气外溢时，患者往往十分苦恼、烦躁、尴尬，此时还应继续做好心理工作，耐心指导患者学会更换造口袋，帮助解决实际问题。同时，需要家人多接触患者，打消患者自卑心理。

2. 使用排便功能康复护理

（1）建立排便规律：术后患者开始进食后即要参照其过去的排便习惯，每天定时灌肠，促进定时排便规律的建立，一般经10天左右即可建立规律排便习惯，可不用造口袋，造口处可覆盖辅料。

（2）调整饮食：根据患者粪便的性状，随时调整饮食种类，选用低脂肪、高蛋白、高热量、对肠道刺激小的细软食物，保持足够的饮水量，防止大便干秘嵌塞或腹泻；不吃产气多的食物，不吸烟，不吃口香糖，以防排气过多。

3. 腹壁结肠造口护理

（1）造口袋的使用：教会患者使用造口袋，使造口袋紧贴腹壁造口处，不泄漏，造口袋更换后要及时清洗，晾干保存，最好使用一次性造口袋。要经常检查造口袋是否合适，安装是否得当。

出现接触性皮炎应考虑粪袋材料过敏，要更换其他材料的造口袋。

（2）造口周围皮肤清洁：局部皮肤发现糜烂、湿疹，是由于粪便浸渍所致，每次排便后用温水或肥皂水清洗造口，擦干，保持造口周围皮肤清洁干燥，涂氧化锌软膏；造口处被粪便污染，出现化脓感染，可用抗感染药物，有脓肿形成时及时切开排脓；若造口处出现狭窄、出血、溃疡、脱垂、退缩、黏膜与皮肤分离，要及时与医生联系，进行必要的治疗。

（3）防止造口狭窄：可自术后1～2周，伤口拆线后，食指戴上涂有液体石蜡的指套伸入腹壁造口探查扩张，每天1次，持续扩张2～3个月，使造口直径保持在2.5cm左右。狭窄严重时需手术切除瘢痕。

技能要点

造口袋的更换

1. 在平卧位、半卧位或坐位进行造口袋的更换。

2. 取下旧袋，更换底板时，要先分离底板周围皮肤，用左手压紧皮肤，右手从上到下轻柔地取出底板。

3. 清洁造口及周围皮肤，只用温水清洗，不可用消毒液，以免损伤皮肤。

4. 观察造口及周围组织状况，擦干造口周围皮肤，观察造口的色泽和高度，评估周围皮肤有无红、肿、破损、疼痛等。

5. 测量造口大小并依此裁剪合适的造口袋，一般比造瘘口大，涂防漏膏，贴上并固定造口袋。

---

4. 日常生活康复护理　术后3个月避免做腹内压增加的动作，如持重物等，避免剧烈运动；直肠癌患者术后应注意适应胃肠道功能，正确选择食品，防止消化功能紊乱，减少产臭；造口袋要勤倒、勤换。

5. 社会康复　使用造口袋者宜穿宽松衣服，做好造口袋的护理。较远途外出时不要吃生冷食物与喝饮料，可口服复方樟脑酊等药物，减少肠蠕动和排气，以避免发生令人不愉快的情况。

五、康复护理教育

1. 动员家庭的支持　社会支持可满足患者的爱及归属感，因此，应鼓励患者亲属给患者更多的关心和照顾，提高其生活信心。

2. 合理安排日常生活　起居有常，注意休息，避免过度疲劳，注意防寒保暖，不吸烟、少饮酒，讲究卫生，教育患者减少与有感染人群的接触。

3. 合理饮食，调整饮食结构　癌症患者应均衡营养，摄入高热量、高蛋白、富含膳食纤维的各类营养素，做到不偏食、荤素搭配、精细混食。多饮水，多进食水果、蔬菜。忌辛辣、油腻等刺激性食物及熏烤、腌制、霉变食物。

4. 保持良好的精神状态　负性情绪对机体免疫系统有抑制作用，可促进肿瘤的发生和发展。鼓励患者保持乐观开朗的心境，避免不必要的情绪刺激，勇敢面对现实，积极配合治疗。

5. 定期复查，加强随访　随访可早期发现有无复发或转移病灶，评价各种治疗方法的疗效，且对患者有心理治疗和支持作用。因此，癌症患者的随访应在治疗后最初3年内至少每3个月随访1次，以后每半年复查1次，5年后每年复查1次。

（何海艳）

复习思考题

1. 简述恶性肿瘤的分类。
2. 简述恶性肿瘤的局部症状。
3. 简述恶性肿瘤的主要康复问题。
4. 简述恶性肿瘤患者的康复护理教育。
5. 简述恶性肿瘤术后的呼吸康复。

主要参考书目

[1] 何成奇，吴毅．内外科疾病康复学[M]．3版．北京：人民卫生出版社，2020.

[2] 黄晓琳，燕铁斌．康复医学．[M]．6版．北京：人民卫生出版社，2018.

[3] 燕铁斌，尹安春．康复护理学[M]．4版．北京：人民卫生出版社，2017.

[4] 南登崑．康复医学[M]．3版．北京：人民卫生出版社，2018.

[5] 黄学英．康复护理[M]．2版．北京：人民卫生出版社，2018.

[6] 朱红华，王晓东．言语疗法[M]．2版．北京：人民卫生出版社，2015.

[7] 张维杰，吴军．物理因子治疗技术[M]．3版．北京：人民卫生出版社，2019.

[8] 燕铁斌．物理治疗学[M]．3版．北京：人民卫生出版社，2018.

[9] 陈书敏．运动治疗技术[M]．2版．北京：中国中医药出版社，2018.

[10] 窦祖林．作业治疗学[M]．3版．北京：人民卫生出版社，2018.

[11] 王左生，马金．言语治疗技术[M]．3版．北京：人民卫生出版社，2020.

[12] 王平，汪洋，蔡涛．老年康复[M]．武汉：华中科技大学出版社，2020.

[13] 倪朝民．神经康复学[M]．3版．北京：人民卫生出版社，2018.

[14] 孙权，梁娟．康复评定[M]．3版．北京：人民卫生出版社，2019.

复习思考题答案要点

模拟试卷

《康复护理》教学大纲